住院医师规范化培训精品案例教材

总主审：王成增　　总主编：姜　勇

内分泌与代谢病学

本册主编　秦贵军

郑州大学出版社

图书在版编目(CIP)数据

内分泌与代谢病学／秦贵军主编. -- 郑州：郑州大学出版社，2024.3
住院医师规范化培训精品案例教材／姜勇总主编
ISBN 978-7-5773-0275-1

Ⅰ. ①内… Ⅱ. ①秦… Ⅲ. ①内分泌病 - 诊疗 - 职业培训 - 教材②代谢病 - 诊疗 - 职业培训 - 教材 Ⅳ. ①R58

中国国家版本馆 CIP 数据核字(2024)第 070314 号

内分泌与代谢病学
NEIFENMI YU DAIXIEBINGXUE

项目负责人	孙保营　李海涛		封面设计	苏永生
策 划 编 辑	陈文静		版式设计	苏永生
责 任 编 辑	陈文静		责任监制	李瑞卿
责 任 校 对	陈 思　胡文斌			

出版发行	郑州大学出版社		地　址	郑州市大学路40号(450052)
出 版 人	孙保营		网　址	http://www.zzup.cn
经 　销	全国新华书店		发行电话	0371-66966070
印 　刷	河南文华印务有限公司			
开 　本	850 mm×1 168 mm　1／16			
印 　张	15.5		字　数	451 千字
版 　次	2024 年 3 月第 1 版		印　次	2024 年 3 月第 1 次印刷

书 　号	ISBN 978-7-5773-0275-1		定　价	63.00 元

编委会名单

作者名单

主　　编　秦贵军

副 主 编　李志臻　吴文迅　袁慧娟　赵艳艳

编　　委　（以姓氏笔画为序）

于　璐（河南省人民医院）　　　　　　吴文迅（郑州大学第一附属医院）

王　娇（郑州大学第一附属医院）　　　吴丽娜（郑州大学第一附属医院）

王　祥（郑州大学第一附属医院）　　　张　莹（郑州大学第一附属医院）

王志敏（郑州大学第一附属医院）　　　张好好（郑州大学第一附属医院）

牛瑞芳（河南省人民医院）　　　　　　张洁蕾（郑州大学第一附属医院）

吕丽芳（河南省人民医院）　　　　　　张梦阳（郑州大学第一附属医院）

任　蕾（郑州大学第一附属医院）　　　张鹏宇（郑州大学第一附属医院）

任高飞（郑州大学第一附属医院）　　　陈小平（河南大学第一附属医院）

刘彦玲（郑州大学第一附属医院）　　　孟栋栋（郑州大学第一附属医院）

刘艳霞（郑州大学第一附属医院）　　　赵艳艳（郑州大学第一附属医院）

闫昱杉（郑州大学第一附属医院）　　　赵琳琳（郑州大学第一附属医院）

许莉军（郑州大学第一附属医院）　　　秦贵军（郑州大学第一附属医院）

杜培洁（郑州大学第一附属医院）　　　袁慧娟（河南省人民医院）

李志臻（郑州大学第一附属医院）　　　郭　丰（郑州大学第一附属医院）

杨慧慧（河南省人民医院）

编写秘书　黄凤姣　吕慧莉

◇ 前 言 ◇

  本书为内分泌与代谢病学分册,是"住院医师规范化培训精品案例教材"中的一册。本书依据《住院医师规范化培训管理办法(试行)》(国卫科教发〔2014〕49号)的有关要求进行编写,紧密结合住院医师规范化培训结业考核大纲和历年考题,旨在通过经典案例帮助临床规培医师尽快熟悉并掌握内分泌常见疾病的临床诊疗。

  本册中收录的经典病例包括内分泌疾病与代谢相关疾病两大类。内分泌与代谢性疾病的临床表现变化多端,常常涉及多个系统和器官,其诊断应包括功能诊断、病因诊断和定位诊断。本分册以内分泌腺体为导向,分为6个部分,共介绍了34个典型内分泌案例,从病历问诊、体格检查,到疾病鉴别及诊断,再到治疗及随访,逐层剖析,抽丝剥茧,既有详实全面的内容,又能阐述疾病的诊疗思路,期望住院医师规范化培训学员通过对于这些经典案例的学习,能够快速且高水准适应内分泌科的临床一线工作,从而达到住院医师规范化培训相关标准和要求。同时,该书也是一本较为实用的临床内分泌手册,适用于规范化培训的临床医师、内分泌专业研究生等阅读。

  本书的编写由郑州大学第一附属医院、河南省人民医院、河南大学第一附属医院内分泌科多个亚专业学组的医师参与。由于编者水平有限,书中可能会有不足与疏漏之处,请读者指正,以便进一步完善。

编者

2023 年 10 月

◇ 目 录 ◇

第四部分　代谢性疾病

第五部分　骨代谢疾病

第六部分　罕见内分泌病

第一部分　垂体疾病

案例 1　垂体功能减退症

一、病历资料

(一)门诊接诊

患者男性,45 岁。

1. 主诉　乏力、食欲缺乏 6 个月,发现血钠减低 1 个月。

2. 问诊重点　乏力、食欲缺乏是临床较常见的非特异性症状,易与多种疾病的一般表现相混淆。问诊时应注意除主要症状及其特点以外,还需注意询问有无伴随症状、有无鉴别意义的阴性症状、诊疗经过等。不仅要注意到突出的症状,而且要注重询问其完整的病史、全面考虑,尤其需关注用药史、胃肠道疾病史、内分泌及代谢疾病史和中枢神经系统疾病史,以识别潜在的疾病。结合发现血钠降低,需要详细询问关于低钠病因的相关表现。

3. 问诊内容

(1)诱发因素:有无利尿剂应用、大量输入低钠液体等病史。

(2)主要症状:①乏力,是临床较为常见的主诉症状,分为生理性乏力和病理性乏力。生理性乏力多由劳累、熬夜等情况引起,表现为全身无力,精神不振,喜欢睡觉等,常在休息后症状消失。病理性乏力可以由多种病因引起,休息后常常不能缓解。如感染性疾病(结核等),内分泌代谢疾病(肾上腺皮质功能减退症、糖尿病、甲状腺功能减退症、低钾血症等),呼吸系统疾病(慢性阻塞性肺疾病、阻塞性睡眠呼吸暂停低通气综合征、呼吸衰竭等),心血管系统疾病(心力衰竭、冠心病等),以及贫血、肿瘤等。还有些容易被忽略的疾病也会导致乏力,例如肌少症、慢性疲劳综合征、焦虑、抑郁等。需要详细询问病史,以助于判断可能的病因。②食欲缺乏,是指对食物缺乏需求的欲望。可由多种病因引起,如消化系统疾病(各种肝胆疾病、胃肠疾病等)、高热、电解质紊乱(低钠血症、低钾血症等)及酸碱失衡、内分泌疾病(如甲状腺功能减退症、原发性肾上腺皮质功能减退症、腺垂体功能减退症等)等。③低钠血症,需询问包括原发病的相关临床症状及低钠血症引起的相关临床症状。低钠血症导致的临床症状包括恶心、呕吐、腹胀等胃肠道症状,软弱无力、头痛思睡、肌肉痛性痉挛、淡漠、昏厥等神经精神症状;低钠血症病因的相关症状包括消化道症状,注意其出现的时间与进食的关系;有无怕冷、乏力、体重增加、皮肤干燥、嗜睡等甲状腺功能减退症的症状;有无虚弱无力、体重降低、不耐饥饿、机体抵抗力差等肾上腺皮质功能减退症的症状;有无发热、头痛、视力及视野改变等鞍区占位的表现。

(3)伴随症状:①伴体液丢失时有血容量不足、循环衰竭等表现,如体重减轻、血压低、体位性低血压、脉压小、脉搏细速、浅静脉塌陷,皮肤松弛、苍白、冰凉、弹性减退;②伴体液过多则可能有脑水肿、颅内压增高、体重增加、皮肤水肿、静脉充盈,严重者可有惊厥、昏迷。

（4）诊治经过:本次就诊前已经接受过的检查及其结果,治疗所用药物的名称、剂量、给药途径、疗程及疗效。

（5）既往史:需重点询问是否有消化系统疾病、结核、脑外伤、脑炎、脑部手术或放疗史,是否有糖尿病、甲状腺疾病、高脂血症,是否使用过利尿剂或甘露醇。

（6）个人史:是否经常饮酒、服用某些药物。

（7）家族史:家族中是否有类似临床表现者。

问诊结果

患者为中年男性,45岁,6个月前无明显诱因出现乏力、食欲缺乏,全身无力、喜睡觉、不思饮食,伴头痛、头晕、怕冷,无胸痛、胸闷、呼吸困难,无发热、咳嗽、咳痰,无恶心、呕吐、视力改变,无腹痛、腹胀、腹泻。当地医院就诊,完善相关检查（具体不详）,给予"奥美拉唑肠溶胶囊,每次1粒,每日1次;莫沙必利片,每次1片,每日3次;复方消化酶胶囊,每次1粒,每日3次"治疗,上述症状无好转。1个月前因乏力、食欲缺乏加重至外院检查发现血钠降低,电解质显示钾4.57 mmol/L,钠117 mmol/L,氯95 mmol/L,伴恶心、腹胀,无呕吐、腹泻,无体重增加、皮肤干燥,无发热、头痛、视力改变,予每日口服"盐胶囊,每次4粒,每日3次",1周前复查血钠116 mmol/L,上述症状无改善。今为求进一步诊治,门诊以"低钠血症原因待查"收入院。自发病以来,患者食欲欠佳,睡眠正常,大小便正常,精神欠佳,体重减轻约8 kg。

既往无消化系统疾病、结核、颅内肿瘤病史,无头部外伤史,无甲状腺疾病、糖尿病、高脂血症病史,无利尿药物或甘露醇应用史,家族中无类似病史。

4.思维引导 患者为中年男性,慢性病程,病例特点如下:① 6个月前出现乏力、食欲缺乏,应用质子泵抑制剂、促胃肠动力药、促消化药,症状无缓解;②两次查血钠117 mmol/L、116 mmol/L,为重度低钠血症,补钠治疗后低钠难以纠正。乏力、食欲缺乏为临床上常见的非特异性症状,低钠血症时可出现乏力、食欲缺乏,据此,低钠血症是主要的诊断线索。

对于低钠血症,病史询问的要点包括两个方面。①病因方面:有无利尿剂的应用、大量输入低钠液体等病史;有无原发性肾上腺皮质功能减退症,肾小管酸中毒,失盐性肾病等病史和临床表现;有无剧烈呕吐、大量出汗、腹泻、腹膜炎、胰腺炎、肠梗阻、横纹肌溶解、烧伤等病史,有无抗利尿激素分泌失调综合征(SIADH)、甲状腺功能减退症等病史和临床表现;有无心脏病、肝硬化、肾病等病史与临床表现。②低钠血症的症状:血钠下降的速度和程度将影响低钠血症的临床表现,一般有乏力、恶心、呕吐、肌痉挛痛、眩晕、淡漠、昏厥、精神神经症状等临床表现,口渴不明显。

（二）体格检查

1. 重点检查内容及目的

（1）注意意识、血压及体重有无改变。

（2）体液丢失体征:如脉搏细速、血压不稳定、体位性低血压、脉压小、浅静脉塌陷,皮肤松弛、苍白、冰凉、弹性减退等。

（3）体液过多体征:如皮肤肿胀、水肿、静脉充盈。

（4）神经系统体征:腱反射减弱或消失,出现木僵,甚至惊厥、昏迷、病理反射阳性。

（5）病因方面体征:有无黏液性水肿、声音低哑及皮肤干燥粗糙等甲状腺功能减退症的表现;有无皮肤色素沉着、体毛脱落等肾上腺皮质功能减退症的表现;有无下肢凹陷性水肿、颈静脉怒张;有无肝病面容、肝硬化体征;有无肾病面容等体征;认真做肺部体格检查。

体格检查结果

T 36.3 ℃,R 16 次/min,P 80 次/min,BP 102/61 mmHg

身高(H) 176 cm,体重(BW) 77 kg,体重指数(BMI) 24.85 kg/m²

全身皮肤干燥、苍白,无肝病、肾病面容,无色素沉着,无肝掌、蜘蛛痣,表情淡漠,眉毛、腋毛、阴毛稀疏,甲状腺未触及。颈静脉无怒张,双肺呼吸音清,未闻及干、湿啰音,心率80 次/min,律齐,各瓣膜听诊区未闻及杂音。腹平软,肝、脾肋下未触及,未触及包块,无压痛、反跳痛,双下肢无水肿。肌张力正常,双侧巴宾斯基征未引出。

---

2. 思维引导　患者重度低钠血症,体格检查显示皮肤干燥,提示存在失水;无肝病、肾病面容,无肝掌、蜘蛛痣,颈静脉无怒张,肺部听诊无异常,肝肋下未触及,双下肢无水肿,无心力衰竭、肺部感染、肝硬化、肾衰竭表现;皮肤苍白,表情淡漠,眉毛、阴毛、腋毛稀疏,提示可能存在甲状腺和性腺功能减退。低钠血症的病因,按优先考虑常见病的原则,需先排除有无消化系统疾病可能,其次需考虑到肾上腺皮质功能减退症、甲状腺功能减退症等内分泌疾病导致的低钠血症,以及 SIADH 可能。因此,该患者除心、肝、肾功能检查及影像学检查之外,需完善促肾上腺皮质激素(ACTH)-皮质醇(COR)节律、24 h 尿游离皮质醇(24 h UFC)、甲状腺功能、性激素六项等评估有无肾上腺皮质功能、甲状腺功能、性腺功能的减退,必要时完善鞍区 MRI。

(三)辅助检查

1. 主要内容及目的

(1)血常规:进一步明确是否存在感染、贫血等;伴体液丢失者,血细胞比容(HCT)常升高。伴体液过多者,血细胞比容常降低。

(2)尿常规:进一步明确是否为低比重尿,评估垂体后叶功能。

(3)血、尿渗透压:进一步明确是否为低比重尿及存在脱水,评估垂体后叶功能。

(4)电解质:评估血钠、血钾、血氯水平。

(5)24 h 尿电解质:尿钠测定对低钠血症的病因判断有帮助。尿钠>30 mmol/L,尿渗透压>血浆渗透压,尿钠+尿钾>血钠,提示肾性失钠;非肾性失盐过多者,尿钠减少甚至测不到。

(6)血糖:进一步排除有无糖尿病,是否存在低血糖。

(7)肾功能:是否存在肾疾病;伴体液丢失者,尿素氮常升高。伴体液过多者,尿素氮常降低。

(8)肝功能:是否存在肝疾病;伴体液丢失者,血清蛋白常升高。伴体液过多者,血清蛋白常降低。

(9)垂体前叶激素:ACTH-COR 节律、24 h 尿游离皮质醇、甲状腺激素[游离三碘甲腺原氨酸(FT3)、游离甲状腺素(FT4)、促甲状腺激素(TSH),必要时查甲状腺过氧化物酶抗体(TPO-Ab)、甲状腺球蛋白抗体(TgAb)、促甲状腺激素受体抗体(TRAb)]、性激素六项[卵泡刺激素(FSH)、促黄体素(LH)、催乳素(PRL)、雌醇(E₂)、孕酮(P)、睾酮(T)]、生长激素(GH)、胰岛素样生长因子-1(IGF-1),评估是否存在垂体前叶功能异常。

(10)ACTH 兴奋试验:对疑诊肾上腺皮质功能减退症的患者,上午 8 时皮质醇在 3～15 μg/dL 时,应做 ACTH 兴奋试验明确诊断。

(11)生长激素激发试验:对于疑诊生长激素缺乏的患者,推荐行生长激素激发试验。对于有明确成人生长激素缺乏(growth hormone deficiency,GHD)的特征性依据,并存在其他 3 个垂体激素轴缺乏的患者,IGF-1 水平低于同年龄同性别正常水平,即可诊断 GHD。

(12)鞍区 MRI 平扫+动态增强:了解是否存在鞍区病变,如鞍区占位、垂体柄增粗、空泡蝶鞍等。

（13）局部压迫情况评估（必要时，如鞍区占位压迫视交叉）：①请眼科评估眼底、视力、视野；②评估有无第Ⅲ、Ⅳ、Ⅵ对脑神经及第Ⅴ对脑神经眼支受累的临床表现。

辅助检查结果

1. 常规检查
（1）血常规：无异常。
（2）尿常规：尿比重1.015，余无异常。
（3）空腹血糖4.07 mmol/L，糖化血红蛋白5.3%。
（4）肾功能、肝功能、血脂、前体脑利尿钠肽（proBNP）：正常。
2. 垂体前叶功能评估
（1）ACTH-COR节律：见表1-1。

表1-1　ACTH-COR节律

分类	8:00	16:00	0:00
ACTH/（pg/mL）	13.3	9.23	7.14
COR/（μg/dL）	2.79	2.3	2.06

（2）24 h尿游离皮质醇：43 nmol/d（参考值73～372 nmol/d）（24 h尿量2.1 L）。
（3）甲状腺功能：见表1-2。

表1-2　甲状腺功能

项目	FT_3（pmol/L）	FT_4（pmol/L）	TSH（μIU/mL）
结果	4.15	8.47	0.31
参考值	3.28～6.47	7.9～18.4	0.34～5.6

（4）性激素六项：见表1-3。

表1-3　性激素六项

项目	LH（mIU/mL）	FSH（mIU/mL）	E_2（pg/mL）	T（ng/mL）	P（ng/mL）	PRL（ng/mL）
结果	1.39	0.06	<10	<0.13	0.1	38.17
参考值（男性）	0.95～11.95	1.14～8.75	<11～44	1.42～9.23	<0.1～0.2	3.46～19.4

（5）GH 0.08 ng/mL，IGF-1 187.7 ng/mL（参考值81～225 ng/mL）。
3. 垂体后叶功能评估
（1）血浆渗透压270 mOsm/（kg·H_2O），尿渗透压380 mOsm/（kg·H_2O）。
（2）电解质：钾4.88 mmol/L，钠114 mmol/L，氯79 mmol/L，余无异常。
（3）24 h尿电解质：见表1-4（24 h尿量2.1 L）。

表 1-4 24 h 尿电解质(mmol/24 h)

项目	钾	钠	氯	钙	磷
结果	49.64	114.66	123.9	4.37	20.16
参考值	25.6~100	130~217	110~250	2.5~7.5	16.1~42.0

4.影像学检查

(1)胸部 CT:右肺上叶胸膜下微小炎性结节。

(2)视力、眼压、视野检查:均未见明显异常。

(3)肝胆脾胰、泌尿系统、心脏超声:均未见明显异常。

(4)垂体 MRI 平扫+动态增强:鞍窝扩大,鞍底下沉,鞍区见团块状混杂等长 T_1 混杂等长 T_2 信号,垂体柄左偏,视交叉稍受压上抬,右侧海绵窦可见部分包绕,脑中线结构无偏移。脑沟、脑池及脑裂未见明显增宽加深现象。非特异性细胞外液对比剂(Gd-DTPA)注入后增强扫描,鞍区病变可见不均匀强化,内可见片状低信号区,大小约 30 mm×23 mm×23 mm(左右径×上下径×前后径)。所见脑实质内未见明显异常强化信号。诊断意见:鞍区占位,考虑垂体腺瘤,请结合临床及实验室检查(图 1-1)。

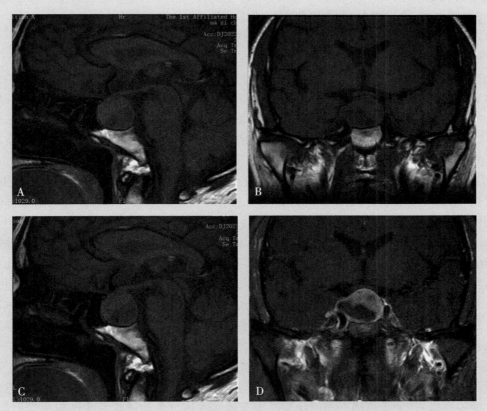

A.鞍区 MRI 矢状位平扫;B.鞍区 MRI 冠状位平扫;C.鞍区 MRI 矢状位增强;D.鞍区 MRI 冠状位增强

图 1-1 鞍区 MRI

2. 思维引导   患者以低钠血症为诊治线索,按照低钠血症的常见病因完善相关检查,并结合体格检查患者皮肤苍白,表情淡漠,眉毛、阴毛、腋毛稀疏,提示可能存在甲状腺、性腺功能减退。重点关注 ACTH-COR 节律、24 h 尿游离皮质醇、甲状腺功能的结果。查血糖、血脂正常,排除高血糖及严重高脂血症导致的假性低钠血症。查心、肝、肾功能及超声检查无异常。24 h 尿钠>30 mmol,尿比重>1.003,尿渗透压>100 mOsm/(kg·H₂O),提示低渗性低容量性低钠血症。查 ACTH-COR 节律提示上午 8 时 COR<3 μg/dL,ACTH 正常范围内,24 h 尿游离皮质醇减低,继发性肾上腺皮质功能减退症诊断明确;查甲状腺功能提示 FT₄、TSH 均减低,继发性甲状腺功能减退症诊断明确。进一步评估垂体其他激素提示低促性腺激素性腺功能减退症,垂体 MRI 提示垂体腺瘤。而且,患者符合肾上腺皮质功能减退症所致临床表现。至此,患者低钠病因明确。

(四)初步诊断

分析上述病史、查体、辅助检查结果,支持以下诊断:①腺垂体功能减退症;②垂体腺瘤。

二、治疗经过

1. 垂体前叶激素替代治疗

(1)糖皮质激素替代:氢化可的松片早 8 时 15 mg,下午 4 时 5 mg。

(2)甲状腺激素替代:左甲状腺素钠片,每日 25 μg,早饭前 60 min 口服;1 周后加为每日 50 μg,早饭前 60 min 口服。

(3)性激素替代:十一酸睾酮,每次 40 mg,每日 2 次。

2. 外科手术治疗   垂体腺瘤转至神经外科行手术治疗。

3. 随诊及注意事项

(1)定期门诊复诊,监测电解质、甲状腺功能、睾酮、肝功能。调整激素用量,开始每月 1 次,待激素调整到满意的替代量后,可延长间隔时间为 3~6 个月。需注意,50 岁以上男性在开始睾酮治疗前和治疗期间,应接受前列腺癌筛查:在开始睾酮治疗之前和治疗 3~6 个月后,随后每年测量血细胞比容。女性患者在性激素替代治疗前需排除性激素依赖性恶性肿瘤及活动性静脉或动脉血栓栓塞性疾病。

(2)告知患者及其家属有关病情,预防和避免引起垂体危象的各种诱因(如劳累、感染等)。如果存在发热、感染等应激状态,需要及时将糖皮质激素剂量加量至 2~3 倍,必要时需要静脉使用氢化可的松使患者度过应激后,再逐渐恢复至生理替代剂量。

4. 思维引导   该患者腺垂体功能减退症、垂体腺瘤诊断明确。激素替代治疗是腺垂体功能减退症患者的主要治疗手段,若病因诊断明确,需要积极治疗原发疾病,治疗方法有以下几种。①糖皮质激素替代治疗:肾上腺皮质激素替代治疗应先于甲状腺激素替代治疗。推荐使用氢化可的松,通常每日总剂量为 15~20 mg,单次或分多次给药。成年患者也可以用泼尼松(每日 2.5~7.5 mg)。如果存在发热、感染等应激状态需要及时将糖皮质激素加量至 2~3 倍,必要时需要静脉使用氢化可的松使患者度过应激后,在数日内再逐渐递减原维持量。②甲状腺激素替代治疗:使用左甲状腺素(L-T₄)替代,使 FT₄ 达到正常参考范围,根据临床情况、患者年龄、FT₄ 水平来调整 L-T₄ 剂量。不推荐根据 TSH 水平来调整 L-T₄ 治疗剂量。需要注意的是,如果同时合并糖皮质激素缺乏的患者应优先补充糖皮质激素,如果单纯补充甲状腺激素有诱发垂体危象的风险。③性腺激素替代治疗:育龄期女性患者补充雌、孕激素恢复人工周期,有利于改善生活质量、延缓骨质疏松等。男性患者睾酮替代治疗能够改善生活质量、体质组成,延缓骨质疏松。有生育要求的患者需要在专业医师监测下进行促排卵或促生精治疗。④GHD 的替代治疗:儿童青少年尚有生长潜力的患者建议给予重组人生长激素(rhGH)0.1 U/(kg·d)的生理治疗剂量,根据生长速度、IGF-1 水平等调整剂量;而成人

GH 的替代治疗目前建议对<30 岁的非糖尿病患者,推荐 rhGH 初始剂量为 0.4~0.5 mg/d 时可能获益;对 30~60 岁患者,推荐初始剂量为 0.2~0.3 mg/d;对年龄>60 岁、肥胖、糖尿病和糖耐量异常患者(包括既往妊娠糖尿病),推荐初始剂量为 0.1~0.2 mg/d。根据患者临床症状的改善、IGF-1 水平调整剂量。

还需注意,在劳累、感染等应激状态下,特别是未及时诊断和治疗的本病患者,原有腺垂体功能减退症的症状进一步加重甚至危及生命,即出现垂体危象。尽早发现和诊断是成功治疗垂体危象的关键。积极扩容、去除诱因的同时,需要及时静脉给予足量的糖皮质激素治疗,通常在第一个 24 h 给予氢化可的松 200~300 mg,并且注意病因治疗(如有发热、感染者,积极采用有效抗生素;有感染性休克者,除补液、静脉滴注氢化可的松外,还需应用升压药物)和纠正低血糖、水电解质紊乱,补液,保温等。

治疗效果

(1)症状:乏力、食欲缺乏缓解。
(2)查体:神志清楚,全身皮肤无干燥,心、肺、腹查体均无异常,双下肢无水肿。
(3)复查电解质:均正常(钾 4.3 mmol/L,钠 140 mmol/L)。

三、思考与讨论 ▶▶▶

低钠血症指血钠<135 mmol/L,成年人患病率约为 5%。其发病机制复杂且存在异质性,症状差异性很大。临床表现取决于低钠血症的进展速度、持续时间和严重程度,可以是轻度和非特异性症状(乏力、恶心、呕吐),也可能是严重和威胁生命的症状(如昏迷、惊厥)。急性重度低钠血症可导致脑疝、呼吸骤停、永久性脑损伤和死亡。低钠血症的诊断需排除高血糖和其他非低渗性低钠血症病因(如高脂血症、高蛋白血症)。仔细地询问病史及体格检查有助于低钠血症病因的判断。检测患者尿钠水平、血尿渗透压可进一步用于鉴别诊断。

该患者重度低钠血症,血糖、血脂、血清蛋白均正常,无药物应用史,无心、肝、肾疾病史,为低渗性低钠血症,检测尿钠大于 30 mmol/d,血浆渗透压减低,尿渗透压大于血浆渗透压,为等容量性低钠血症。等容量性低钠血症常见病因有抗利尿激素分泌失调综合征、肾上腺皮质功能减退症、甲状腺功能减退症等。结合患者体格检查有皮肤苍白,表情淡漠,眉毛、阴毛、腋毛稀疏,提示可能存在肾上腺、甲状腺、性腺功能减退,进一步完善 ACTH-COR 节律、24 h 尿游离皮质醇、甲状腺功能,提示继发性肾上腺皮质功能减退症、继发性甲状腺功能减退症。评估垂体其他激素提示低促性腺激素性性腺功能减退,垂体 MRI 提示垂体腺瘤。

腺垂体功能减退症的诊断需要通过患者的临床表现和激素测定进行定性诊断,明确受累的垂体功能轴系及受累程度。通过影像学及相关检查进行病因诊断。临床上延误诊断的原因往往是只注意到本病个别较突出的症状而忽略了对本病诊断的全面考虑。如垂体前叶功能减退性昏迷误诊为脑血管意外;颈部强直误诊为脑膜炎;抽搐误诊为癫痫等。因此,临床上凡遇到原因不甚明确有昏迷的患者,皆应提高警惕,考虑到垂体功能减退症的可能性,进行详细的病史询问和全面检查以免遗漏。治疗上,除了针对病因的治疗外,垂体前叶激素的替代治疗对改善患者临床症状至关重要。早期发现和积极处理是成功救治垂体危象的关键。

四、练习题 ▶▶▶

1.腺垂体功能减退症临床上主要影响哪些靶腺功能?

2.如何评价腺垂体功能?

3.什么是垂体危象及治疗原则?

五、推荐阅读 »

[1]王吉耀,葛均波,邹和建.实用内科学[M].16版.北京:人民卫生出版社,2022.

[2]葛均波,徐永健,王辰.内科学[M].9版.北京:人民卫生出版社,2020.

[3]FLESERIU M,HASHIM I A,KARAVITAKI N,et al. Hormonal replacement in hypopituitarism in adults:an endocrine society clinical practice guideline[J]. J Clin Endocrinol and Metab,2016,101 (11):3888-3921.

[4]李小鹰.老年患者低钠血症的诊治中国专家建议[J].中华老年医学杂志,2016,35(8):795-804.

案例2 催乳素瘤

一、病历资料 »

(一)门诊接诊

患者女性,29岁。

1.主诉　月经紊乱3年余,闭经溢乳1年半。

2.问诊重点　月经紊乱包括月经的周期、经期、经量、经色、经质的改变,以及痛经、闭经等,闭经是指停经半年以上,是性腺系统的常见症状之一。溢乳可以是内分泌疾病所致,也可以是乳腺局部疾病所致。患者慢性发病,问诊时应注意数年病程中,有无其他伴随症状,以及疾病的演变过程、诊治经过、治疗效果等。

3.问诊内容

(1)诱发因素:有无妊娠、流产、胸壁损伤、口服避孕药等诱发因素。

(2)主要症状:①月经紊乱、闭经,常见于下丘脑-垂体疾病,如垂体瘤、垂体炎、颅咽管瘤、生殖细胞肿瘤、组织细胞增生症和颅脑手术、外伤等,也可见于卵巢本身出现病变,如卵巢功能早衰、卵巢肿瘤和多囊卵巢综合征等。要询问月经紊乱的具体表现,月经周期、经期持续时间和月经量的变化。②溢乳,排除妊娠、哺乳情况后,最常见于垂体催乳素(PRL)瘤,也可见于乳腺炎、乳腺增生,长期精神紧张焦虑,口服抗精神病药物、抗癫痫药物、抗胃溃疡药物、避孕药,局部乳房、乳头物理刺激等也会出现溢乳。要询问单侧还是双侧溢乳、乳汁的颜色,自发溢乳还是挤压后溢乳。

(3)伴随症状:①闭经前月经是否规律,初潮后月经情况,既往有无妊娠经历。②目前有无妊娠,是否处于产后哺乳期或近期刚刚停止哺乳,有无乳房包块或疼痛。③有无食欲缺乏、乏力,若有,考虑下丘脑-垂体-肾上腺轴受损,出现继发性肾上腺皮质功能减退症,患者会出现淡漠、疲劳乏力、食欲减退、面色苍白等,严重者会出现意识模糊、精神失常,甚至昏迷等。④有无怕冷、嗜睡,若有,考虑下丘脑-垂体-甲状腺轴受损,症状往往不特异,会出现怕冷、嗜睡、乏力、记忆力减退、便秘、月经紊乱、皮肤粗糙和黏液性水肿。⑤有无头痛、视力下降,若有,考虑肿瘤压迫,垂体大腺瘤者可能会压迫鞍膈而出现头痛;若肿瘤向上发展压迫视交叉会出现视力下降、视野缺损。⑥有无服用抗焦虑药物、抗胃溃疡药物、抗癫痫药物或避孕药。⑦有无长期局部刺激乳房、乳头。⑧有无长期精神紧张、焦虑、失眠等。

（4）诊治经过：本次就诊前做过什么化验和检查，有没有异常结果，既往就诊有无给出诊断，有无用药，用何种药、具体剂量、效果如何，以利于判断下一步诊疗方向。

（5）既往史：患者为年轻女性，结合患者的主诉考虑为新发疾病，但患者病史已经达3年，需注意联系既往病史，有可能是疾病的演变所致。如患者既往是否有鞍区肿瘤病史或头部外伤史，可导致垂体功能不全、继发性性腺功能减退症等，出现月经紊乱，以及血催乳素升高。既往有无类似症状，治疗后好转，近期再发类似症状，若有这种情况，需要考虑为一种疾病的持续状态，本次为疾病再发。

（6）个人史：患者有无饮酒、抽烟、熬夜等不良嗜好，有无有毒、有害物质及放射性物质接触史。

（7）月经生育史：患者本次就诊主诉包含停经，需要重点询问既往月经情况、月经初潮年龄等，是否生育，生育过程及产后是否正常，产后哺乳情况。

（8）家族史：家族中有无类似疾病患者，有无垂体瘤患者。需要询问父母、兄弟姐妹、子女三代的状况，必要时加问(外)祖父母及父母的兄弟姐妹情况。

问诊结果

患者为青年女性，29岁，无颅内肿瘤及外伤病史，无慢性基础疾病，无消化道疾病及相关药物应用史，自幼生长发育正常，无饮酒、抽烟、熬夜等不良嗜好，无失眠、焦虑等，家族中无类似病史。3年余前无明显诱因出现月经紊乱，经期延长，周期不固定，60～120 d不等，未监测排卵，无体重增加、皮肤紫纹、怕冷、乏力等，未诊治。1年半前闭经至今，双侧乳房溢乳，分泌物呈乳白色，无乳房疼痛、溃疡，无阴毛、腋毛脱落，无头痛、视力下降、视野缺损等。1个月前偶有头疼，与劳累或休息无明显关系，外院查血催乳素133.26 ng/mL（参考值4.1～28.9 ng/mL），具体诊断不详，未用药。3 d前外院垂体MRI平扫：垂体高度约6 mm，形态未见异常，今为进一步诊治来医院。发病以来，患者神志清，精神可，食欲佳，睡眠正常，大小便正常，体重无明显变化。

---

4. 思维引导　该患者突出症状是月经紊乱继而出现闭经和溢乳，其典型的临床表现，首先要考虑高催乳素血症，高催乳素血症最常见的病因就是垂体催乳素瘤。高催乳素血症是一种临床病理生理状态，而不是一种疾病。高催乳素血症可由多种生理、药理、病理情况引起。生理性催乳素升高见于：妊娠、哺乳、应激状态（如情绪紧张、寒冷、麻醉、手术、低血糖、性生活、运动时PRL分泌有即时短暂性升高）、进食高蛋白高脂肪食物，以及乳房、胸壁刺激等；多种药物可以导致血催乳素升高（表1-5），其药物作用机制为拮抗下丘脑多巴胺或增强PRL释放因子分泌；我们在诊治过程中要积极筛查有无上述生理性或药物因素，下一步最重要的是探寻病理性原因，常见于下丘脑或邻近部位疾病、垂体疾病、原发性甲状腺功能减退症等。患者同时有闭经和溢乳表现，虽然外院垂体MRI平扫未见垂体瘤，但是垂体瘤往往需要增强MRI加以识别，尤其是垂体微腺瘤，因此，考虑垂体催乳素瘤可能性大。垂体催乳素瘤在过度分泌血催乳素同时，会压迫到正常垂体组织，可导致腺垂体其他功能减退，查体要注意有无垂体其他轴系功能减退的体征。垂体瘤还会对视神经或血管产生压迫，要关注视力、视野检查。

表1-5　影响血催乳素水平的常见药物

种类	药物名称
多巴胺受体拮抗剂	吩噻嗪类、甲氧氯普胺
多巴胺耗竭剂	甲基多巴

续表 1-5

种类	药物名称
多巴胺转化抑制剂	阿片肽
多巴胺重吸收阻断剂	诺米芬新
二苯氮类衍生物	苯妥英
组胺和组胺 H_2 受体拮抗剂	西咪替丁
单胺氧化剂抑制剂	苯乙肼
激素	雌激素
其他	异烟肼

（二）体格检查

1. 重点检查内容及目的　患者垂体 PRL 瘤可能性大，应注意性腺查体，尤其是乳房检查，同时垂体瘤可能会压迫视交叉，注意视力、视野检测。

（1）生殖系统：挤压乳房是否有溢乳，乳汁颜色，双侧乳房有无肿块、触痛，阴毛（进行 Tanner 分期）、腋毛分布情况。

（2）视力：粗测视力、视野判断有无视力下降、视野缺损。

（3）常规生命体征检查。

（4）心肺腹重要脏器检查。

体格检查结果

T 36.53 ℃，R 17 次/min，P 81 次/min，BP 120/85 mmHg

H 158 cm，BW 55.0 kg，BMI 22.03 kg/m²

发育正常，营养中等，体型匀称，神志清楚，自主体位，正常面容，表情自如。瞳孔等大等圆，直径约 3 mm，对光反射灵敏，粗测视力、视野均正常。甲状腺未触及。双肺呼吸音清，未闻及干、湿啰音，心浊音界无扩大，心率 81 次/min，律齐，各瓣膜听诊区未闻及杂音。腹平软，未触及包块，无压痛、反跳痛。关节无压痛、畸形。腋毛分布正常，双侧乳房 Tanner 分期 Ⅴ 期，挤压可见白色乳汁样分泌物，双侧乳房无红肿、破溃，未触及包块。阴毛 Tanner 分期 Ⅴ 期，阴蒂无肥大。

---

2. 思维引导　经上述检查，患者有典型血 PRL 过度分泌的体征。双侧乳房溢乳，乳房局部无压痛、肿块等，考虑高催乳素血症-垂体催乳素瘤可能性大。下一步需要实验室检查（性激素六项等）和影像学检查（垂体 MRI 平扫加增强等）明确诊断，同时评估垂体其他轴系（垂体-肾上腺轴、垂体-甲状腺轴）功能受损情况。需要注意的是测定血催乳素水平时，采血有严格的要求：早晨空腹或进食纯碳水化合物早餐，于上午 9—11 时到达，先清醒静坐半小时，然后取血，力求"一针见血"，尽量减少应激。

（三）辅助检查

1. 主要内容及目的

（1）性激素六项——血 PRL：正常人血 PRL 基础浓度一般<30 ng/mL。规范化地采集血标本和稳定准确的实验室测定对判断高 PRL 血症至关重要。生理增幅可至正常高值的 3 倍，而典型催乳

素瘤患者血清催乳素一般>200 ng/mL;若血 PRL<100 ng/mL,应先排除诸多生理性或药理性因素、甲状腺及肝肾病变等引起的高催乳素血症;通常血催乳素水平高低与催乳素瘤体积大小相平行;若血 PRL 水平持续>100 ng/mL,有临床症状者应行垂体 MRI 平扫加增强检查明确有无占位性病变;血 PRL 水平明显增高,而患者无临床症状,可能是"大分子 PRL 血症",需经聚乙烯二醇沉淀才能确定。

（2）性激素六项——其余五项:于月经第 2~3 天抽血检测,在检查血 PRL 同时查血清中 FSH、LH、E_2、T、P,以了解卵巢功能。正常血清 FSH 值为 3~10 U/L,如果 FSH 值超过 11 U/L 时,提示卵巢储备能力低下。FSH 值超过 25 U/L,雌激素水平正常或偏低时,提示卵巢功能早衰;如果 LH 和 FSH 低下同时 E_2 低下,提示下丘脑-垂体功能减退;如果 T 水平升高或 LH/FSH 的比值异常,则要考虑多囊卵巢综合征;此外 T 水平升高,还要考虑卵巢男性化肿瘤、睾丸女性化肿瘤。

（3）平衡餐试验:对于第一次空腹测血 PRL 升高的患者,次日早晨进食纯碳水化合物,于上午 10 时前到达医院,先清醒静坐半小时,然后 10:30—11:00 取血,力求"一针见血",减少应激。避免因应激出现血 PRL 升高而导致误诊。

（4）垂体 MRI 平扫+增强:明确有无垂体瘤,了解有无垂体瘤,尤其是微腺瘤,必须进行增强扫描。了解瘤体大小、形态和有无侵袭邻近结构（主要是海绵窦）。

（5）垂体前叶其他激素:ACTH-COR 节律(8:00、16:00、0:00)、24 h 尿游离皮质醇、甲状腺激素（FT_3、FT_4、TSH）、GH 和 IGF-1,评估是否存在垂体前叶其他激素功能减退。

（6）同步血浆渗透压、尿渗透压、尿比重、24 h 出入水量:当患者有明显多尿、多饮时,评估垂体后叶功能,必要时行禁水加压素试验,了解有无中枢性尿崩症。

（7）骨密度和骨代谢指标:慢性性腺功能减退症会导致骨量减少。

（8）视力、视野检查:了解有无视力下降、视野缺损、偏盲等。

（9）肝肾功能、电解质。

（10）血 HCG 及盆腔超声:排除妊娠和盆腔肿瘤。

辅助检查结果

（1）血 PRL:244.66 ng/mL。

（2）平衡餐试验:血 PRL 221.50 ng/mL。

（3）性激素其余五项:FSH 1.66 mIU/mL,LH 0.38 mIU/mL,E_2 < 10.00 pg/mL,P 0.15 ng/mL,T 0.36 ng/mL。

（4）垂体 MRI 平扫+增强:垂体高度约 6.8 mm,垂体后叶可见小片状稍短 T_1 稍短 T_2 信号,垂体柄居中,视交叉无受压。增强后小片状低信号 3 mm×6 mm（前后径×上下径）（图 1-2）。

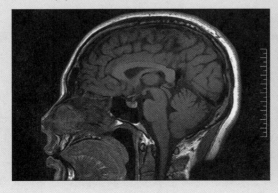
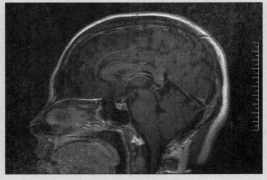

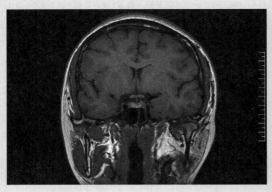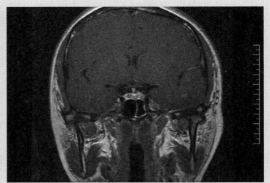

图 1-2　垂体 MRI 平扫加增强(治疗前)

(5)垂体前叶其他激素:检查结果如下。

1)垂体-肾上腺轴:见表 1-6。

表 1-6　ACTH-皮质醇节律

项目	8:00	16:00	0:00
ACTH(pg/mL)	20.8	18.4	10.4
皮质醇(μg/dL)	19.9	10.1	5.36

注:24 h 尿游离皮质醇 303.00 nmol/d,24 h 尿量 1.5 L

2)垂体-甲状腺轴:FT_3 6.34 pmol/L,FT_4 12.80 pmol/L,TSH 1.354 μIU/mL。

3)GH 0.07 ng/mL,IGF-1 256.2 ng/mL。

(6)垂体后叶功能:血浆渗透压 296 mOsm/(kg·H_2O),尿渗透压 920 mOsm/(kg·H_2O),尿比重 1.020,24 h 尿量 1~2 L。

(7)血 HCG:阴性。

(8)盆腔超声:子宫大小 45 mm×36 mm×33 mm,宫颈长 27 mm,右侧卵巢 46 mm×25 mm,左侧卵巢 43 mm×27 mm。双侧卵巢内一切面均可见多个小囊状回声,直径均小于 10 mm。卵巢多囊样改变。

(9)乳腺超声:双侧乳腺腺体层显示清晰,未见结节,未见导管扩张。

(10)骨代谢:血钙 2.38 mmol/L,甲状旁腺素 26.7 pg/mL,25-羟基维生素 D_3 20.6 ng/mL。骨密度正常:股骨颈 T 值 1.2,腰椎 T 值 0.8。

(11)肝肾功能正常;血脂:胆固醇 3.16 mmol/L,甘油三酯 0.57 mmol/L,低密度脂蛋白 2.02 mmol/L,高密度脂蛋白 1.03 mmol/L。

(12)视力、视野:双眼视力 1.0;双侧视野正常,无缺损。

(13)其他:①大便常规正常;②腹部超声示肝内钙化灶,胆囊正常;③泌尿系统超声示双肾、输尿管、膀胱均未见明显异常;④甲状腺超声示甲状腺形态正常,未见结节;⑤心脏超声示心内结构及功能未见异常,射血分数(EF)67%;⑥胸部 CT 示心肺未见异常。

2.思维引导　患者育龄期女性,出现闭经、溢乳,有典型的高催乳素血症临床表现,多次查血 PRL 明显升高,经平衡餐试验复测血 PRL 仍显著升高,首先定性诊断为"高催乳素血症"。垂体 MRI

增强扫描可见垂体微腺瘤,进一步定性诊断为"垂体 PRL 瘤"。最后是并发症评估:评估患者垂体功能,目前垂体其他轴系的激素没有受到影响;骨密度正常,没有骨量减少或骨质疏松。同时在诊断过程中注意相关疾病的鉴别诊断,如多囊卵巢综合征(polycystic ovary syndrome,PCOS)、药物性高催乳素血症、慢性肾功能不全、肝硬化等。

(四)初步诊断

分析上述病史、查体、辅助检查结果,支持以下诊断:垂体 PRL 瘤(高 PRL 血症的病因和诊断流程见图 1-3)。

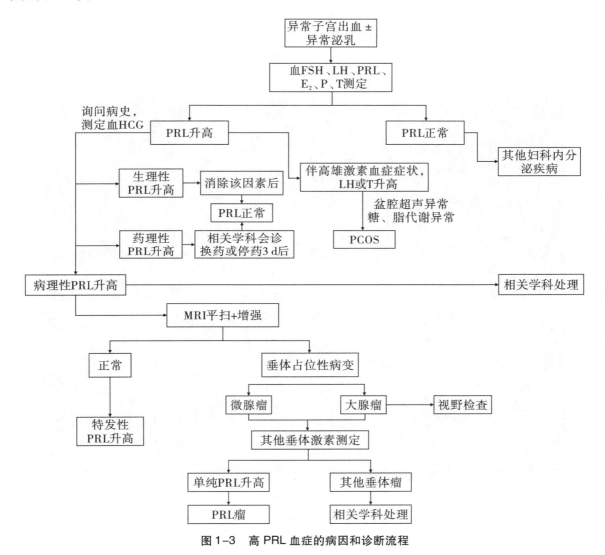

图 1-3　高 PRL 血症的病因和诊断流程

二、治疗经过

(一)治疗方案

1. 药物治疗　患者诊断明确,给予溴隐亭 1.25 mg,每晚口服,没有不适症状出现,每周增加剂量 1.25 mg,至 2.5 mg/次,2 次/d 后维持不变;1~2 个月复查血 PRL,当血 PRL 降至正常范围,月经恢复正常,可以逐渐减量,以最小剂量维持血 PRL 在正常范围。

2. 思维引导 患者年轻女性，垂体 PRL 瘤诊断明确，首选药物治疗，优选多巴胺受体激动剂（溴隐亭）。无其他并发症或合并症，心、肺功能良好，身体状况良好，药物治疗过程中无头晕、恶心等不适。目前国内首选溴隐亭治疗，其安全性已经得到证实，且价格便宜，国内大部分医疗机构均可提供。为减轻药物的不良反应一般从小剂量起始，最初剂量为 1.25 mg/d，餐中服用；根据患者反应情况，每 3~7 d 增加 1.25 mg，直至常用的有效剂量 5.0~7.5 mg/d。如加量出现不耐受可以减量维持。持续服药 1 个月后复查血 PRL 指导药物剂量调整。

（二）治疗效果

1. 症状 月经恢复正常，监测有排卵。溢乳消失。

2. 查体 BP 120/78 mmHg，P 76 次/min，挤压双侧乳房无分泌物。

3. 辅助检查 血 PRL 14.5 ng/mL；盆腔超声：子宫及双侧附件未见异常，双侧卵巢未见多囊样改变。

4. 复查 1 年后复查垂体 MRI 平扫+增强（图 1-4）：垂体形态正常，未见占位。

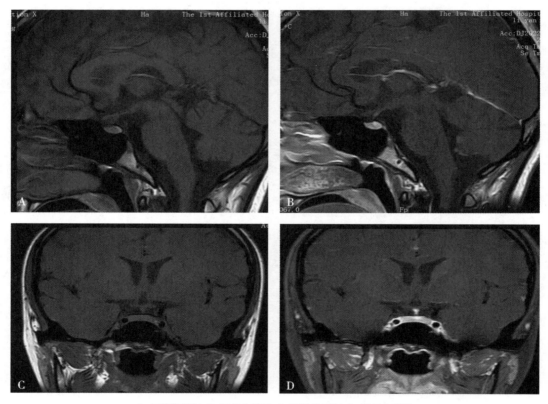

A. 矢状位平扫；B. 矢状位增强；C. 冠状位平扫；D. 冠状位增强

图 1-4　垂体 MRI 平扫加增强（治疗 1 年后）

三、思考与讨论

血清 PRL 由垂体前叶 PRL 分泌细胞合成及分泌，其中少部分兼有 GH 活性。正常生理情况下，PRL 细胞占腺垂体细胞总数的 15%~25%，妊娠期 PRL 细胞增多（占 70%）可以使垂体体积增大近 1 倍。垂体 PRL 分泌有脉冲波动，频率约 90 min 1 次。月经周期中期血 PRL 水平可有高峰，黄体期保持较高水平。妊娠期血 PRL 水平升高约 10 倍，可高于 200 ng/mL。哺乳者，因乳头吸吮刺激促使 PRL 分泌，血 PRL 水平在产后 6~12 个月恢复正常，延长哺乳时间则高 PRL 状态相应延长。入睡后

60~90 min 血 PRL 水平开始上升,早晨醒前达峰值,醒后 1 h 内迅速下降,上午 9—11 时进入低谷。应激状态如情绪紧张、寒冷、麻醉、手术、低血糖、性生活、运动时 PRL 分泌有即时短暂性升高。乳房及胸壁刺激通过神经反射使 PRL 分泌增加。总之,血 PRL 会受多种因素的影响而出现升高,单次随机血 PRL 升高不能定义为"高泌乳血症",需要排除诱发因素,并行平衡餐试验在上午 10 时左右抽血查血 PRL。

中枢神经系统下丘脑通过 PRL 释放抑制因子(PIF)和 PRL 释放因子(PRF)对 PRL 起双向调节作用,以 PIF 占优势。下丘脑弓状核结节漏斗多巴胺系统合成分泌多巴胺,经轴突达正中隆起,由垂体门脉系统输送到垂体前叶 PRL 细胞,结合 D_2 受体,是最主要的生理性 PIF。正常生理情况下,血 PRL 呈现抑制状态,即较低水平(在正常参考范围)。当出现垂体 PRL 瘤时,PRL 的抑制状态被打破(PIF 的优势不再)从而出现高 PRL 血症。

典型临床表现结合高 PRL 血症与鞍区影像学检查,可作出垂体 PRL 瘤诊断。对疑诊垂体催乳素腺瘤的患者,静脉取血测 PRL 的要求是:进食只含碳水化合物的早餐(如馒头),于上午 10:30—11:00,安静状态下抽血。如果血清 PRL>100 ng/mL,并排除其他特殊原因引起的高 PRL 血症,则考虑 PRL 腺瘤。如血清 PRL<100 ng/mL,须结合具体情况谨慎诊断。了解有无垂体瘤,需要行鞍区 MRI 增强扫描,普通平扫可能漏诊;对于垂体微腺瘤,还需要动态增强成像。

对于不同大小的垂体 PRL 瘤,其治疗的目的是不一样的。对 PRL 微腺瘤患者,治疗的目的是控制 PRL 水平,保留性腺功能和性功能;对 PRL 大或者巨大腺瘤患者,除了控制 PRL 水平、保留垂体功能之外,还要控制和缩小肿瘤体积,改善临床症状,防止复发。垂体 PRL 腺瘤(无论微腺瘤或大腺瘤),都可首选药物(多巴胺受体激动剂)治疗,国内主要使用溴隐亭。溴隐亭治疗可使 60%~80% 的患者血 PRL 水平降至正常、异常泌乳消失或减少,80%~90% 的患者恢复排卵月经,70% 的患者恢复生育能力。对于 PRL 大腺瘤,80%~90% 的患者视野改善,60% 瘤体缩小 50% 以上,缩小所需时间长短不一,与血 PRL 水平下降情况也不平行。溴隐亭的疗效与个体敏感性有关,不一定与剂量正相关。不良反应主要是胃肠道反应(恶心、呕吐、便秘)和体位性低血压(头晕、头痛),多数在短期内消失。为减轻不良反应一般从小剂量开始,初始剂量为 1.25 mg/d,餐中服用;根据患者反应,每 3~7 d 增加 1.25 mg/d,直至常用有效剂量 5.0~7.5 mg/d。如加量出现不耐受可减量维持。持续服药 1 个月后复查血 PRL 水平,以指导剂量的调整。10%~18% 的患者对溴隐亭不敏感或不耐受,可更换其他药物(如卡麦角林、α 二氢麦角隐亭)或手术治疗。

溴隐亭只抑制 PRL 瘤细胞增殖,短期用药停药后腺瘤会再生长导致复发。推荐停药时机为小剂量溴隐亭维持 PRL 水平正常、MRI 检查肿瘤消失或呈空泡蝶鞍,疗程达 2 年以后。停药初期每月复查血 PRL 水平,3 个月后可每半年查 1 次,或者前 1 年每 3 个月复查 1 次血 PRL 水平,以后每年查 1 次;如 PRL 水平升高,同时复查 MRI;若又升高并出现临床症状,仍需长期以最小有效剂量维持。

如果出现以下情况,需要考虑手术治疗:①药物治疗无效、效果欠佳或不耐受;②巨大垂体腺瘤伴视交叉压迫急需减压者;③药物治疗 2~3 个月血 PRL 水平正常但瘤体无改变,疑为无功能瘤者;④侵袭性垂体腺瘤伴有脑脊液鼻漏者;⑤拒绝长期服用药物者。手术治疗的并发症有短暂尿崩症、垂体功能减退、脑脊液漏、局部感染等。术后需行全面垂体功能评估。有全垂体功能减退的患者需给予相应的激素补充治疗。术后 3 个月应行影像学检查,结合内分泌变化,了解肿瘤切除程度。酌情每 6 个月或 1 年再复查 1 次。术后仍有肿瘤残留的患者须进一步药物或放射治疗。

四、练习题

1. 影响血 PRL 水平的因素有哪些?
2. 垂体 PRL 瘤首选药物治疗还是手术治疗?
3. 服用溴隐亭期间需要注意哪些事项?

五、推荐阅读

[1]葛均波,徐永健,王辰.内科学[M].9版.北京:人民卫生出版社,2020.

[2]中华医学会妇产科学分会内分泌学组.女性高催乳素血症诊治共识[J].中华妇产科杂志,2016,51(3):161-168.

[3]中国垂体腺瘤协作组.中国垂体催乳素腺瘤诊治共识(2014版)[J].中华医学杂志,2014,94(31):2406-2411.

案例3　肢端肥大症

一、病历资料

(一)门诊接诊

患者女性,28岁。

1.主诉　月经紊乱5年,嘴唇变厚、手足肥大3年。

2.问诊重点　月经紊乱是性腺系统常见症状,嘴唇变厚、手足肥大是外貌体征改变,患者慢性发病,问诊时应注意数年病程中,两种主要症状及伴随症状特点、疾病演变过程、诊治经过、治疗效果及相互影响等。

3.问诊内容

(1)诱发因素:有无头颅外伤、妊娠、流产等诱发因素。

(2)主要症状:①月经紊乱,常见于下丘脑-垂体疾病,如垂体瘤、垂体炎、颅咽管瘤、生殖细胞肿瘤、组织细胞增生症和颅脑手术、外伤等,也可见于卵巢本身出现病变,如卵巢功能早衰、卵巢肿瘤和多囊卵巢综合征等。要询问月经紊乱的具体表现,月经周期、经期持续时间和月经量的变化。患者病程5年,近几个月经周期有无加重情况,是否出现停经或继发闭经。②嘴唇变厚、手足肥大,常见于垂体生长激素瘤所致肢端肥大症,也可见于厚皮性骨膜病(先天性或继发于各种肿瘤性疾病)。应询问整体面貌体征的变化情况,包括口唇、牙齿、眉弓、颧骨、下颌、牙齿、手足(鞋码有无变大)、声音等。颜面部的变化往往是长期、慢性积累的结果,可以与既往5~10年前的照片做对比。

(3)伴随症状:有以下几种症状。

1)有无溢乳、性欲减退,若有要考虑垂体功能减退导致性腺功能受损,病变可能继发于下丘脑或垂体疾病,从而损伤下丘脑-垂体-性腺轴,出现月经稀少、无排卵或闭经,以及性欲减退等。当性腺轴受损失还会出现血PRL升高,部分患者会出现溢乳。

2)有无腹痛、腹部不适等,若有要考虑卵巢或子宫病变(肿瘤等)。卵巢或子宫本身的病变也会出现月经紊乱,甚至闭经,常常会有盆腔局部症状存在。有无多汗、皮肤油腻感、关节疼痛,有无打鼾、血糖高等,若有进一步考虑生长激素过度分泌。

3)有无食欲缺乏、乏力,若有,考虑下丘脑-垂体-肾上腺轴受损,出现继发性肾上腺皮质功能减退症,患者会出现淡漠、疲劳乏力、食欲减退、面色苍白等,严重者会出现意识模糊、精神失常,甚至昏迷等。

4)有无怕冷、嗜睡,若有,考虑下丘脑-垂体-甲状腺轴受损,症状往往不特异,会出现怕冷、嗜睡、乏力、记忆力减退、便秘、月经紊乱、皮肤粗糙和黏液性水肿等。

5)有无头痛、视力下降,若有考虑肿瘤压迫,垂体肿瘤直径>1 cm者可能会压迫鞍膈而出现头痛;若肿瘤向上发展压迫视交叉会出现视力下降、视野缺损。

（4）诊治经过：本次就诊前做过什么化验和检查，有没有异常结果，既往就诊有无给出诊断，有无用药，用何种药、具体剂量、效果如何，以利于判断下一步诊疗方向。

（5）既往史：患者为年轻女性，结合患者的主诉考虑为新发疾病，但患者病史已经达 5 年，须注意联系既往病史，有可能是疾病的演变所致。如患者既往是否有鞍区肿瘤病史或头部外伤史，可导致继发性性腺功能减退症，出现月经紊乱。既往有无类似症状，治疗后好转，近期再发类似症状，若有这种情况，需要考虑为一种疾病的持续状态，本次为疾病再发。

（6）个人史：自幼生长发育情况，身高和性腺发育与同性别同年龄人群是否一致，有无自幼身材偏高。因为垂体生长激素瘤所致生长激素过度分泌可以从儿童期过渡到成年期。

（7）月经生育史：患者本次就诊主诉包含月经紊乱，需要重点询问既往月经情况、月经初潮年龄等，是否生育，生育过程及产后是否正常，产后哺乳情况。

（8）家族史：家族中有无类似疾病患者，有无垂体瘤患者。需要询问父母、兄弟姐妹、子女三代的状况，必要时加问（外）祖父母及父母的兄弟姐妹情况。

问诊结果

患者为青年女性，28 岁，无颅内肿瘤及外伤病史，无慢性基础疾病，自幼生长发育正常，家族中无类似病史。5 年前无明显诱因出现月经紊乱，周期延长至 2 个月，月经量减少，行经 4～5 d，无痛经、腹痛，无溢乳、头痛等。4 年前月经周期延长至 4～5 个月，未诊治。3 年前出现嘴唇变厚、手足肥大，鞋码逐渐增大，伴牙齿稀疏、视力逐渐下降、畏光流泪，无食欲缺乏、恶心、乏力，无头晕、头痛、视野缺损，未诊治。1 年半前停经至今，当地诊所给予中药及孕酮治疗，未恢复月经。1 周前至医院门诊查：性激素六项示 FSH 0.95 mIU/mL，LH 0.12 mIU/mL，E_2 < 10 pg/mL，P < 0.1 ng/mL，T 0.23 ng/mL，PRL 3.08 ng/mL；彩超示子宫大小 43 mm×37 mm×32 mm，宫颈长 29 mm，右侧卵巢 45 mm×26 mm，左侧卵巢 41 mm×26 mm，双侧卵巢内一切面均可见多个小囊状回声，直径均小于 10 mm。门诊以"垂体生长激素瘤？低促性腺激素性性腺功能减退症"收住院。发病以来，患者神志清，精神欠佳，情绪低落，易哭易怒，食欲亢进，睡眠正常，大小便正常，近 2 年体重增加 6 kg。

4.思维引导　该患者突出症状是继发闭经和典型的面貌手足改变，是垂体生长激素瘤的典型临床表现，尤其是面貌改变、手足增大是肢端肥大症患者的特征性外貌。其他垂体瘤或鞍区占位也会导致垂体-性腺轴受损从而导致月经紊乱，但不会出现面貌改变。厚皮性骨膜病颜面和四肢皮肤肥厚、关节肥大、杵状指（趾）等，但不会影响月经，而且血清 GH 和 IGF-1 水平均正常。因此，根据其典型临床表现，积极考虑垂体生长激素瘤所致肢端肥大症。依据患者所诉：病程早期先出现月经紊乱继而出现闭经，后期出现面貌改变。根据疾病的进展和演变情况，应是先有生长激素过度分泌所致外貌改变，随着病程进展生长激素瘤逐渐增大从而压迫正常垂体组织，而导致垂体-性腺轴受损。但是面貌的改变是缓慢进行、日积月累的效应，因此，疾病早期患者本人或周围的亲人朋友并不能立刻察觉，而月经紊乱的临床感受更为直观。生长激素瘤可以发生在青春期前（骨骺闭合前）并延续至成年后，查体时要关注身高。生长激素过度分泌还会引起心血管系统疾病，导致高血压和心脏肥大等，查体时要注意心脏大小等。生长激素瘤往往是垂体大腺瘤，会对视神经或血管产生压迫，要关注视力检查；肿瘤压迫到正常垂体组织，在发生腺垂体功能减退症的同时，还可能出现高催乳素血症，查体要关注双侧乳房有无挤压后溢乳。

（二）体格检查

1.重点检查内容及目的　患者垂体生长激素瘤可能性大，应注意身高、面貌、四肢关节和心胸部体征。

（1）身高：有无超过正常范围 2 个标准差以上，成年女性身高是否>1.8 m。

（2）骨骼系统：是否颧骨和下颌骨增大突出、眉弓外突，是否牙齿稀疏、咬合错位，是否枕骨粗隆凸起，是否有关节膨大畸形、压痛。

（3）皮肤及软组织：头皮是否有深褶并呈回状，皮肤是否油腻、多汗，是否有鼻头增大、杵状指（趾），是否有皮赘。

（4）心血管系统：测量血压判断是否有高血压，叩诊心脏是否有心界扩大，听诊心脏是否有心律不齐。

（5）生殖系统：挤压乳房是否有溢乳，是否有阴毛（进行 Tanner 分期）、腋毛是否稀疏。

（6）视力：粗测视力、视野判断有无视力下降、视野缺损。

体格检查结果

T 36.5 ℃，R 15 次/min，P 101 次/min，BP 128/82 mmHg

H 165 cm，BW 89.0 kg，BMI 32.69 kg/m²

全身皮肤油腻、潮湿，眉弓外突，鼻翼增宽，口唇肥厚，下颌突出，牙齿稀疏、咬合错位，手足肥大，双手指关节膨大。瞳孔等大等圆，直径约 3 mm，对光反射灵敏，粗测视力、视野均正常。甲状腺未触及。双肺呼吸音清，未闻及干、湿啰音，心浊音界无扩大，心率 101 次/min，律齐，各瓣膜听诊区未闻及杂音。腹平软，未触及包块，无压痛、反跳痛。关节无压痛、畸形。腋毛稀疏，双侧乳房 Tanner 分期 V 期，挤压无溢乳，阴毛 Tanner 分期 V 期，阴蒂无肥大。

---

2. 思维引导　经上述检查有典型生长激素过度分泌的体征。身高在成年女性中属于正常范围，提示生长激素过度分泌发生于骨骺融合成年后。下一步需要实验室检查（GH、IGF-1 等）和影像学检查，明确诊断，同时评估垂体其他轴系（垂体-肾上腺轴、垂体-甲状腺轴）功能受损情况。生长激素过度分泌可引起全身多系统改变，详见图 1-5。

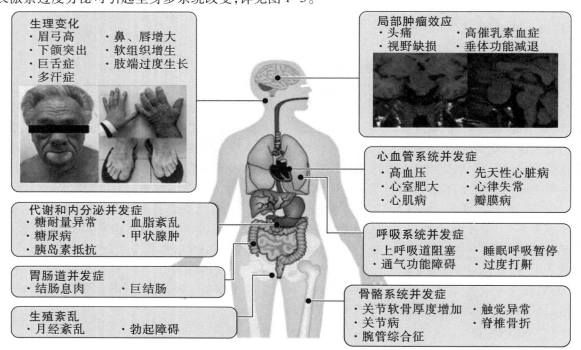

图 1-5　生长激素过度分泌所致主要临床特征

（三）辅助检查

1. 主要内容及目的

（1）血清 GH：明确有无 GH 过度分泌，垂体生长激素瘤患者的 GH 多在 1 μg/L 以上，比正常人升高数倍至数十倍。但人 GH 呈脉冲式分泌，正常人在运动、应激状态时或 GH 分泌高峰时取血，其血 GH 值会偏高。因此，仅一次血 GH 测定不能作为诊断的依据。

（2）血清 IGF-1：血 IGF-1 是反映慢性 GH 多度分泌的最优指标。血 IGF-1 与 IGF-1 结合蛋白结合，半衰期长，且不受采血时间、进餐与否、应激等的影响，全天血浓度波动很小。

（3）血 IGF 结合蛋白-3（IGFBP-3）：判断疾病是否处于活动期，也可以用于评估手术后疗效。IGFBP-3 是 GH 通过 IGF-1 诱导产生的。

（4）口服葡萄糖耐量试验（OGTT）：口服 75 g 葡萄糖进行 OGTT，分别在 0 min、30 min、60 min、90 min 及 120 min 测血糖和 GH 水平。GH 抑制谷值>1.0 μg/L 诊断肢端肥大症，同时筛查有无糖尿病。

（5）生长抑素敏感试验：空腹采血查基线血 GH，生长抑素 0.1 mg 皮下注射，然后分别于给药后 2 min、4 min、6 min、8 min 采血查血 GH。GH 谷值比基线值下降≥50% 提示对生长抑素治疗有效。

（6）垂体 MRI 平扫+增强：明确有无垂体瘤。了解瘤体大小、形态和有无侵袭邻近结构（主要是海绵窦）。

（7）垂体前叶其他激素：ACTH-COR 节律（8:00、16:00、0:00）、24 h 尿游离皮质醇、甲状腺激素（FT_3、FT_4、TSH，必要时查 TPO-Ab、TgAb、TRAb）、性激素六项（FSH、LH、PRL、E_2、P、T），评估是否存在垂体前叶其他激素功能减退。

（8）同步血浆渗透压、尿渗透压、尿比重、24 h 出入水量：当患者有明显多尿、多饮时，评估垂体后叶功能，必要时行禁水加压素试验，了解有无中枢性尿崩症。

（9）心血管系统：查心电图、心肌酶、BNP、心脏超声，明确有无心律失常、心脏增大、心肌损伤、心力衰竭。

（10）睡眠呼吸监测：明确有无睡眠呼吸暂停，尤其是对于肥胖、打鼾的患者。

（11）甲状腺超声：了解有无甲状腺肿大、甲状腺结节。

（12）同步血电解质、24 h 尿电解质、骨转换指标［血甲状旁腺激素（PTH）、25-羟基维生素 D_3、总Ⅰ型胶原氨基酸端延长肽、骨钙素、β 胶原特殊序列测定］：了解有无钙磷代谢异常，有无甲状旁腺功能亢进。

（13）骨密度：了解有无骨量减少或骨质疏松。

（14）肿瘤标志物，必要时结肠镜检查：了解有无肿瘤，尤其是肠道肿瘤。

（15）肝肾功能、血脂：是否存在肝肾功能损害、血脂异常。

（16）视力、视野检查：了解有无视力下降、视野缺损、偏盲等。

辅助检查结果

（1）血 GH：19.40 ng/mL。

（2）血 IGF-1：687.10 ng/mL。

（3）血 IGFBP-3：11.5 μg/mL（参考值 2.7～8.9 μg/mL）。

（4）口服葡萄糖耐量试验：口服 75 g 葡萄糖（表1-7）。

表1-7　OGTT试验结果

项目	0 min	30 min	60 min	90 min	120 min
血糖(mmol/L)	6.3	8.3	9.1	9.2	8.9
血GH(ng/mL)	22.4	15.2	18.4	18.6	19.7

（5）生长抑素（善宁）敏感试验:0 h抽血后生长抑素0.1 mg皮下注射。抑制率为(23.5－1.9)÷23.5＝91.91%（>50%）(表1-8)

表1-8　生长抑素敏感试验结果

项目	0 h	2 h	4 h	6 h	8 h
血GH(ng/mL)	23.5	2.71	1.9	2.75	5.24

（6）垂体MRI平扫+增强（图1-6）:鞍窝扩大,鞍底下沉,鞍内及鞍上见团块状长/短T_1混杂长/短T_2信号,病变向上达前颅底,局部脑实质呈受压改变。垂体柄显示不佳。视交叉受压上抬,双侧颈内动脉海绵窦轻度受压改变。增强扫描示后鞍区病变呈明显不均匀强化,内可见片状低信号区,大小约21.1 mm×30.4 mm×39.0 mm（左右径×上下径×前后径）。考虑垂体腺瘤,Knosp分级3级。

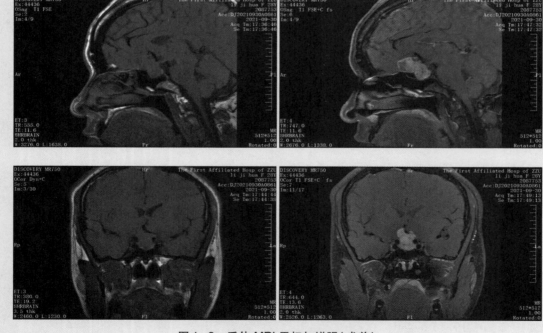

图1-6　垂体MRI平扫加增强（术前）

（7）垂体前叶其他激素:包括以下几种。

1）垂体–肾上腺轴：见表1–9。

表1–9　ACTH–皮质醇节律

项目	8:00	16:00	0:00
ACTH（pg/mL）	38.2	7.9	<5
皮质醇（μg/dL）	13.3	6.94	<1

注：24 h尿游离皮质醇309.00 nmol/d，24 h尿量2.06 L

2）垂体–甲状腺轴：FT_3 5.23 pmol/L，FT_4 11.18 pmol/L，TSH 2.410 μIU/mL。

3）垂体–性腺轴：①性激素六项，FSH 0.95 mIU/mL，LH 0.12 mIU/mL，E_2<10 pg/mL，P<0.1 ng/mL，T 0.23 ng/mL，PRL 3.08 ng/mL。②盆腔超声：子宫大小43 mm×37 mm×32 mm，宫颈长29 mm，右侧卵巢45 mm×26 mm，左侧卵巢41 mm×26 mm，双侧卵巢内一切面均可见多个小囊状回声，直径均小于10 mm。

（8）垂体后叶功能：血浆渗透压297 mOsm/（kg·H_2O），尿渗透压970 mOsm/（kg·H_2O），尿比重1.020，24 h尿量2~3 L。

（9）心血管系统：①心电图，窦性心律，正常心电图；②心肌酶、脑利尿钠肽（BNP），正常；③心脏超声，EF 61%，心内结构及功能未见明显异常。

（10）睡眠呼吸监测：轻度阻塞性睡眠呼吸暂停综合征。

（11）甲状腺超声：甲状腺形态正常，未见结节。

（12）骨代谢：血钙2.35 mmol/L；甲状旁腺素37.19 pg/mL，总Ⅰ型胶原氨基酸端延长肽181.40 ng/mL，25-羟基维生素D_3 35.61 ng/mL，骨钙素（N-MID）43.13 ng/mL，β胶原特殊序列测定0.50 ng/mL；24 h尿钙4.0 mmol/L。骨密度正常：股骨颈T值0.4，腰椎T值0.6。

（13）肿瘤标志物：甲胎蛋白2.64 ng/mL，癌胚抗原1.14 ng/mL，β绒毛膜促性腺激素<0.20 mIU/mL。

（14）肝肾功能均正常；血脂：胆固醇5.06 mmol/L，甘油三酯3.62 mmol/L，低密度脂蛋白2.99 mmol/L。

（15）视力、视野：双眼视力1.0，左侧视野正常，右侧生理盲点扩大，颞侧视野缺损。

（16）其他：①大便常规正常。②腹部超声，肝内钙化灶，胆囊正常。③泌尿系统超声，双肾、输尿管、膀胱均未见明显异常。④双乳超声：双乳增生；左乳导管局限性扩张。⑤动脉超声：颈部动脉、双下肢动脉均未见异常。⑥胸部CT：心肺未见异常。

2.思维引导　根据患者典型的肢端肥大症面貌改变，口服葡萄糖耐量试验结果显示血GH未被抑制（>1 ng/mL），首先定性诊断为"肢端肥大症"，垂体MRI显示垂体瘤，进一步定性诊断为"垂体GH瘤"。最后是并发症评估：患者月经紊乱继而出现闭经，性激素六项提示低促性腺激素性腺功能减退症，考虑为垂体腺瘤压迫正常垂体组织从而影响垂体–性腺轴功能；垂体其他功能目前正常；血糖、血脂升高，存在葡萄糖耐量异常和高脂血症；心血管系统和骨密度正常；甲状腺、腹部等未发现肿瘤。

（四）初步诊断

分析上述病史、查体、辅助检查结果，支持以下诊断：①肢端肥大症；②垂体GH瘤；③低促性腺激素性性功能减退症；④葡萄糖耐量异常；⑤高脂血症。

二、治疗经过

（一）治疗方案

1. 多学科会诊　内分泌科、神经外科、医学影像科，必要时请放疗科。综合评估患者病情、身体条件，选择手术治疗（肢端肥大症诊断和治疗流程见图1-7）。

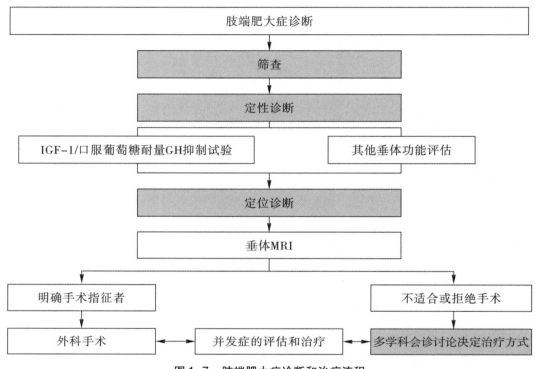

图1-7　肢端肥大症诊断和治疗流程

2. 神经外科行经蝶垂体手术　切除肿瘤，术后病理：垂体腺瘤，免疫组化：AE1/AE3（CK）（+），SYN（+），GH（+），LH（+），FSG（-），ACTH（-），TSH（-），PRL（-），T-PIT（+），PIT-1（+），SF-1（-），P53（约10%），Ki-67（约2%）。

3. 复诊　术后再次评估GH和IGF-1水平，以及垂体其他轴系功能，术后1、3、6、12个月规律定期复诊。

4. 思维引导　患者年轻女性，垂体GH瘤诊断明确，无严重并发症，心肺功能良好，身体状况良好，优选手术治疗。手术切除肿瘤后可以迅速降低GH、改善临床症状。术后需要积极评估疗效，必要时再次行口服葡萄糖耐量试验了解GH有无完全被抑制（<1 ng/mL），IGF-1控制在正常范围。若手术不能达到临床缓解，还需进行药物治疗（生长抑素受体配体等）或放射治疗。此外，垂体手术在纠正GH过度分泌同时，还会损伤到正常垂体组织，因此，还需要积极评估垂体其他轴系功能是否受到影响。若有，需要积极的激素替代治疗，以免出现垂体危象等。

（二）治疗效果

1. 症状　口唇肥厚、手足肥大未进一步加重，月经未恢复。

2. 查体　BP 128/82 mmHg，P 89次/min，皮肤干燥，无油腻感。

3. 辅助检查　OGTT后GH谷值4.2 ng/mL，IGF-1 417.1 ng/mL；血糖、血脂恢复正常。

(三)病情变化

术后3个月,月经一直未恢复,口唇肥厚、手足肥大改善不明显,并逐渐出现食欲缺乏、乏力。

(四)患者病情变化的可能原因及应对

1. 考虑 垂体瘤复发?垂体功能减退?
2. 应对 复查电解质,垂体MRI平扫加增强,再次行口服葡萄糖耐量试验、评估全垂体功能。
3. 检查结果

(1)血电解质正常:钾4.5 mmol/L,钠146 mmol/L,钙2.29 mmol/L。

(2)垂体MRI平扫+增强:鞍窝扩大,鞍底下沉,鞍内信号不均匀,双侧颈内动脉海绵窦段部分被包绕,垂体形态显示不清,视交叉未见受压上抬,鞍内异常信号范围较术前明显缩小(图1-8)。

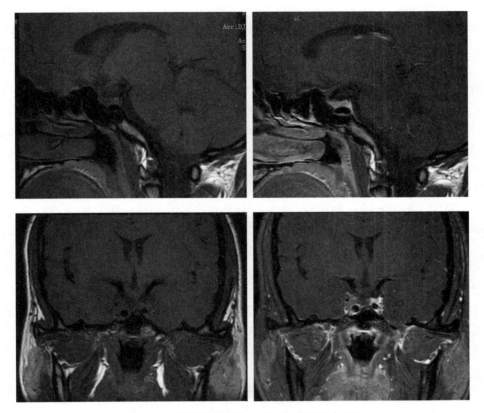

图1-8 垂体MRI平扫加增强(术后3个月)

(3)口服葡萄糖耐量试验:口服75 g葡萄糖(表1-10)。

表1-10 口服葡萄糖耐量试验复查结果

项目	0 min	30 min	60 min	90 min	120 min
血糖(mmol/L)	4.5	8.9	9.3	7.9	7.3
血GH(ng/mL)	11.1	8.5	4.5	7.9	9.8

(4)IGF-1 467.20 ng/mL。

(5)垂体前叶功能:分为以下几种。

1）垂体-肾上腺轴：见表1-11。

表1-11　ACTH-皮质醇节律

项目	8:00	16:00	0:00
ACTH(pg/mL)	7.2	<5	<5
皮质醇(μg/dL)	5.1	2.3	<1

注:24 h尿游离皮质醇59.00 nmol/d↓,24 h尿量2.5 L

2）垂体-甲状腺轴：FT_3 3.58 pmol/L，FT_4 7.18 pmol/L，TSH 1.510 μIU/mL。

3）垂体-性腺轴：性激素六项，FSH 0.50 mIU/mL，LH 0.10 mIU/mL，E_2 < 10 pg/mL，P<0.1 ng/mL，T 0.20 ng/mL，PRL 5.8 ng/mL。

（6）垂体后叶功能：血浆渗透压288 mOsm/(kg·H_2O)，尿渗透压900 mOsm/(kg·H_2O)，尿比重1.020。

4. 思维引导　患者术前垂体瘤为大腺瘤（>1 cm），同时肿瘤对海绵窦有包绕（Knosp分级3级），手术不能完全切除肿瘤，故患者手术后肿瘤仍然有残余，血GH和IGF-1没有完全降至正常水平（GH<1 ng/mL，IGF-1降至与年龄和性别相匹配的正常范围）。患者术前行生长抑素敏感试验，对生长抑素敏感，因此，进一步予长效生长抑素（奥曲肽、兰瑞肽等）20~30 mg，每月1次，肌内注射，抑制垂体瘤生长、控制血GH水平。垂体瘤手术往往会对垂体正常组织造成破坏，出现全或部分垂体功能减退症，结合患者术后化验，已经出现继发性肾上腺、甲状腺和性腺功能减退，其中性腺功能减退在术前因为肿瘤压迫已经出现，手术不能改善已经受损的性腺功能。针对目前出现的腺垂体功能减退症，给予激素替代治疗（氢化可的松/泼尼松，左甲状腺素片，雌、孕激素）。

三、思考与讨论

肢端肥大症是一种隐匿起病的内分泌代谢疾病，大多数为散发，以循环中过度分泌GH和IGF-1为主要特征。发病机制尚不明确，目前认为与编码G蛋白调节亚单位（Gas）基因和垂体瘤转化基因有关。其发病率约10/百万人每年，患病率40~60/百万人每年，男女发病比例无显著差异。95%以上的肢端肥大症是由分泌GH的垂体肿瘤引起的，异位生长激素分泌瘤和促生长激素释放激素分泌瘤患者总数占比不超过5%。长期过度分泌GH会引起全身软组织、骨和软骨过度增生，表现为面容改变、下颌突出、手足肥大、皮肤粗厚、内脏增大、多汗、骨关节病变、腕管综合征、结肠息肉、睡眠呼吸暂停综合征、代谢紊乱（糖尿病等）和心血管疾病（心肌肥厚、高血压和心律失常等）。巨人症和肢端肥大症均是过量分泌GH和IGF-1所导致，青春期结束前（骨骺闭合前）循环中GH过度分泌导致线性增长，发生巨人症；当GH升高发生在骨骺闭合后，则导致肢端肥大症。肢端肥大症的定性诊断依赖于口服葡萄糖耐量试验GH谷值水平（>1 ng/mL），诊断过程中同时需要对其他垂体功能和并发症情况进行评估。定位诊断依赖于垂体MRI平扫加增强，以了解肿瘤的大小、位置、形态和侵袭性，以预测手术是否可以完整切除肿瘤和术后是否需要药物治疗。治疗方法包括手术治疗、药物治疗和放射治疗。对于大多数患者，经蝶窦手术是目前最主要的治疗方式。即使是手术无法完整切除肿瘤的患者，也建议先进行手术治疗以提高后续对药物治疗的反应。对于不能手术或术后未完全缓解的患者，生长抑素受体配体（SRLs）是肢端肥大症患者的一线治疗方法。放射治疗是手术治疗不成功、药物治疗效果不佳或不能耐受药物治疗的三线治疗方法。治疗目标为血GH<1 ng/mL（随机或OGTT后GH谷值）和IGF-1下降至与年龄和性别相匹配的正常范围。肢端肥大症还需要长期定期随访，不仅要检测GH和IGF-1，还需要定期评估垂体其他功能。

四、练习题

1. 巨人症和肢端肥大症的区别有哪些？
2. 肢端肥大症的诊断标准是什么？
3. 肢端肥大症的主要临床特征包括哪些？
4. 肢端肥大症的治疗方法有哪些？

五、推荐阅读

[1] 王吉耀,葛均波,邹和建.实用内科学[M].16版.北京:人民卫生出版社,2022.
[2] 葛均波,徐永健,王辰.内科学[M].9版.北京:人民卫生出版社,2020.
[3] 中国垂体腺瘤协作组.中国肢端肥大症诊治共识(2021版)[J].中华医学杂志,2021,101(27):2115-2126.

案例 4　尿崩症

一、病历资料

（一）门诊接诊

患者男性,18 岁。

1. 主诉　多尿、多饮 12 年。

2. 问诊重点　多尿、多饮是内分泌系统疾病中较常见的症状,问诊时应注意 10 余年病程中,主要症状及伴随症状特点(开始出现多尿的时间、全天总尿量、全天水摄入量、是否服用利尿剂、同时伴有何种症状、有无慢性病史)、疾病演变过程、诊治经过、治疗效果等。

3. 问诊内容

(1)诱发因素:可无明显诱因或者继发于各种创伤或疾病,如颅脑外伤、鞍区及鞍上肿瘤等病变。多数骤然起病,少数起病缓慢。遗传性常幼年起病。

(2)主要症状:①多尿,为最显著症状,尿量可达 2.5～20.0 L/d,夜尿增多;因尿液为低比重、低渗性,故尿液清澈如水。②烦渴、多饮,喜冷饮及流食,饮水量与尿量相当,需频繁多次饮水(可询问每次饮水的间隔时间),不饮水时会感烦渴。多数患者除因饮水、小便次数多影响生活质量外,可正常生活、学习和工作。患者病程 10 年余,需注意疾病的演变过程,多尿、多饮症状有无加重或减轻。

(3)伴随状:①脱水征,如患者不能及时补充足量水,可出现失水症状,如皮肤干燥、面部潮红、心悸、汗液及唾液减少,伴便秘、乏力、头痛、焦虑、失眠、烦躁、记忆力减退、体重下降;婴幼儿及儿童可出现急性高渗性脑病,表现为发热、呕吐、呼吸困难、抽搐,重者昏迷死亡。成年患者可出现慢性高钠血症,表现为淡漠、眩晕、无欲、嗜睡、抽搐等。②水中毒,患者饮水过多、过快时,可发生水中毒,表现为头痛加剧、恶心呕吐、肌肉运动不协调、体温下降、精神错乱、惊厥、昏迷,甚至死亡。③病因方面相关症状,肿瘤所致的中枢性尿崩症多因肿瘤压迫下丘脑、垂体而出现头痛、视野缺损或原发肿瘤的临床表现;如颅咽管瘤可有头痛、视力减退、视野缺损、睡眠障碍、食欲改变等下丘脑综合征表现;如松果体瘤可有性早熟、眼球活动障碍、共济失调等症状。头部创伤所致者有严重脑外伤史、垂体下丘脑部位手术史。颅内感染性疾病所致者可有脑膜炎、结核、梅毒等疾病相应表现。

朗格汉斯细胞组织细胞增生症可有干咳、呼吸困难、骨骼病变等症状。④生长发育障碍,主要见于儿童期或青春前期发病的患者。应注意询问身高增高速度、有无第二性征出现。⑤垂体前叶功能减退,鞍区病变可出现垂体前叶功能减退相关表现。需注意如中枢性尿崩症合并肾上腺皮质功能减退症时,由于肾上腺皮质功能减退症时增加非渗透性精氨酸血管升压素(AVP)分泌及减少肾小球滤过率,多尿症状可减轻。而接受糖皮质激素补充治疗后,多尿症状反而加重。合并严重甲状腺功能减退症时亦可能出现类似情况。⑥外伤性中枢性尿崩症可出现三相性尿崩症,即多尿-抗利尿-多尿三相变化,第1阶段多尿是由于外伤后,AVP分泌急性阻断,可维持数小时至数天;第2阶段为相对抗利尿期(与后叶垂体轴索溶解释放过多AVP有关);第3阶段少数患者恢复正常,多数因出血、充血、水肿使AVP分泌细胞或血浆渗透压感受器受压、萎缩,致永久性尿崩症。

(4)诊治经过:本次就诊前已经接受过的检查及其结果,治疗所用药物的名称、剂量、给药途径、疗程及疗效。

(5)既往史:当出现一个症状或体征时,需注意联系既往病史,有可能是疾病的演变所致。如患者既往有鞍区肿瘤病史或头部外伤史,可出现多尿、多饮;如有乳腺癌、肺癌、白血病、类癌等恶性肿瘤,可发生颅内转移引起尿崩症;如有肉芽肿病、组织细胞增生症等浸润性疾病,也可出现尿崩症表现。

(6)个人史:患者精神因素可导致原发性烦渴,因而引起烦渴、多饮,导致多尿、低比重尿。

(7)家族史:少数中枢性尿崩症有家族史,以常染色体显性遗传为主,由AVP-神经垂体素运载蛋白(AVP-NPⅡ)基因突变所致。遗传性肾性尿崩症的遗传方式为X连锁,由AVPR2突变引起。Wolfram综合征由WFS1基因突变引起,为一种弥漫性神经变性疾病,以中枢性尿崩症、糖尿病、视神经萎缩、耳聋和广泛性中枢神经病变为特征。

问诊结果

患者为青年男性,18岁,无颅内肿瘤及其他部位肿瘤病史,无头部外伤史,无慢性肾病,无利尿药物服用史,家族中无类似病史。12年前无明显诱因出现多尿、烦渴、多饮,尿量8～10 L/d,夜尿5～6次,尿液清亮如水,日饮水量与尿量相当,约1 h需饮水1次,每次饮水量约500 mL,喜冷饮及流食,如不饮水则觉口干、烦躁,1个月内体重减轻3 kg,无头痛、恶心、呕吐,无视力减退、复视,无多食、乏力,无尿急、尿痛、排尿困难,遂至当地乡医院,疑诊“糖尿病”,给予中药(具体不详)治疗1个月,症状无改善,此后间断服用中药治疗(具体不详),症状无明显变化。1年前至外院查尿常规显示尿比重低(具体不详),未进一步诊治。1 d前医院门诊查尿常规显示尿比重1.010、尿糖阴性,今复查尿常规显示尿比重1.005、尿糖阴性,为进一步诊治来诊。

4. 思维引导　该患者突出症状为多尿、烦渴、多饮,尿量8～10 L/d,2次查尿比重分别为1.010、1.005,达到多尿的诊断标准,且为低比重尿。当地医院疑诊“糖尿病”,应用中药治疗,效果不佳。凡有多尿、烦渴、多饮及低比重尿者均应考虑尿崩症可能,但需与下列疾病进行鉴别。

(1)糖尿病:可出现多尿、多饮,但没有尿崩症者严重,另有多食、体重下降症状,血糖升高、尿糖可阳性,该患者无多食症状,多尿、多饮症状严重,尿糖阴性,糖尿病的诊断依据不充分,可进一步查血糖进行鉴别,但需注意个别病例既有尿崩症,又有糖尿病。

(2)原发性烦渴:主要由于情绪因素引起烦渴、多饮,而导致多尿及低比重尿,与尿崩症极相似,但AVP并不缺乏。这些症状可随着情绪而波动,并伴有其他神经症的症状。行禁水加压素试验可鉴别。

（3）肾性尿崩症：是一种家族性 X 连锁隐性遗传性疾病，90%的患者为 X 染色体 *AVPR2* 受体基因突变，引起肾小管对 AVP 不敏感。临床表现与尿崩症极相似。往往出生后即可出现症状，多为男性，女性常表现为轻症，并有生长发育迟缓。行禁水加压素试验，注射加压素后尿量不减少，尿比重不增加，血浆 AVP 浓度正常或升高，以此可与中枢性尿崩症鉴别。

（4）干燥综合征：因口咽分泌液减少，黏膜干燥而多饮，导致多尿；另一方面，干燥综合征可累及肾实质，导致肾损害和肾小管功能障碍。该病血中可检测出多种自身抗体，血尿渗透压正常，如鉴别困难，可行禁水加压素试验。

（5）其他：慢性肾病，尤其是肾小管疾病、高钙血症、低钾血症等，均可影响肾浓缩功能而引起多尿、口渴症状，但多尿程度较轻，具有相应原发疾病的临床特征。

（二）体格检查

1. 重点检查内容及目的　患者尿崩症的可能性大，尿崩症本身可无阳性体征，依据病因不同可有原发病和有关并发症的体征。

（1）有无皮肤干燥、汗液及唾液减少、心率增快、体温升高等脱水征；有无肌肉运动不协调、体温下降、精神错乱、惊厥、昏迷等水中毒体征。

（2）颅脑外伤或手术，可引起视力减退，以及其他中枢神经系统受损所致的定位体征。

（3）鞍区肿瘤，可出现视力减退、视野缺损、眼球活动障碍，以及垂体前叶功能减退相关体征，对于青少年儿童，注意检查有无生长发育障碍，如身高、体重低于同龄人，第二性征发育落后于同龄人。

体格检查结果

T 36.4 ℃，R 15 次/min，P 52 次/min，BP 110/72 mmHg

H 158 cm（小于同性别同年龄第 3 百分位）；BW 50.0 kg（位于同性别同年龄第 3～10 百分位），BMI 20.03 kg/m²。

全身皮肤稍干燥，腋毛稀疏，瞳孔等大等圆，直径约 3 mm，对光反射灵敏，无听力粗试障碍。唇上可见胡须，甲状腺未触及。双肺呼吸音清，未闻及干、湿啰音，心率 52 次/min，律齐，各瓣膜听诊区未闻及杂音。腹平软，未触及包块，无压痛、反跳痛。阴茎长 7 cm，阴毛 Tanner 分期Ⅲ～Ⅳ期，睾丸体积：左侧 10 mL，右侧 12 mL。

---

2. 思维引导　经上述体格检查，患者全身皮肤稍干燥，身高低于同龄人，第二性征发育欠佳，考虑与患者长期多尿、多饮，影响饮食、睡眠有关，亦不能排除存在鞍区病变可能，须进一步行实验室检查（血尿渗透压、电解质、垂体前叶激素等）、禁水加压素试验及影像学检查（鞍区 MRI 平扫加增强）明确诊断。

（三）辅助检查

1. 主要内容及目的

（1）尿量和尿比重：进一步明确是否存在多尿及低比重尿。

（2）尿常规：有肾病变者可出现尿蛋白、尿红细胞、白细胞等。

（3）血、尿渗透压：进一步明确是否为低比重尿及存在脱水。

（4）电解质：是否存在电解质紊乱，如脱水所致高血钠、高血氯或其他疾病表现，如低血钾、高血钙。

（5）血糖：进一步排除糖尿病。

（6）肾功能：是否存在肾疾病。

（7）垂体前叶激素：ACTH-COR 节律、24 h 尿游离皮质醇（尿量控制后）、甲状腺激素（FT₃、FT₄、

TSH,必要时查 TPO-Ab、TgAb、TRAb)、性激素六项(FSH、LH、PRL、E_2、P、T)、GH、IGF-1,评估是否存在垂体前叶功能异常。

(8)禁水加压素试验:禁水试验为尿崩症定性诊断,为提高检查准确性,必要时可主动限水2周再进行;加压素试验是定位诊断,可明确是否为中枢性尿崩症还是肾性尿崩症。

(9)病因诊断:此为中枢性尿崩症的诊治重点。①鞍区 MRI 平扫+动态增强,了解是否存在鞍区病变,如垂体后叶 T_1 像高信号消失、垂体柄增粗、鞍区占位性病变等。②实验室检查,血 β 人绒毛膜促性腺激素(β-HCG)、甲胎蛋白(AFP)、癌胚抗原(CEA)查找有无生殖细胞肿瘤线索;血管紧张素转换酶(ACE)查找有无结节病线索;IgG 亚类、自身抗体谱、红细胞沉降率、C 反应蛋白等查找有无自身免疫病线索。③腰椎穿刺及脑脊液检查,测定脑脊液压力、常规、生化、细胞学、β-HCG、AFP,必要时行细菌、真菌涂片,查找有无生殖细胞肿瘤、感染性疾病等线索。④其他系统受累情况的评估,如甲状腺超声、肺部高分辨 CT、腹部超声、全身骨显像等,查找有无组织细胞增生症或其他肿瘤等疾病的线索。⑤鞍区或其他部位病变活检,若情况允许,行活检明确病理。

(10)局部压迫情况评估(必要时):①请眼科评估眼底、视力、视野;②评估有无第Ⅲ、Ⅳ、Ⅵ对脑神经及第Ⅴ对脑神经眼支受累的临床表现。

辅助检查结果

1.常规检查　①空腹血糖4.8 mmol/L,糖化血红蛋白5.5%。②肾功能、肝功能:正常。

2.垂体前叶评估

(1)ACTH-COR 节律:见表1-12。

表1-12　ACTH-COR 节律

项目	8:00	16:00	0:00
ACTH(pg/mL)	25.6	11.23	5.14
COR(μg/dL)	14.8	8.3	1.06

(2)24 h 尿游离皮质醇:232 nmol/d(参考值73~372 nmol/d)。

(3)甲状腺功能:见表1-13。

表1-13　甲状腺功能

项目	FT_3/(pmol/L)	FT_4/(pmol/L)	TSH/(μIU/mL)
结果	4.64	12.35	2.25
参考值	3.28~6.47	7.9~18.4	0.34~5.60

(4)性激素六项:见表1-14。

表1-14　性激素六项

项目	LH/(mIU/mL)	FSH/(mIU/mL)	E_2/(pg/mL)	T/(ng/mL)	P/(ng/mL)	PRL/(ng/mL)
结果	5.34	5.06	<10	4.13	0.1	18.17
参考值(男性)	0.95~11.95	1.14~8.75	<11~44	1.42~9.23	<0.1~0.2	3.46~19.40

（5）GH 0.08 ng/mL，IGF-1 187.7 ng/mL（参考值81～225 ng/mL）。

3.垂体后叶功能评估

（1）尿常规：尿比重1.000，余无异常。

（2）血浆渗透压310 mOsm/（kg·H_2O），尿渗透压84 mOsm/（kg·H_2O）。

（3）电解质：钾5.28 mmol/L，钠149.7 mmol/L，氯108.0 mmol/L，钙2.49 mmol/L。

（4）禁水加压素试验：患者入水量11 370 mL，出水量12 050 mL，入院后逐渐限水至每日出入水量在2 500～3 000 mL，行禁水加压素试验，结果如表1-15。

表1-15　禁水加压素试验

时间	尿量（mL）	血压（mmHg）	心率（次/min）	体重（kg）	尿比重	尿渗透压[mOsm/（kg·H_2O）]	血浆渗透压[mOsm/（kg·H_2O）]	血钠（mmol/L）
8:00	115	120/80	76	48.0	1.004	241	316	148
9:00	92	126/80	80	47.5	1.008	283	/	/
10:00	77	116/80	76	47.5	1.008	313	317	150
11:00	80	124/78	76	47.5	1.010	333	/	/
12:00	72	116/84	96	47.0	1.010	354	326	156
13:00	72	126/90	76	47.0	1.012	459	329	155
14:00	35	120/90	75	47.0	1.018	605	319	153

注：①自前一日晚10时后禁食水。②12时注射垂体后叶素5 U

4.影像学检查

（1）垂体MRI平扫+动态增强：鞍窝无扩大，鞍底无下沉，垂体形态稍饱满，高度约5.8 mm。垂体组织内未见明显异常信号，垂体柄未见明显偏移。Gd-DTPA注入后增强扫描，垂体组织呈明显均匀强化，其内未见明显异常信号。脑实质内未见明显异常强化信号。诊断意见：垂体形态稍膨隆，垂体后叶高信号尚存在，平扫及增强扫描垂体组织内未见明确异常信号（图1-9）。

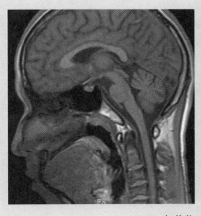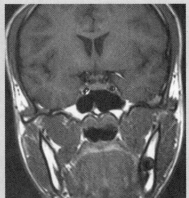

A.矢状位；B.冠状位

图1-9　垂体MRI平扫

（2）胸部 DR 片：心、肺、膈均未见明显异常。

（3）腹部超声：肝、胆、脾、胰均未见明显异常。

（4）泌尿系统超声：双肾积水并双侧输尿管上段扩张（左肾盂分离前后径约 15 mm，右肾盂分离前后径约 12 mm，右侧输尿管上段内径约 8 mm，左侧输尿管上段内径约 10 mm）。

（5）泌尿系统 CT：两侧肾盂及输尿管上段积水，未提示泌尿系统结石。

2. 思维引导　该患者多尿、烦渴、多饮，低比重及低渗尿，查血糖、血钾、血钠、血钙均正常，排除高血糖、高血钙、低血钾等渗透性利尿因素，考虑尿崩症；限水后行禁水试验，结果显示血浆渗透压升高，尿渗透压升高不明显，尿崩症诊断成立；进一步行加压素试验，结果显示补充垂体后叶素后，尿量减少，尿比重、尿渗透压显著升高（尿渗透压较注射前升高 54.3%），完全性中枢性尿崩症诊断明确。接下来，进行中枢性尿崩症病因筛查，行鞍区 MRI 平扫及增强未见鞍区病变，垂体前叶功能正常，目前无继发病因线索，嘱患者定期复查鞍区 MRI。

附：禁水加压素试验

1. 原理　禁水后血浆渗透压逐渐上升，循环血量减少，刺激垂体后叶分泌 AVP。在此基础上再补充外源性垂体后叶素，可根据尿量减少、尿渗透压上升的程度评估肾对 AVP 的反应性。

2. 方法　禁水前测体重、血压、脉率、尿比重、尿渗透压及血浆渗透压。禁水 6～16 h（一般禁水 8 h），视病情轻重而定。以后每小时留尿测尿量、尿比重和尿渗透压。待连续两次尿量变化不大，尿渗透压变化 <30 mOsm/（kg·H_2O）时，显示内源性 AVP 分泌已达最大值，此时测定血浆渗透压，而后立即皮下注射垂体后叶素 5 U（儿童为 0.10～0.15 U/kg），1 h 后留尿测尿量和尿渗透压，2 h 后再测尿量、尿渗透压，以及血浆渗透压。

3. 结果

（1）禁水后：①正常人及精神性多饮患者禁水后尿量减少，尿比重增加，尿渗透压升高，而体重、血压、脉率及血浆渗透压变化不大。需注意的是，精神性多饮患者由于长期多饮、多尿，肾对 AVP 的感受性下降，禁水后尿渗透压不能完全升至正常。②尿崩症患者禁水后反应迟钝，尿量多不明显减少，尿比重、尿渗透压不升高，体重下降可大于 3%，严重者可有血压下降，脉率加快，伴烦躁不安等精神症状。

（2）注射垂体后叶素后：①正常人及精神性多饮患者尿量无变化或稍减少，尿比重、尿渗透压及血浆渗透压无变化。②完全性中枢性尿崩症患者尿量明显减少，尿比重、尿渗透压明显升高，较注射前升高 >50%，血浆渗透压轻度升高，尿渗透压/血浆渗透压 >1。③部分性中枢性尿崩症患者尿量减少，尿比重、尿渗透压升高较注射前 >9%，但 <50%，血浆渗透压正常或轻度升高，尿渗透压/血浆渗透压 >1。④肾性尿崩症患者尿量、尿比重，尿渗透压、血浆渗透压均无变化，或尿渗透压升高较注射前 <9%，尿渗透压/血浆渗透压 <1。

4. 注意事项　试验开始后应严密监视，如患者体重下降 >5% 或血压明显下降、不安等症状加剧，应随时终止试验。另外，应注意加压素有升高血压，可诱发心绞痛、腹痛、子宫收缩等。

（四）初步诊断

分析上述病史、查体、辅助检查结果，支持以下诊断：①完全性中枢性尿崩症；②肾盂及输尿管积水。

二、治疗经过

1.抗利尿激素替代治疗　去氨加压素(弥凝)100 μg q12h。

2.随诊及注意事项　①定期监测电解质、记录出入水量。②3 个月后复查泌尿系统超声、肾功能,半年后复查鞍区 MRI。

3.思维引导　该患者完全性中枢性尿崩症诊断明确,对于中枢性尿崩症,选用抗利尿激素替代治疗,目前临床常规应用去氨加压素,该药物为人工合成的精氨酸加压素类似物,半衰期长,为加压素的 3 倍以上,另外在其第 8 位上以右旋精氨酸替代左旋精氨酸,降低了加压活性。该药抗利尿作用加强,而无加压作用,不良反应少,为目前治疗中枢性尿崩症的首选药物。对于中枢性尿崩症患者,通常应用口服剂型,剂量视病情而定,根据尿量减少情况决定用药剂量和间隔时间。对于婴幼儿或有中枢神经损害的患者,在用药期间,须每日计算液体出入量,保持适当的出入平衡,避免服药期间仍大量饮水,引起水中毒的可能。

治疗效果

(1)症状:多尿、烦渴、多饮缓解。

(2)查体:神志清楚,全身皮肤无干燥,心肺腹查体无异常,双下肢无水肿。

(3)出入量:24 h尿量 2 350 mL,24 h入量为 2 500 mL。

三、思考与讨论

尿崩症的主要临床表现为多尿、烦渴、多饮。通常起病日期确切,突发多尿[成人>3.0 L/d,儿童>2 L/(m² · d)],尿色清淡,烦渴、多饮、喜冷饮及流食,日夜尿量相仿,尿比重常在 1.005 以下,部分性尿崩症患者尿比重有时可达 1.010。该患者有多尿、烦渴、多饮,尿量 8 ~ 10 L/d,尿液清亮如水,喜冷饮,查尿比重减低,以上均提示尿崩症;应与糖尿病、原发性烦渴、干燥综合征,以及高钙血症、低钾血症引起的高尿钙、高尿钾导致的渗透性利尿等进行鉴别。患者查血糖、血钾、血钙正常,主动限水后行禁水加压素试验进行尿崩症的定性及定位诊断,结果提示完全性中枢性尿崩症。当中枢性尿崩症诊断明确后,需进一步进行病因筛查,为该疾病诊治的关键所在。在进行病因筛查时,除完善垂体前叶功能、鞍区增强MRI、脑脊液检查、视力视野、占位性病变行活检明确病理等检查外,首先对患者进行详细的相关病史采集和体格检查至关重要。治疗上,中枢性尿崩症首选去氨加压素治疗,服药后应注意观察尿量变化,根据尿量减少情况调整用药间隔和剂量,注意监测出入水量及电解质,防止引起水中毒。在病因治疗上,针对各种不同的病因积极治疗有关疾病,如不能明确病因者,应进行严密随诊,观察鞍区影像学变化和有无新发症状出现。

四、练习题

1.尿崩症的典型临床特征有哪些?

2.中枢性尿崩症的常见病因有哪些?

3.中枢性尿崩症的治疗方法有哪些?

五、推荐阅读

[1]王吉耀,葛均波,邹和建.实用内科学[M].16 版.北京:人民卫生出版社,2022.

[2]葛均波,徐永健,王辰.内科学[M].9 版.北京:人民卫生出版社,2020.

案例5　抗利尿激素分泌失调综合征

一、病历资料

（一）门诊接诊

患者男性,78岁。

1. **主诉**　反复恶心、呕吐3个月,发现血钠低1周。

2. **问诊重点**　恶心、呕吐为临床常见的消化道症状,但并非消化系统疾病特有症状。低钠血症是临床最常见的电解质紊乱,病因复杂多样,涉及全身各系统。问诊时应注意除主要症状及其特点外,还需询问有无伴随症状、有无鉴别意义的阴性症状、诊疗经过等。不仅要注意到突出的症状,而且要注重询问其完整的病史,尤其需关注既往有无胃肠道疾病史、内分泌及代谢疾病史和中枢神经系统疾病史,以及用药史,积极寻找病因线索。

3. **问诊内容**

(1)诱发因素:有无劳累、饮食不当、感染、外伤、服药等诱发因素。

(2)主要症状:①恶心、呕吐,询问患者时需注意了解恶心、呕吐的时间,呕吐与进食的关系、呕吐的特点、呕吐物的性质。呕吐分为反射性、中枢性和前庭障碍性呕吐,其病因涉及消化系统、神经系统、前庭障碍、全身性疾病等,其中内分泌系统疾病如糖尿病酮症酸中毒、甲状旁腺功能亢进、抗利尿激素分泌失调综合征(syndrome of inappropriate secretion of antidiuretic hormone,SIADH)、甲状腺功能亢进症、肾上腺皮质功能减退症等均可导致恶心、呕吐。②低钠血症,需询问包括原发病的相关症状,以及低钠血症引起的相关症状。低钠血症导致的临床症状包括恶心、呕吐、腹胀、食欲缺乏等胃肠道症状,软弱无力、头痛思睡、肌肉痛性痉挛、淡漠、昏厥等神经精神症状;低钠血症病因的相关症状如有无怕冷、乏力、低血压、不耐饥饿等症状。

(3)伴随症状:如伴怕冷、乏力、水肿、皮肤干燥粗糙、嗜睡,则考虑甲状腺功能减退症;合并发热、头痛、头晕、视力、视野改变,需排除颅内占位及垂体功能减退症。如伴乏力、血压低、皮肤色素沉着,需考虑肾上腺皮质功能减退症。如伴有咳嗽、咳痰、发热、脑出血、脑炎等,需重点排除肺部、颅脑疾病导致的抗利尿激素分泌失调综合征。如合并胸闷气促、下肢水肿,考虑充血性心力衰竭;伴有腹胀、皮肤巩膜黄染,考虑肝硬化;伴有腹痛、腹泻,提示胃肠炎、食物中毒;伴眼睑水肿、泡沫尿、血尿,需重点考虑肾疾病。患者有无大量出汗、饮水量、尿量及体重有无变化也需询问。

(4)诊治经过:本次就诊前已经接受过哪些检查,结果如何,治疗所用药物的名称、剂量、给药途径、疗程及疗效。

(5)既往史:重点询问是否有消化系统疾病、肾病、心脏病、糖尿病、尿毒症、甲状腺功能减退症、肾上腺皮质功能减退症、高脂血症等病史;有无肺部疾病,包括肿瘤、结核、炎症或结节病,脑炎、肿瘤、创伤、卒中等病因;是否使用过利尿剂、抗癌药、某些抗生素、抗癫痫药、精神类药物等。

(6)个人史:有无烟酒嗜好,如有须询问持续时间及量;平时是否严格限制钠摄入。有无糖皮质激素、利尿剂、肿瘤药物使用史。

(7)月经婚育史:需询问女性患者月经史、孕产史、分娩方式、有无产后大出血、哺乳史、绝经年龄。

(8)家族史:家族中是否有类似临床表现者,有无家族性高脂血症、糖尿病、甲状腺功能减退症等病史。

问诊结果

患者为老年男性,退休干部,既往"高血压"30年余,服用"氨氯地平5 mg/d";无胃肠疾病、肝病、肾病、心脏病、甲状腺功能亢进症、脑出血病史;吸烟史40年,平均每天20支;无饮酒嗜好。2个月前无明显诱因出现恶心、呕吐,为非喷射性,呕吐物为胃内容物,呕吐与进食无关,伴乏力、食欲缺乏,食量减少1/2,无头晕、耳鸣、天旋地转,无怕冷嗜睡、胸闷气促,无少尿、水肿、泡沫尿,无咳嗽、咳痰、咯血等,休息后不缓解,曾于当地诊所按"慢性胃炎"应用护胃、促消化药物治疗(具体不详),效果不佳;1周前至当地县医院,查血钠116 mmol/L,给予静脉及口服补钠治疗,复查低钠纠正不理想,恶心、呕吐不缓解。今为求进一步诊治来医院。自发病以来,患者食欲欠佳,睡眠正常,大小便正常,精神欠佳,体重减轻约4 kg。

4. 思维引导　患者为老年男性,慢性病程,本次就诊主要原因如下。①恶心、呕吐:为临床常见非特异性症状,病因包括肝胆胃肠道疾病、神经系统疾病、全身性疾病、药物及毒物、前庭功能障碍等。②血钠降低:低钠血症为临床最常见的电解质紊乱,指的是血清钠浓度<135 mmol/L的一种病理生理状态,可引起运动系统、消化系统和神经系统表现,临床表现取决于低钠血症的发展速度、持续时间和严重程度。血钠>120 mmol/L时,一般不会出现症状,或较为隐匿,可表现为不引人注意的注意力不集中;血钠<120 mmol/L时,可出现食欲缺乏、恶心、呕吐、腹痛、头痛、嗜睡、肌肉痉挛、乏力等;血钠<110 mmol/L时,可出现肌力减退、腱反射减弱或消失、惊厥、昏迷、呼吸窘迫等。

患者恶心、呕吐,于当地医院按照慢性胃炎处理效果不佳,考虑低钠血症可导致恶心、呕吐,因此,低钠血症可作为疾病诊断切入点,临床上导致低钠血症的病因繁多,常按渗透压对低钠血症病因进行分类汇总(详见表1-16)。在病史采集时需关注患者有无相关疾病的临床表现,从而为诊断提供方向和线索。

表1-16　低钠血症病因分类

分类		常见病因
低渗性低钠血症	低容量性	胃肠道疾病、利尿剂、脑性盐耗综合征(cerebral salt wasting syndrome,CSWS)、盐皮质激素缺乏
	等容量性	抗利尿激素分泌失调综合征(SIADH)、糖皮质激素缺乏、甲状腺功能减退症、运动相关低钠血症、低溶质摄入、原发性烦渴
	高容量性	心力衰竭、肝硬化、肾疾病(急性肾损伤、慢性肾脏病、肾病综合征)
等渗性低钠血症		高血糖症、假性低钠血症(高脂血症、高蛋白血症)
高渗性低钠血症		重度高血糖症合并脱水、使用甘露醇

(二)体格检查

1. 重点检查内容及目的

(1)一般情况:注意患者体温、意识、脉搏、呼吸、血压及体重有无改变。

(2)皮肤黏膜:有无脱水体征(如皮肤松弛、冰凉、弹性减退);有无皮肤干燥粗糙、水肿;有无皮肤色素沉着或减退。

(3)头部:有无眉毛脱落、结膜苍白、牙龈色素沉着。

(4)颈部:有无颈静脉怒张、甲状腺有无肿大及结节、质地如何。

（5）胸部：肺部叩诊音、呼吸音有无异常；心尖搏动位置有无改变，心音、心律有无异常。

（6）腹部：有无肝脾大、腹水、蜘蛛痣等肝功能不全表现。

（7）四肢：有无凹陷性水肿、黏液性水肿等。

体格检查结果

T 36.0 ℃，R 20 次/min，P 92 次/min，BP 130/78 mmHg

H 173 cm，BW 68 kg，BMI 22.7 kg/m²

神志清，精神萎，呼吸平顺，发育正常，自动体位，无贫血貌，表情淡漠，查体合作，对答切题。皮肤黏膜未见黄染、出血点、色素沉着，无干燥粗糙，毛发分布正常，无眉毛、腋毛脱落。浅表淋巴结未及肿大。双眼睑无水肿。颈软，气管居中，甲状腺未触及肿大；双肺呼吸音清，未闻及啰音；心率 92 次/min，律齐；腹部无压痛、反跳痛，肝、脾肋下未触及，肾区无叩痛，肠鸣音减弱；脊柱无压痛，双下肢无水肿，双膝腱反射减弱。

---

2. 思维引导　通过对患者详细询问病史及全面的体格检查，未发现明显阳性体征，但相关的阴性体征也对诊断起了重要排除作用，该患者无心律失常、心音异常、呼吸困难、下肢水肿等心功能不全表现；无眼睑水肿、贫血、高血压等肾功能不全表现；无明显肝脏增大或缩小、腹水、黄疸等肝功能不全征象；排除了明显的心、肝、肾功能障碍和腹泻、钠丢失到第三间隙的情况后，则需要考虑有无SIADH、甲状腺功能减退症、腺垂体功能减退症、原发性肾上腺皮质功能减退症的可能。该患者无黏液性水肿、声音低沉沙哑及皮肤干燥粗糙、颈部肿大等甲状腺功能减退症表现；无皮肤色素沉着、低血压等原发性肾上腺皮质功能减退症表现；无眉毛腋毛脱落、皮肤颜色变浅等腺垂体功能减退症表现；无口唇干燥、呼气有烂苹果味等血糖升高的表现。那究竟是什么病因导致了该患者发生低钠血症呢？可按照以下流程进行病因分析（图 1-10）。

第一步看血浆渗透压：等渗性和高渗性低钠血症不属于真正的血钠水平降低，原因如下。①实验室报告中血钠是血浆水相中钠的浓度，而血浆是由水和非水成分组成，若血液中非水成分（蛋白质、脂质）增高，虽然血浆水相中钠浓度正常，但计算出来总体血浆中（包括水相及非水相）钠溶度下降，此为假性低钠血症。假性低钠血症为等渗性低钠血症，常见的疾病如多发性骨髓瘤导致的高球蛋白血症，严重高甘油三酯血症、干燥综合征、巨球蛋白症等。②葡萄糖或甘油等高渗透性溶质将细胞内液体转移至细胞外，稀释细胞外溶质，使血钠检测水平降低从而导致高渗性低钠血症。诊治过程中需首先确认患者是否属于低渗性低钠血症，一旦确认后即可进入下一步。

第二步进行容量评估：①血容量判断，临床体征观察有无体位性低血压、心率变化、皮肤弹性改变、水肿等，老年患者由于增龄性皮肤改变，合并疾病多及用药种类多，需特别注意各种症状的鉴别诊断。②血流动力学指标，部分老年住院患者，特别是已行中心静脉置管的患者可测定中心静脉压。③实验室检查，尿素氮、肌酐值、脑利尿钠肽值。④血钠、尿钠，必要时测定血、尿渗透压及肾素-血管紧张素-醛固酮。⑤补液试验（500～1 000 mL 生理盐水），试验性治疗以鉴别是否伴有容量不足。容量评估对于病因的确定非常关键。

第三步看尿渗透压：以 100 mOsm/(kg·H₂O) 为界，降低见于原发性烦渴、盐摄入不足等；增高见于 SIADH、急性肾前性肾衰竭、脑性盐耗综合征、肝硬化等，需结合尿钠水平进一步判定病因。

第四步看尿钠水平：与容量结合判断，尿钠浓度>30 mmol/L 为升高。

故继病史采集、体格检查之后，接下来需要完善血浆渗透压、尿渗透压、24 h 尿电解质、ACTH-COR 节律、24 h 尿游离皮质醇、甲状腺功能、肾功能、血常规明确诊断，必要时需查胸部 CT、头颅磁共振等。

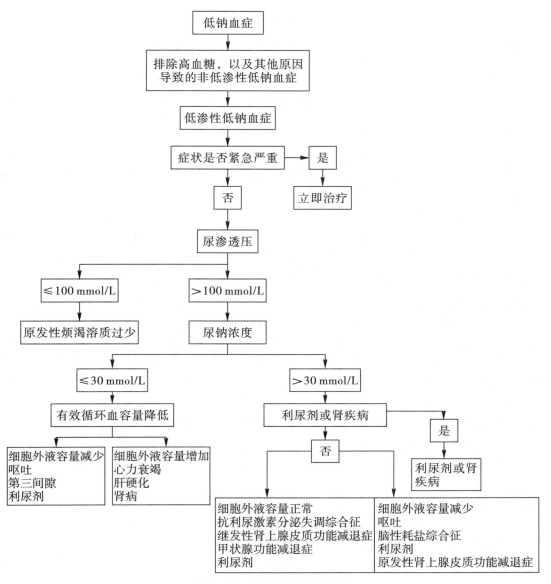

图 1-10　低钠血症诊治流程

(三)辅助检查

1. 主要内容及目的

(1)血电解质:了解低钠血症程度及动态变化趋势。

(2)尿电解质:尿钠测定对低钠血症的病因判断有帮助。尿钠>30 mmol/L,尿渗透压>血浆渗透压,提示肾性失钠;非肾性失盐过多者,尿钠减少甚至测不到。

(3)血常规、肾功能:其中的 HCT、尿素氮(BUN)、肌酐(Cr)佐证血容量高低情况,若上述指标高,提示血液浓缩,血容量不足。

(4)尿常规:明确尿比重,了解有无尿糖阳性。

(5)血、尿渗透压:明确低钠血症时渗透压为何种情况(降低、正常、升高);当血浆渗透浓度降低时,生理状态下,尿渗透浓度也应该降低。但若尿渗透浓度增高,则应该考虑尿渗透浓度增高是血渗透浓度降低的原因。

(6)甲状腺功能、肾上腺皮质功能、性腺功能、生长激素、胰岛素样生长因子-1:明确有无甲状腺功能减退症、肾上腺皮质功能减退症及垂体功能情况。

（7）垂体磁共振：了解有无鞍区病变。

（8）胸部影像学检查：了解有无心肺异常。

辅助检查结果

1. 常规检查

（1）血电解质：钠 118.9 mmol/L（参考值 135 ~ 153 mmol/L），钾 3.56 mmol/L（参考值 3.5 ~ 5.5 mmol/L），氯 88.0 mmol/L（参考值 98 ~ 107 mmol/L），CO_2CP 20.2 mmol/L（参考值 21 ~ 32 mmol/L）。

（2）24 h 尿钠：210 mmol/d，尿量 1.1 L。

（3）尿常规：尿比重 1.015，余无异常。

（4）血常规：白细胞（WBC）7.9×10^9/L[参考值（3.5 ~ 9.5）×10^9/L]，红细胞（RBC）4.05×10^{12}/L[参考值（4.3 ~ 5.8）×10^9/L]，血红蛋白（Hb）121 g/L[参考值（130 ~ 175）×10^9 g/L]，血小板（PLT）204×10^9/L[参考值（125 ~ 350）×10^9/L]，HCT 0.366[参考值（0.40 ~ 0.50）]。

（5）血生化：BUN 2.11 mmol/L（参考值 2.2 ~ 8.2 mmol/L），肌酐（Cr）41 μmol/L（参考值 20 ~ 115 μmol/L），尿酸（UA）86 μmol/L（参考值 200 ~ 440 μmol/L），丙氨酸转氨酶（ALT）16 U/L，天冬氨酸转氨酶（AST）17 U/L，γ-谷氨酰转氨酶（GGT）28 U/L，碱性磷酸酶（ALP）78 U/L，总胆红素（TBil）7.96 mmol/L，结合胆红素（DBil）3.76 mmol/L，非结合胆红素（IBil）4.2 mmol/L。

（6）空腹血糖、糖化血红蛋白、肝功能、心肌酶、BNP：均无异常。

2. 垂体前叶功能评估

（1）ACTH-COR 节律：见表 1-17。

表 1-17　ACTH-COR 节律

项目	8:00	16:00	0:00
ACTH/(pg/mL)	59	22.3	4.54
COR/(μg/dL)	16	6.85	1.18

24 h 尿游离皮质醇：182 nmol/d（参考值 73 ~ 372 nmol/d）

（2）甲状腺功能：见表 1-18。

表 1-18　甲状腺功能

项目	FT_3/(pmol/L)	FT_4/(pmol/L)	TSH/(μIU/mL)
结果	3.56	11.25	1.19
参考值	3.28 ~ 6.47	7.9 ~ 18.4	0.34 ~ 5.60

（3）性激素六项：见表 1-19。

表 1-19　性激素六项

项目	LH/(mIU/mL)	FSH/(mIU/mL)	E_2/(pg/mL)	T/(ng/mL)	P/(ng/mL)	PRL/(ng/mL)
结果	5.23	6.38	<10	2.96	0.1	15.47
参考值（男）	0.95 ~ 11.95	1.14 ~ 8.75	<11 ~ 44	1.42 ~ 9.23	<0.1 ~ 0.2	3.46 ~ 19.4

（4）GH 0.08 ng/mL，IGF-1 107.7 ng/mL（参考值81～225 ng/mL）。

3.垂体后叶功能评估　①血浆渗透压263 mOsm/（kg·H$_2$O）。②同步尿渗透压594 mOsm/（kg·H$_2$O）。

4.影像学检查

（1）心电图：QRS 波 V$_1$、V$_2$ 导联均可见起始 q 波。

（2）垂体磁共振平扫及动态增强：均未见明显异常。

（3）肺部 CT：纵隔及左上肺门占位性病变并阻塞性炎症，考虑恶性病变，建议结合临床及病理检查。右上肺钙化灶。胸骨后小结节，淋巴结考虑。纵隔隆突下间隙淋巴结肿大（图1-11）。

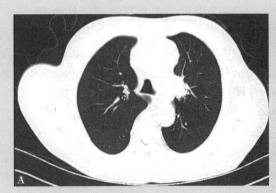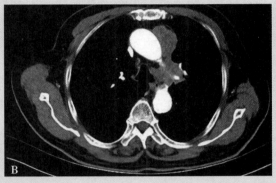

A.肺窗；B.纵隔窗

图1-11　肺部 CT

（4）纤维支气管镜下穿刺活检：镜下可见左上叶段支气管开口处黏膜粗糙，外压狭窄，荧光染色阳性。于左上叶开口处行径向超声，可探及异常回声，于该处行超声引导下经支气管针吸活检（EBUS-TBNA）穿刺3针送病理。右侧支气管未见异常（图1-12）。

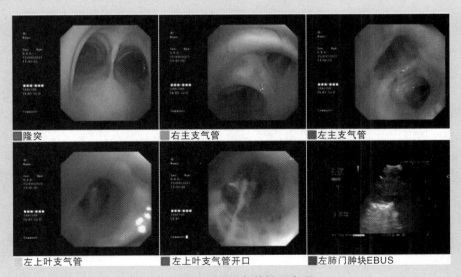

■隆突　　■右主支气管　　■左主支气管

■左上叶支气管　　■左上叶支气管开口　　■左肺门肿块EBUS

图1-12　纤维支气管镜下表现

（5）穿刺病理结果：（左肺门肿块细胞块）小细胞癌。

2.思维引导　该患者按照低钠血症诊治流程完善相关检查,结果提示血钠重度降低,血浆渗透压263 mOsm/(kg·H₂O),患者血压不低、口唇黏膜无干燥,HCT、BUN、UA均偏低,提示无血容量减少,晨尿渗透压594 mOsm/(kg·H₂O)[大于100 mOsm/(kg·H₂O)],进一步检测尿钠浓度为135 mmol/L,至此,病因聚焦在抗利尿激素分泌失调综合征、继发性肾上腺皮质功能减退症、甲状腺功能减退症上,进一步查皮质醇及甲状腺功能正常,故考虑该患者为抗利尿激素分泌失调综合征。

抗利尿激素(ADH,精氨酸加压素AVP)是一种9肽激素,分子量1 084,是机体最重要的水代谢调节激素,由下丘脑的视上核和室旁核的大细胞神经元合成,经下丘脑-神经垂体束移行至神经垂体。当血浆渗透压增高兴奋ADH合成释放,ADH与肾远曲小管和集合管上皮细胞管周膜上的V2受体结合,增加远曲小管和集合管对水的通透性,使水的重吸收增加,从而导致尿量减少。

抗利尿激素分泌失调综合征是指内源性ADH分泌异常增多或作用增强,导致水潴留、尿排钠增多,以及稀释性低钠血症等临床表现的一组综合征。其临床表现为正常容量性低钠血症,一般无水肿。临床症状的轻重与ADH分泌量有关,同时取决于水负荷的程度。参考《内科学》第9版,SIADH诊断标准如下:①血钠降低(常低于130 mmol/L);②尿钠增高(常超过30 mmol/L);③血浆渗透压降低[常低于275 mOsm/(kg·H₂O)];④尿渗透压>100 mOsm/(kg·H₂O),可高于血浆渗透压;⑤正常血容量(无血容量减少的临床表现如心率增快、黏膜干燥,血BUN、Cr、UA下降);⑥排除肾上腺皮质功能减低症、甲状腺功能减退症、利尿药使用等原因。

诊断SIADH时,需注意与以下疾病鉴别。

● 肾失钠所致低钠血症:原发性肾上腺皮质功能减退症、失盐性肾病、醛固酮减少症、范科尼综合征、利尿药治疗等均可导致肾小管重吸收钠减少,尿钠排泄增多而致低钠血症,常有原发疾病及失水表现,血BUN、Cr常升高。

肾衰竭时尿钠排泄可以增多,加以此时肾对低钠时的主动潴钠反应消失,当尿毒症引起呕吐、腹泻而致机体缺钠时,由于肾小管对醛固酮不起反应,尿中继续排钠,而致低钠血症。

● 胃肠消化液丧失:如腹泻、呕吐及胃肠、胆道、胰腺造瘘或胃肠减压等都可失去大量消化液而致低容量性低钠血症,常有原发疾病史及失水表现。

● 甲状腺功能减退症:有时也可出现低钠血症,可能由于ADH释放过多或由于肾不能排出稀释尿所致。

● 顽固性心力衰竭、晚期肝硬化伴腹水或肾病综合征等:可出现稀释性(高容量性)低钠血症,但这些患者各有相应原发病的特征,且常伴血容量增高,明显水肿、腹水。

● 脑性盐耗综合征:在颅内疾病的过程中,肾不能保存钠而导致钠自尿中进行性大量流失,并带走过多的水分,从而导致低钠血症和细胞外液容量的下降。CSWS的主要临床表现为低钠血症、尿量多、尿钠增高、低血容量、CVP低,补液有效;而SIADH是正常血容量,这是与CSWS的主要区别。

SIADH常见病因涉及恶性肿瘤、呼吸系统及神经系统疾病、药物、外科手术等。不同的病因决定了不同的治疗方向,故当SIADH诊断成立后,在接下来的临床诊治中一方面需纠正低钠血症,另一方面需积极完善SIADH病因筛查。肺部肿瘤是SIADH最常见的病因,该患者胸部CT发现异常后进一步行穿刺活检,最终病理证实为肺小细胞癌。

(四)初步诊断

分析上述病史、查体、辅助检查结果,支持以下诊断:①抗利尿激素分泌失调综合征;②肺小细胞癌;③重度低钠血症。

二、治疗经过 ▶▶▶

1.初步治疗　①密切监测24 h出入量及血压、心率,动态复查电解质变化。②嘱患者高钠饮食。③3%氯化钠溶液150 mL静脉输注。④限水(每天入液量小于1 000 mL),患者血钠逐渐上升至正常,患者恶心、呕吐缓解,精神好转。

2. **进一步治疗**　①患者无法耐受继续限水,加用托伐普坦每天7.5 mg。②入院第10天开始给予肺癌化疗:依托泊苷联合奈达铂。

3. **思维引导**　低钠血症的诊疗强调个体化,但总的治疗措施包括:对症治疗,寻找病因,治疗原发病,祛除诱因,治疗并发症。临床处理低钠血症应根据病因、低钠血症的严重程度、发病速度快慢采取不同的方法。

本例患者低钠血症病程大于48 h,属于慢性低钠血症伴中度症状(恶心、意识模糊),指南推荐停止可能引起低钠血症的所有药物等因素,立即开始诊断评估,同时建议给予单次输注3%高渗盐水150 mL,并可给予口服补钠,每6~12 h复查血钠,目标为血清钠每24 h上升5 mmol/L左右,第1个24 h血钠升高应限制在10 mmol/L以内,之后每日血钠上升<8 mmol/L。血钠上升的速度被严格限制的原因是由于慢性低钠过快纠正可导致严重的神经系统并发症——渗透性脱髓鞘综合征(osmotic demyelination syndrome,ODS),这是一种少见的急性非炎性中枢脱髓鞘性疾病,由于慢性低钠血症时脑细胞适应了低渗状态,一旦迅速纠正,血浆渗透压迅速升高造成脑组织脱水而继发脱髓鞘。起初表现为低钠血症导致的神经症状得到改善,然后接着出现ODS的征兆,患者有神志改变、惊厥、肺换气不足、低血压等,最终出现四肢瘫痪、假性延髓麻痹、吞咽困难及失语症。

针对于SIADH常规治疗手段主要包括:治疗原发病、限水、利尿、补钠、抗利尿激素受体拮抗剂及其他。

(1)治疗原发病:在治疗时,首先应针对SIADH的病因进行治疗,同时应用合理的措施纠正低钠血症。原发病的治疗非常重要,药物引起者须立即停药;中枢神经系统疾病、肺部感染等疾病引起的SIADH常随着基础疾病的好转而消失。本例SIADH由恶性肿瘤——肺小细胞癌导致,化疗后伴随着肺部肿块缩小,SIADH自行纠正。

(2)限水:是轻度至中度低钠血症的一线疗法。为有效地纠正低血钠,限制摄水需严格,摄入量应小于游离水的丢失。相比其他疗法,液体限制具有易操作、无严重不良反应、便宜等优点,但是无法维持中期至长期的治疗目标。液体限制必须包括所有液体,如静脉补液、汤和水果;许多患者的疗效迟缓或需几天才能达到正常范围;而许多患者无法完全恢复至正常血钠浓度;钠摄入量必须满足尿钠的损失量。

(3)补钠:SIADH患者增加渗透性溶质的摄入,在ADH分泌引起的尿渗透压恒定的情况下,可增加自由水的排出。当患者症状严重时可输入3%高渗盐水,密切监测电解质,血钠恢复至120 mmol/L左右,患者病情改善时停用高渗盐水输注,可给予口服盐胶囊。

(4)呋塞米(速尿):速尿可排出水分,但必须注意纠正因呋塞米引起的低钾或其他电解质的丧失。

(5)抗利尿激素受体拮抗剂——托伐普坦片,可选择性拮抗位于肾集合管细胞的基底侧膜Ⅱ型AVP受体,调节集合管对水的通透性,提高对水的清除,促使血钠浓度提高。每日1次,起始剂量7.5 mg,服药24 h后根据血钠结果,必要时可酌情增加剂量。服药期间不必限制患者饮水,注意监测血电解质变化,避免血钠过快上升。

(6)其他:如地美霉素、尿素等因其疗效不确定,毒副作用明显,临床应用不多。

治疗效果

(1)症状:恶心、呕吐缓解,精神好转,进食量增加。

(2)查体:神志清楚,心肺腹查体无异常,双下肢无水肿。

（3）复查电解质：入院后 6 h 血钠 120.7 mmol/L，12 h 血钠 123.8 mmol/L，24 h 血钠 125.3 mmol/L，48 h 血钠 131 mmol/L，72 h 血钠 135 mmol/L。之后多次复查血钠波动于 136～145 mmol/L。

（4）化疗 1 个月后停用托伐普坦，血钠仍正常，复查肺 CT 示肺部肿块缩小（图 1-13）。

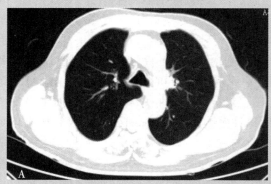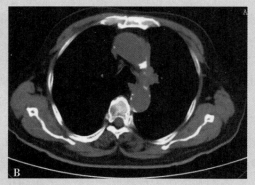

A. 肺窗；B. 纵隔窗

图 1-13　治疗后肺部 CT

三、思考与讨论

　　患者为老年男性，慢性病程，主要临床表现为反复恶心、呕吐、食欲减退，就诊发现低钠血症，口服、静脉补钠及护胃治疗效果差。临床处理低钠血症应根据病因、低钠血症的严重程度、发病速度快慢采取不同的方法。一方面需纠正低钠血症，预防其诱发脑水肿、脑疝，治疗中需严格把控血钠上升速度，以避免渗透性脱髓鞘综合征出现而加重病情；同时需按照诊治路径积极进行低钠血症病因筛查，只有明确病因方可正确施治。在临床实践中详细问病史、仔细查体，结合恰当的辅助检查，定能查清病因。

　　抗利尿激素分泌失调综合征是由于内源性抗利尿激素分泌异常增多或作用增强，导致水潴留、尿排钠增多，以及稀释性低钠血症一组综合征，是临床引起等容量性低钠血症的重要病因。由于 SIADH 的病因多为肿瘤或颅内病变，所以 SIADH 诊断成立后，下一步诊疗的重点就是病因的鉴别。除病因治疗之外，对症治疗手段主要为限水及应用抗利尿激素受体拮抗剂治疗。

四、练习题

　　1. 低钠血症如何分类？临床表现有哪些？
　　2. SIADH 的诊断标准是什么？
　　3. SIADH 病因有哪些？如何进行治疗？

五、推荐阅读

［1］王吉耀，葛均波，邹和建. 实用内科学［M］.16 版. 北京：人民卫生出版社，2022.

［2］葛均波，徐永健，王辰. 内科学［M］.9 版. 北京：人民卫生出版社，2020.

［3］SPASOVSKI G, VANHOLDER R, ALLOLIO B, et al. Clinical practice guideline on diagnosis and treatment of hyponatraemia［J］. Eur J Endocrinol，2014，170（3）：1-47.

［4］李剑，李小鹰，施红，等. 老年患者低钠血症的诊治中国专家建议［J］. 中华老年医学杂志，2016，35（8）：795-804.

［5］陈家伦. 临床内分泌学［M］. 上海：上海科学技术出版社，2011.

第二部分　肾上腺疾病

案例6　原发性醛固酮增多症

一、病历资料

（一）门诊接诊

患者男性,63 岁。

1. **主诉**　头晕 20 多年,双下肢乏力 2 年,低血钾 2 个月。

2. **问诊重点**　内分泌性高血压是继发性高血压的常见原因,而原发性醛固酮增多症（primary aldosteronism,PA）是内分泌性高血压最常见的形式。患者高血压伴低血钾,问诊时应注意高血压程度及进展情况,降压药物应用情况及效果,还应注意低血钾程度,有无诱发因素,疾病整个病程中的主要症状及伴随症状、诊治经过、治疗效果等。

3. **问诊内容**

（1）诱发因素:有无情绪激动、受凉、劳累、大量出汗、呕吐、腹泻、进食甜饮料或大量碳水化合物等,有无使用利尿剂。

（2）主要症状:高血压和低血钾是 PA 最典型的临床表现,但只有 9% ～37% 的 PA 患者存在低钾血症,低钾血症不是诊断的必备条件。①高血压:大多数患者高血压进展缓慢,早期仅有高血压,无低血钾症状,随着病情的进展,血压渐高,对降压药物反应差;少数患者可表现为急进性的恶性高血压。高血压可引起头晕、头痛等,也可无明显症状。②低血钾:过量醛固酮引起肾小管排钾增多,表现为低血钾、高尿钾。低血钾可引起一系列神经肌肉功能障碍,表现为肌无力、软瘫、周期性麻痹等;低血钾可引起代谢性碱中毒,使细胞外液游离钙减少,另外醛固酮增多促进尿钙、尿镁排除,故可出现肢端麻木和手足搐搦。

（3）伴随症状:长期高血压、低血钾可引起心、肾等靶器官损害。①心脏疾病:PA 患者较原发性高血压患者更易出现心脏损害,病程较长、血压控制差的患者可出现心肌肥厚、心脏扩大,甚至心力衰竭。另外,低血钾可导致不同程度的心律失常,较常见者为阵发性室上性心动过速,严重时可发生心室颤动;低血钾时心电图表现为 QT 间期延长,T 波增宽、降低或倒置,U 波明显,T、U 波相连呈驼峰状。②肾疾病:长期高血压可引起蛋白尿,少数发展为肾功能衰竭;长期低血钾可导致肾小管上皮细胞空泡变性,肾浓缩功能减退,引起多尿,尤其是夜尿增多,继发口渴、多饮;另外,PA 患者尿钙及尿酸排泄增多,常易并发肾结石及尿路感染。③糖代谢异常:低血钾可抑制胰岛素分泌,高醛固酮水平可减少胰岛素敏感性,产生胰岛素抵抗,引起糖耐量减低,甚至糖尿病。

（4）诊治经过:患者病程长达 20 多年,高血压的演变过程,降压药物的具体使用情况及效果,同时注意询问低血钾发生的时间及有无诱因,低血钾程度、治疗经过及效果等。

（5）既往史：既往是否有糖尿病、冠心病、心律失常、脑血管意外、慢性肾病等病史；若有原发性肾疾病，如膜性肾病、IgA肾病等，也可致高血压。若有一侧肾萎缩，则可引起严重高血压及低血钾。

（6）个人史：高钠饮食可引起血压升高及诱发PA患者低血钾，注意患者平时饮食习惯；询问是否吸烟、饮酒，二者也与高血压密切相关。

（7）家族史：询问是否有早发性高血压家族史或早发（<40岁）脑血管意外家族史，是否一级亲属中已有诊断PA者。

问诊结果

患者为老年男性，63岁，农民，"冠状动脉粥样硬化性心脏病"病史5年，平素口服"阿司匹林肠溶片、阿托伐他汀钙片"，否认糖尿病、脑血管疾病、慢性肾脏病等，无吸烟、饮酒史，无特殊药物服用史，家族中无类似疾病。患者20年余前劳累后出现头晕，伴视物模糊，无头痛、恶心、呕吐，无胸闷、胸痛、心悸，测血压最高达200/100 mmHg，诊断为"高血压"，给予"苯磺酸氨氯地平片（5 mg/片）早1片、酒石酸美托洛尔（25 mg/片）早1片"，监测血压控制在（130~135）/（85~95）mmHg。10年前劳累后再次出现头晕，测血压180/110 mmHg，至当地医院调整降压药物为"硝苯地平控释片（30 mg/片）早1片、厄贝沙坦（150 mg/片）早1片、氢氯噻嗪早1片"，血压控制在140/90 mmHg左右。2年前无明显诱因出现双下肢乏力，伴小便次数增多，夜尿3~4次/晚，无软瘫、周期性瘫痪、肢体麻木、手足搐搦，无恶心、呕吐，未在意。2个月前患者晨起出现软瘫，无呼吸困难、肢体麻木，无恶心、呕吐等，至当地医院查电解质示血钾1.87 mmol/L，予以口服及静脉补钾治疗，复查血钾3.08 mmol/L，症状好转，仍有双下肢乏力，为进一步诊治来诊。

---

4. 思维引导　高血压分为原发性高血压和继发性高血压，继发性高血压包括肾实质性高血压、肾血管性高血压、内分泌性高血压、阻塞性睡眠呼吸暂停低通气综合征、药物性高血压等。①低肾素性原发性高血压可表现为高血压、低血钾，但对普通降压药物反应较好，停用排钾利尿剂后血钾可恢复正常，与该患者病史不符。②肾实质性高血压见于急慢性肾小球肾炎、糖尿病肾病、慢性肾盂肾炎、肾移植后等多种肾疾病，是最常见的继发性高血压，结合患者病史，与之不符。③肾血管性高血压主要见于各种原因引起的肾血管狭窄，凡高血压进展迅速或突然加重，应怀疑该病，与该患者不符。④内分泌性高血压包括PA、嗜铬细胞瘤、皮质醇增多症、先天性肾上腺皮质增生症、肢端肥大症等，可根据体征、临床特点及实验室检查相鉴别。⑤需要注意排除其他可能导致高血压或低血钾的疾病，如利德尔（Liddle）综合征、肾素分泌瘤、肾小管酸中毒、范科尼（Fanconi）综合征等。该患者老年女性，慢性病程，以高血压和低血钾为主要表现，首先需怀疑PA，查体时注意排除其他疾病，如有无满月脸、水牛背、皮肤紫纹及色素沉着，有无面色苍白、皮肤潮红，有无性腺发育异常、骨骼畸形，有无双下肢水肿等。

（二）体格检查

1. 重点检查内容及目的　患者PA的可能性大，PA本身可无阳性体征，查体时需注意排除其他疾病。皮质醇增多症可表现为向心性肥胖、满月脸、水牛背、多血质面容、皮肤紫纹、瘀斑、瘀点、皮肤色素沉着等；嗜铬细胞瘤表现为面色苍白、皮肤潮红等；先天性肾上腺皮质增生症表现为性腺发育异常；有无双下肢水肿，PA患者虽有钠潴留，血容量增多，但由于"钠脱逸"作用，水肿少见。

体格检查结果

T 36.7 ℃,R 21 次/min,P 76 次/min,BP 201/112 mmHg

H 170 cm,BW 79.0 kg,BMI 27.3 kg/m²

体型偏胖,无满月脸、水牛背,皮肤无紫纹、瘀斑、瘀点。视力、视野正常。甲状腺未触及。双肺呼吸音清,未闻及干、湿啰音,心率76次/min,律齐,各瓣膜听诊区未闻及杂音。腹膨隆,未触及包块,无压痛、反跳痛。双下肢无水肿。四肢肌力、肌张力均正常。第二性征发育未见异常。

2. 思维引导 经上述体格检查,未发现明显阳性体征,根据查体结果,可基本排除皮质醇增多症、嗜铬细胞瘤、先天性肾上腺皮质增生症。需进一步行血气分析、尿常规、血尿同步电解质、肾功能、糖耐量试验、ACTH-COR 节律、24 h 尿游离皮质醇、24 h 尿醛固酮、血尿儿茶酚胺、肾素-醛固酮卧立位试验、心电图、心脏彩超等进一步明确诊断。

(三)辅助检查

1. 主要内容和目的

(1)动脉血气分析:明确是否存在代谢性碱中毒。

(2)尿常规:明确是否存在低比重尿或低渗尿,是否有蛋白尿。

(3)血尿同步电解质:明确低血钾程度,是否存在肾性失钾,即在低血钾时(低于 3.5 mmol/L),尿钾仍大于 25 mmol/24 h。

(4)肾功能:评估有无肾功能减退。

(5)糖耐量试验:评估糖代谢情况,是否存在糖耐量减低或糖尿病。

(6)24 h 尿醛固酮测定:明确是否存在尿醛固酮水平升高。

(7)肾素-醛固酮卧立位试验:是诊断 PA 的首要筛查指标,明确是否存在高醛固酮、低肾素,评估血浆醛固酮/肾素浓度比值即 ARR 水平,立位 ARR>30 提示 PA 可能性大,ARR>50 具有诊断意义。

(8)ACTH-COR 节律、24 h 尿游离皮质醇、血尿儿茶酚胺测定:评估肾上腺束状带、髓质激素水平。

(9)心电图:明确是否有低血钾心电图表现。

(10)心脏彩超:明确是否有心肌肥厚、心脏扩大等心脏损害。

(11)肾上腺 CT:明确肾上腺影像学情况,是 PA 的定位诊断。

辅助检查结果

(1)动脉血气分析:pH 7.45,二氧化碳分压(PaCO₂) 47.10 mmHg,氧分压(PaO₂) 90.5 mmHg,钾 2.72 mmol/L,HCO₃⁻ 31.90 mmol/L,碱剩余(BE) 7.4 mmol/L。

(2)尿常规:尿 pH 6.0,尿比重 1.015,蛋白弱阳性。

(3)电解质:钾 2.97 mmol/L,钠 145 mmol/L,氯 100 mmol/L,钙 2.24 mmol/L,镁 0.94 mmol/L。

(4)同步 24 h 尿电解质:钾 90.69 mmol/24 h,24 h 尿量 2.487 L。

(5)肾功能:肌酐 40 μmol/L,肾小球滤过率 106.784 mL/(min·1.73 m²)。

(6)糖耐量试验:见表 2-1。

表2-1　糖耐量试验

项目	0 min	30 min	60 min	120 min	180 min
血糖（mmol/L）	5.3	6.4	8.5	11	6.8
胰岛素（μU/mL）	6.47	21.3	26.4	55.6	26.5

（7）ACTH-COR 节律、24 h 尿游离皮质醇、血尿儿茶酚胺水平：均正常。

（8）尿醛固酮：24 h 尿醛固酮 8.90 μg/d，24 h 尿量 2.50 L。

（9）PA 筛查试验：见表2-2。

表2-2　肾素-醛固酮卧立位

体位	肾素活性/[ng/(mL·h)]	血管紧张素Ⅱ/(pg/mL)	醛固酮/(pg/mL)	ARR
卧位	0.1	65.22	330.6	-
立位	0.1	52	433.5	433.5

结果分析：立位 ARR>30，筛查试验阳性。

（10）心电图：左心室肥大，ST-T 改变。

（11）心脏彩超：左心房增大、左心室后壁及室间隔增厚、左心室舒张功能下降。

2.思维引导　该患者以高血压和低血钾为主要临床表现，查血尿同步电解质提示肾性失钾，血气分析提示代谢性碱中毒，24 h 尿醛固酮水平明显升高，行肾素-醛固酮卧立位试验示高醛固酮、低肾素，且立位 ARR>30，提示 PA 可能性大，下一步需行确诊试验进一步明确。需要注意的是 ARR 测定受多种因素的影响（表2-3、表2-4），在测定前需准备：①血钾纠正在正常（国外推荐>4.0 mmol/L）。②维持正常钠盐摄入。③停用对 ARR 影响较大药物至少4周：醛固酮受体拮抗剂（螺内酯、依普利酮）、保钾利尿剂（阿米洛利、氨苯蝶啶）、排钾利尿剂（氢氯噻嗪、呋塞米）及甘草提炼物。④ACEI、血管紧张素Ⅱ受体阻滞剂（ARB）、钙通道阻滞剂（CCB）、β受体阻滞剂、中枢α₂受体阻滞剂、非甾体抗炎药停用至少2周。

表2-3　在筛查及确诊试验中可用于控制血压且对肾素-血管紧张素系统影响较小的药物

药物名称	分类	常用剂量	注意事项
维拉帕米缓释片	非二氢吡啶类 CCB	90～120 mg，bid	可以单用或与此表中其他药物联合使用
肼屈嗪	血管扩张剂	10.0～12.5 mg，bid，根据需要逐渐加量	小剂量开始，减少头痛、面红、心悸等副作用
哌唑嗪	α受体阻滞剂	0.5～1.0 mg，bid 或 tid，根据需要逐渐加量	注意体位性低血压
多沙唑嗪	α受体阻滞剂	1～2 mg，qd，根据需要逐渐加量	注意体位性低血压
特拉唑嗪	α受体阻滞剂	1～2 mg，qd，根据需要逐渐加量	注意体位性低血压

表2-4　导致 ARR 假阳性或假阴性的原因

因素	对醛固酮影响	对肾素影响	对 ARR 影响
药物因素			
β 受体阻滞剂	↓	↓↓	↑（假阳性）
中枢 α₂ 受体阻滞剂	↓	↓↓	↑（假阳性）
非甾体抗炎药	↓	↓↓	↑（假阳性）
排钾利尿剂	→↑	↑↑	↓（假阴性）
潴钾利尿剂	↑	↑↑	↓（假阴性）
ACEI	↓	↑↑	↓（假阴性）
ARB	↓	↑↑	↓（假阴性）
二氢吡啶类 CCB	→↓	↑	↓（假阴性）
血钾状态			
低血钾	↓	→↑	↓（假阴性）
高血钾	↑	→↓	↑（假阳性）
钠盐摄入			
低钠饮食	↑	↑↑	↓（假阴性）
高钠饮食	↓	↓↓	↑（假阳性）
年龄增长	↓	↓↓	↑（假阳性）
其他因素			
肾功能不全	→	↓	↑（假阳性）
假性醛固酮减少	→	↓	↑（假阳性）
妊娠	↑	↑↑	↓（假阴性）
肾血管性高血压	↑	↑↑	↓（假阴性）
恶性高血压	↑	↑↑	↓（假阴性）

注：ARR，血浆醛固酮与肾素活性比值；ACEI，血管紧张素转换酶抑制剂；ARB，血管紧张素 Ⅱ 受体阻滞剂；CCB，钙通道阻滞剂

3. 进一步行确诊试验

（1）生理盐水抑制试验：见表2-5。

表2-5　生理盐水抑制试验

项目	肾素活性/[ng/(mL·h)]	血管紧张素 Ⅱ/(pg/mL)	醛固酮/(pg/mL)
盐水前	0.1	54.32	440.6
盐水后	0.1	83.53	324.1

结果分析：生理盐水抑制试验示醛固酮未被抑制。

（2）卡托普利抑制试验：见表2-6。

表2-6　卡托普利抑制试验

时间	肾素活性/[ng/(mL·h)]	血管紧张素Ⅱ/(pg/mL)	醛固酮/(pg/mL)
服药前	0.1	62.21	348.5
服药后1 h	0.1	61.57	339.5
服药后2 h	0.1	74.45	373.8

结果分析：卡托普利抑制试验示醛固酮未被抑制。

4. 思维引导　对于ARR阳性患者，推荐进行≥1种确诊试验以明确诊断，目前主要有4种确诊试验，包括生理盐水抑制试验、卡托普利抑制试验、口服高钠饮食、氟氢可的松试验（表2-7），这4项试验各有优缺点，临床医生可根据医疗机构及患者实际情况进行选择。该患者筛查试验示立位ARR>30，生理盐水抑制试验和卡托普利抑制试验均示醛固酮未被抑制，综合患者临床表现、既往史和个人史，查体及实验室检查，目前诊断PA。当PA诊断明确后，需要进一步行分型诊断，目前认为PA主要分为以下几种类型（表2-8）。分型诊断主要包括肾上腺CT、MRI、双侧肾上腺静脉取血（adrenal vein sampling, AVS）和基因诊断。CT可检出直径<5 mm占位，是首选检查；MRI因空间分辨率低于CT，敏感性不如CT高；AVS是PA分型诊断的金标准，AVS的敏感性和特异性分别为95%和100%，要明显优于肾上腺CT（78%和75%）。另外，建议年龄在20岁以下原发性醛固酮增多症患者，或有原发性醛固酮增多症或早发脑卒中家族史的患者，应做基因检测以确诊或排除糖皮质激素可抑制醛固酮增多症；对于发病年龄很轻的原发性醛固酮增多症患者，建议行KCNJ5基因检测排除家族性醛固酮增多症Ⅲ型。

表2-7　原发性醛固酮增多症确诊试验

试验	方法	结果判断	点评
生理盐水抑制试验	试验前必须卧床休息1 h，4 h静滴2 L生理盐水，试验在早上8:00~9:00开始，整个过程需监测血压和心率变化，在输注前及输注后分别采血测血浆肾素活性、血醛固酮、皮质醇及血钾	生理盐水试验后血醛固酮>10 ng/dL，原发性醛固酮增多症诊断明确，<5 ng/dL排除原发性醛固酮增多症	生理盐水试验是目前国内比较常用的原发性醛固酮增多症确诊试验，但由于血容量急剧增加，会诱发高血压危象及心功能衰竭，因此，对于那些血压难以控制、心功能不全及低钾血症的患者不应进行此项检查。对于生理盐水试验的切点，国内外不同研究也有不同报道。目前比较公认的标准为生理盐水试验后血醛固酮大于10 ng/dL诊断明确，如介于5~10 ng/dL，必须根据患者临床表现、实验室检查及影像学表现综合评价。近年文章报道，坐位生理盐水试验较卧位生理盐水试验诊断原发性醛固酮增多症敏感性更高，其诊断敏感性高达96%

续表 2-7

试验	方法	结果判断	点评
卡托普利抑制试验	坐位或站位 1 h 后口服 50 mg 卡托普利,服药前及服用后 1、2 h 测定血浆肾素活性、醛固酮、皮质醇,试验期间患者需始终保持坐位	正常人卡托普利抑制试验后血醛固酮浓度下降大于 30%,而原发性醛固酮增多症患者血醛固酮不受抑制	卡托普利抑制试验安全性更好,试验过程中不会造成血压突然上升或下降,同时由于卡托普利抑制试验的结果与每日摄盐水平无关,对时间及花费要求更少,可行性更好,可以在门诊患者中进行。但卡托普利抑制试验相对其他三项试验敏感性及特异性较低,并存在一定的假阴性,给临床诊断带来困扰。建议可在心功能不全、严重低钾血症及难以控制的高血压患者中进行此项检查,以降低试验所致风险
口服高钠饮食	3 d 内将每日钠盐摄入量提高至>200 mmol(相当于氯化钠 6 g),同时补钾治疗使血钾维持在正常范围,收集第 3 天至第 4 天 24 h 尿液测定尿醛固酮	尿醛固酮<10 µg/24 h 排除原发性醛固酮增多症,>12 µg/24 h(梅奥医学中心)或 14 µg/24 h(克里夫兰医学中心)原发性醛固酮增多症诊断明确	高钠饮食试验不宜在以下人群中进行:严重高血压、肾功能不全、心功能不全、心律失常、严重低钾血症患者
氟氢可的松试验	氟氢可的松 0.1 mg q6h,应用 4 d,同时补钾治疗(血钾达到 4 mmol/L)、高钠饮食(每日三餐分别补充 30 mmol,每天尿钠排出至少 3 mmol/kg),第 4 天上午 10:00 采血测血浆醛固酮、血浆肾素活性,上午 7:00 及 10:00 采血测血皮质醇	第 4 天上午 10:00 血浆醛固酮>6 ng/dL 原发性醛固酮增多症诊断明确	氟氢可的松抑制试验是确诊原发性醛固酮增多症最敏感的试验,但由于操作烦琐、准备时间较长、国内无药等原因,目前在临床很少开展

表 2-8 原发性醛固酮增多症的常见亚型

病因	构成比
特发性醛固酮增多症(IHA)	60%
醛固酮瘤(APA)	35%
原发性肾上腺皮质增生症(PAH)	2%
家族性醛固酮增多症(FH)	−
糖皮质激素可抑制性醛固酮增多症(GRA)	<1%
家族性醛固酮增多症 II 型(FH-II)	−
家族性醛固酮增多症 III 型(FH-III)	−
肾上腺皮质癌及异位醛固酮分泌瘤或癌	<0.1%

5. 进一步行分型诊断

（1）肾上腺 CT：右侧肾上腺外侧支见类圆形低密度影，大小约 20.3 mm×16.6 mm，增强后呈轻度强化；左侧肾上腺大小形态未见异常；诊断意见：右侧肾上腺结节，考虑腺瘤。

（2）AVS 结果：见表 2-9。

表 2-9　AVS 结果

项目	醛固酮/（pg/mL）	皮质醇/（μg/dL）	选择指数	校正醛固酮	单侧指数	优势侧指数
右肾上腺静脉	19884	824	34.62	24.13	1.07	12.93
下腔（右）	538	23.8	-	22.61	-	-
左肾上腺静脉	1597	856	36.74	1.87	0.10	-
下腔（左）	455	23.3	-	19.53	-	-

注：选择指数，肾上腺静脉皮质醇/下腔皮质醇。校正醛固酮，醛固酮/皮质醇。单侧指数包括同侧指数与对侧指数：①同侧指数，高侧醛固酮/下腔醛固酮（校正后）；②对侧指数，低侧醛固酮/下腔醛固酮（校正后）。优势侧指数，高侧醛固酮/低侧醛固酮（校正后）。采血方法：ACTH1-24 持续静脉输注下，非同步双侧肾上腺静脉采血。评价标准：选择指数≥3.0 提示插管成功。优势侧指数≥4.0 提示优势分泌。

结论：右侧优势。

6. 思维引导　经过上述筛查试验及确诊试验，该患者 PA 定性诊断明确；进一步肾上腺 CT 示右侧肾上腺外侧肢见类圆形低密度影，考虑腺瘤，行 AVS 示右侧肾上腺优势分泌，PA 定位诊断明确。AVS 是 PA 定位诊断的金标准，用于区分单侧病变（APA）还是双侧病变（IHA）。《原发性醛固酮增多症诊断治疗的专家共识》（2020 版）推荐如患者愿意手术且手术可行，肾上腺 CT 提示有单侧或双侧肾上腺形态异常（包括增生或腺瘤），均建议行 AVS 以明确有无优势分泌；对于年龄小于 35 岁，自发性低血钾，醛固酮显著升高，CT 明确为单侧皮质腺瘤，可不行该项检查，直接行单侧肾上腺切除手术。

（四）初步诊断

分析上述病史、查体、辅助检查结果，支持以下诊断：①原发性醛固酮增多症（ARR>30，生理盐水抑制试验不被抑制，右侧肾上腺腺瘤，AVS 右侧优势）；②冠状动脉粥样硬化性心脏病；③糖耐量受损。原发性醛固酮增多症的简易诊断流程如图 2-1。

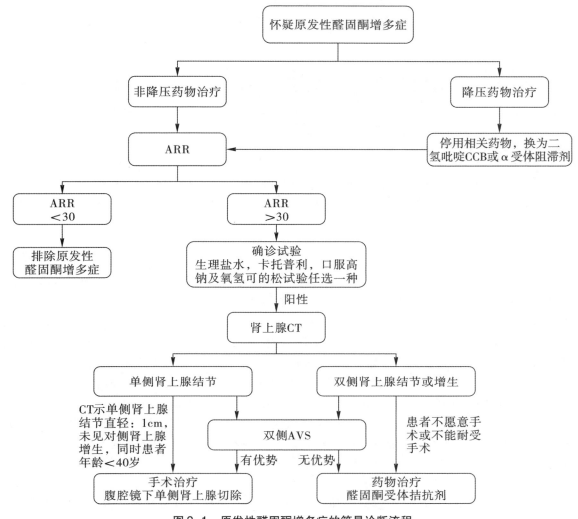

图 2-1 原发性醛固酮增多症的简易诊断流程

二、治疗经过

1. 用药效果与评估

（1）该患者入院前服用有 ACEI、利尿剂等药物，门诊调整为"地尔硫草每次 1 片，每天 2 次，特拉唑嗪晚 1 片"降压，并给予"氯化钾颗粒（1 g/袋）每次 2 袋，每天 4 次"补钾，1 个月后入院评估。

（2）评估结束后调整为"螺内酯早晚各 1 片、硝苯地平控释片早 1 片"，并逐渐减少补钾剂量，血压、血钾稳定后转至泌尿外科行"腹腔镜下右侧肾上腺切除术"，病理示肾上腺皮质腺瘤（APA）。术后第 3 天复查血钾正常（未补钾），血压波动在（130～150）/（70～90）mmHg，给予"硝苯地平控释片早 1 片"控制血压，术后 7 d 查醛固酮、肾素活性均恢复正常。术后 1 个月、3 个月随访，复查血钾正常，血压波动在（110～130）/（70～80）mmHg（服用硝苯地平控释片早 1 片）。

2. 思维引导 由于多种因素可影响 ARR，在评估前嘱患者停用 ACEI、利尿剂至少 4 周，调整为非二氢吡啶类 CCB、α 受体阻滞剂，并根据血钾情况予以口服补钾治疗。根据评估结果，目前考虑醛固酮瘤，指南推荐对于醛固酮瘤患者首选手术治疗，手术方式首选腹腔镜下单侧肾上腺切除术。术前应尽量纠正低血钾、高血压，该患者评估结束后调整为螺内酯降压，监测血压控制不理想，给予联合 CCB 类降压药,另外,因患者低血钾较严重,继续给予口服补钾,剂量逐渐减少。血压、血钾稳定后转至泌尿外科行腹腔镜下右侧肾上腺切除术,术后患者血钾恢复正常,血压较前明显下降且易控制。

治疗效果

1. 症状　头晕、双下肢乏力、夜尿增多症状缓解。

2. 辅助检查

(1)电解质(术后 3 d):钾 3.78 mmol/L,钠 140 mmol/L,氯 104 mmol/L。

(2)电解质(术后 7 d):钾 4.43 mmol/L,钠 138 mmol/L,氯 104 mmol/L。

(3)肾素-醛固酮水平(随机位):醛固酮 28.75 pg/mL,肾素活性 0.24 ng/(mL·h)。

三、思考与讨论

PA 是指肾上腺皮质自主分泌醛固酮,导致体内水钠潴留及排钾,血容量扩张,肾素-血管紧张素系统受抑制,临床主要表现为高血压和低血钾。醛固酮过多是导致心肌肥厚、心力衰竭和肾功能受损的重要危险因素,与原发性高血压患者相比,PA 患者心、肾等高血压靶器官损害更为严重。该患者高血压病史长达 20 年,一直按原发性高血压诊治,虽然联合应用多种降压药物,血压控制一直不理想,在确诊 PA 时已出现心(心肌肥厚、心脏扩大)、肾(肾浓缩功能减退、轻度蛋白尿)等靶器官损害;另外,该患者切除肾上腺腺瘤后,血钾逐渐恢复正常,血压虽然较前明显改善,但仍需要口服一种降压药物协助控制血压,因此,PA 的早期诊断、早期治疗至关重要。

对于不能手术的醛固酮瘤患者或特发性醛固酮增多症患者,首选药物治疗,建议螺内酯作为一线用药,依普利酮为二线药物。螺内酯是一种醛固酮受体拮抗剂,起始治疗剂量为 20 mg/d,可根据病情逐渐增加至最大剂量 100 mg/d。开始服药后每周需监测血钾,根据血钾水平调整螺内酯剂量。需要注意的是长期服用螺内酯可出现男性乳腺发育、阳痿,女性月经不调等不良反应,用药前需要充分知情患者。依普利酮是一种选择性醛固酮受体拮抗剂,不拮抗雄激素和孕激素受体,不导致严重的内分泌紊乱,其起始剂量 25 mg/d,由于其半衰期短,需要每日给药 2 次。在血压控制不理想时,二者均可以联合其他降压药物,如 CCB、ACEI、ARB 类。

醛固酮瘤术后及需要长期药物治疗以纠正高血压、低血钾的患者,需要定期监测血压、血钾和肾功能,告知患者不可擅自停药,如出现药物不良反应,及时就诊。

四、练习题

1. 原发性醛固酮增多症的临床特点有哪些?

2. 原发性醛固酮增多症定性和定位诊断分别是什么?

3. 哪些患者需要筛查原发性醛固酮增多症?

五、推荐阅读

[1]葛均波,徐永健,王辰.内科学[M].9 版.北京:人民卫生出版社,2020.

[2]中华医学会内分泌学分会.原发性醛固酮增多症诊断治疗的专家共识(2020 版)[J].中华内分泌代谢杂志,2020,36(9):727-736.

案例 7　皮质醇增多症

一、病历资料

(一)门诊接诊

患者女性,33 岁。

1. **主诉**　面圆、乏力半年余。

2. **问诊重点**　多种疾病可以"面圆、乏力"等起病,但特点不同,问诊时应关注主要症状、伴随症状、疾病演变、诊治经过、治疗效果等。

3. **问诊内容**

(1)起病特点及诱发因素:多数患者缓慢起病,渐进性病程,少数患者(异位促肾上腺皮质激素综合征或肾上腺癌等)起病急骤,进展迅速;起病年龄以中青年女性居多,也有儿童及老年;应关注患者是否存在诱因,如药物、保健品应用及饮食、饮酒等情况。

(2)主要症状:面圆(脂代谢障碍),皮质醇增多症患者多表现为轻至中度肥胖,典型特点为向心性肥胖,即脸部及躯干部胖,但四肢及臀部正常,常出现满月脸、水牛背、悬垂腹、锁骨上窝脂肪垫,其原因为皮质醇促进四肢脂肪分解并重新分布于面部及躯干。乏力(负氮平衡):皮质醇增多症患者蛋白质分解加速、合成减少、机体处于负氮平衡状态,可导致肌肉萎缩无力,皮质醇增多引起低钾血症可能加重乏力症状;此外,因皮下胶原蛋白分解可能出现皮肤菲薄、宽大紫纹、皮下瘀斑、伤口不愈等症状;骨基质减少致骨钙丢失,可能导致骨质疏松,甚至病理性骨折,好发于胸腰椎及肋骨,可有疼痛等表现。问诊过程中应着重关注患者的脂肪分布特点、四肢肌肉力量改变、皮肤改变、骨痛,以及上述症状的动态演变。

(3)伴随症状:有以下表现。

1)糖代谢紊乱相关症状:循环中皮质醇水平升高,可促进糖异生、减少外周组织对于葡萄糖的利用、通过允许作用增加胰高血糖素及肾上腺素作用而拮抗胰岛素,进而引起血糖升高,约20%患者有显性糖尿病,出现"多饮、多尿、多食"等典型症状。

2)水电解质紊乱相关症状:循环中皮质醇水平增高,可导致水钠潴留,加之脱氧皮质醇及皮质酮等弱盐皮质激素的分泌增加,使体内总钠量与血容量同时增加,常出现血压升高并有轻度下肢水肿,老年患者则可能因水钠潴留、血压长期控制欠佳,出现心力衰竭等症状。皮质醇与盐皮质激素协同作用,导致尿钾排出增加而出现低钾血症,同时因氢离子的排泄增加致碱中毒,可能出现乏力、食欲缺乏、心律失常等症状。此外,皮质醇引起骨钙流失,可能引起尿钙水平升高,易出现泌尿系统结石。

3)性腺功能紊乱:高皮质醇血症不仅直接影响性腺,还可抑制下丘脑-腺垂体的促性腺激素分泌,女性患者表现为月经紊乱、继发闭经、稀发排卵,男性表现为性功能低下、阳痿。除肾上腺皮质腺瘤外,其他原因的皮质醇增多症均有不同程度的肾上腺弱雄激素的分泌增加,如脱氢表雄酮、雄烯二酮,患者常有多毛、痤疮、脱发,甚至女性男性化的表现。

4)生长发育障碍:儿童及青少年时期发病的皮质醇增多症患者,可能出现生长发育延迟。因为过量的皮质醇能够抑制生长激素的分泌及其作用,如合并脊椎压缩性骨折,则身材变得更矮;同时皮质醇还能影响垂体-性腺轴,抑制性腺发育。

5)血液系统症状:过多皮质醇可刺激骨髓造血,患者可能出现多血质面容,是皮质醇增多症的特征性面容改变。

6)精神症状:部分患者有精神症状,一般较轻,表现为欣快感、失眠、注意力不集中等,少数患者可能出现头痛等神经系统表现。

7)感染:循环中皮质醇水平过高会抑制患者免疫功能,易出现多种感染,如皮肤毛囊炎、牙周炎、泌尿系统感染等,而原有的已经稳定的结核病灶有可能活动,且增加机会性感染可能。

8)特殊症状:垂体促肾上腺皮质激素瘤患者可能因占位效应,出现头痛、视野缺损、垂体功能减退症等相应症状;异位促肾上腺皮质激素综合征患者,因病程短、病情重、消耗严重,一般不出现向心性肥胖、紫纹等典型症状,而出现色素沉着、难以纠正的高血压、严重低钾血症、女性男性化,以及严重糖脂代谢紊乱等;肾上腺皮质癌或转移癌患者亦症状较重,但一般不合并色素沉着。

(4)诊治经过:本次就诊前已经接受过的检查及其结果,着重关注电解质、血脂谱、血糖、激素测定及肾上腺或垂体的影像检查;治疗所用药物的名称、剂量、给药途径、疗程及疗效。

(5)既往史:该病合并症较多,应在问诊中着重询问既往是否合并相关疾病,如糖尿病、高血压、骨质疏松、电解质紊乱等。此外,还应重点询问患者有无特殊药物使用史,包括但不限于糖皮质激素、抗精神分裂类药品、避孕药、胰岛素、雌激素等。

(6)个人史:应重点关注患者的饮食情况、饮酒史、精神状况、月经生育情况,对于青少年起病患者还应细致了解生长发育情况。

(7)家族史:多数皮质醇增多症为散发,若出现家族聚集发病,则应考虑遗传性疾病,如多发性内分泌腺瘤病、卡尼(Carney)综合征等。

问诊结果

患者为青年女性,33岁。半年前无明显诱因出现面圆、乏力,伴颈部脂肪堆积、腹部膨隆、皮下瘀斑,伴皮肤油腻、面部痤疮、多毛,间断出现头晕,可自行缓解,无皮肤紫纹、色素沉着、骨痛。1周前外院就诊,查8时ACTH 94.30 pg/mL(参考值7.0~61.1 pg/mL),皮质醇150.9 ng/mL(参考值52~350 ng/mL),糖化血红蛋白(HbA1c)9.7%,遂至医院就诊。自发病以来,患者食欲正常,睡眠正常,大小便正常,精神正常,体重半年增加约4 kg。既往患"2型糖尿病"5年,现应用"吡格列酮二甲双胍片1片bid""门冬胰岛素早22 IU晚20 IU",血糖控制欠佳;"高血压"病史5年余,血压最高220/180 mmHg,口服"氨氯地平,特拉唑嗪",血压控制可;无骨质疏松、骨折、电解质紊乱、感染、肾上腺及垂体病史。无烟酒嗜好,生长发育正常,13岁初潮,既往月经周期28~30 d,行经5~6 d,近1年停经,育有1子,足月顺产。家族中无类似病史。

4.思维引导 该患者以"面圆、乏力"为主诉就诊,通过询问病史,存在颈部脂肪堆积、腹部膨隆、皮下瘀斑、皮肤油腻、面部痤疮、多毛、体重增加等表现,既往合并"2型糖尿病""高血压",结合其症状及病史,皮质醇增多症可能性较大,但需要进行如下甄别。

(1)下丘脑性肥胖:表现为下丘脑能量稳态调节系统结构或功能损伤引起的食欲亢进和短期内体重显著增加,常伴有睡眠、体温异常及自主神经功能紊乱、尿崩症、女性月经紊乱或闭经、男性性功能减退,可合并多种代谢性紊乱,该患者无食欲亢进表现,睡眠、体温均正常,自主神经功能紊乱证据不充分,可行垂体激素测定、激发试验及影像学检查进行鉴别。

(2)药物源性肥胖:有使用特殊药物史,如抗精神分裂症药、糖皮质激素、胰岛素、雌激素等,肥胖由于药物刺激食欲,食量增加所致,该患者无特殊药物、保健品应用史,可通过小剂量地塞米松抑制试验或过夜地塞米松抑制试验鉴别,停用药物后症状改善。

（3）单纯性肥胖:有肥胖体征,多伴有代谢异常,如高血压、糖耐量减低、月经少或闭经,腹部、皮肤皱褶处可有白色条纹,但非皮质醇增多症典型紫纹,可通过小剂量地塞米松抑制试验或过夜地塞米松抑制试验鉴别。

（4）假性皮质醇增多症:因抑郁、酗酒、精神疾病、短期应激等引起皮质醇增多,多为一过性,随诱因改善而消失,可通过小剂量地塞米松抑制试验或过夜地塞米松抑制试验鉴别。

（5）其他:体重增加、水肿等相关症状鉴别,如甲状腺功能减退症、肾功能衰竭等;性腺功能异常症状鉴别,如多囊卵巢综合征等,各种原因导致电解质紊乱等。

（二）体格检查

1. 重点检查内容及目的　患者皮质醇增多症可能性较大,具有典型体征。

（1）脂肪分布异常:向心性肥胖、满月脸、水牛背、悬垂腹和锁骨上窝脂肪垫。

（2）蛋白分解体征:皮肤菲薄、宽大紫纹、皮下瘀斑、伤口不愈、骨痛等。

（3）水电解质紊乱体征:水肿、心力衰竭、心律失常、肌力下降等。

（4）性腺功能异常体征:皮肤油腻、多毛、痤疮、脱发,男性可出现阳痿、性欲减退,女性可能出现男性化表现。

（5）其他体征:多血质面容、头晕头痛、皮肤真菌感染,可能出现生长发育迟缓、皮肤色素沉着、精神障碍等。

体格检查结果

T 36.4 ℃,R 15 次/min,P 82 次/min,BP 150/92 mmHg

H 164 cm,BW 74.0 kg,BMI 27.51 kg/m²

体型腹型肥胖,满月脸、水牛背、颈后及锁骨上脂肪垫(+),全身皮肤菲薄、有多处瘀斑及瘀点,面部皮肤油腻、可见痤疮,无多血质面容,颈部、腋下皮肤可见少量色素沉着,腹部、大腿、腋下等处未见宽大紫纹,下颌、唇上、胸背部、大腿处毳毛增多,阴毛、腋毛无脱落,外阴发育正常。其余心、肺、腹查体均未见明显异常。

---

2. 思维引导　结合上述体格检查,患者存在腹型肥胖、满月脸、水牛背等典型体征,考虑皮质醇增多症可能性较大,需进一步通过实验室检查、影像检查及小/大剂量地塞米松抑制试验等完成定性诊断及定位/分型诊断。

（三）辅助检查

1. 主要内容及目的

（1）一般项目

1）血常规:明确血红蛋白水平,通过白细胞判断感染情况。

2）尿常规及尿蛋白定量:患者可因糖尿病、高血压累及肾,出现尿蛋白、尿糖、尿红细胞、白细胞等。

3）电解质:是否存在电解质紊乱,如低钾血症等。

4）血脂谱:进一步明确是否存在脂代谢异常。

5）血气分析:明确是否存在代谢性碱中毒等情况。

6）24 h 尿电解质:了解尿钾、尿钙等排出水平。

7）炎症指标:反应体内炎症情况,明确有无潜在感染。

8）肝肾功能：明确有无长期代谢紊乱导致肝肾功能受累。

9）肿瘤标志物：初步筛查是否合并肿瘤，进一步明确是否有异位促肾上腺皮质激素综合征可能。

（2）内分泌专科评估

1）垂体-肾上腺轴激素评估：包括 ACTH-COR 节律皮质醇、24 h 尿游离皮质醇及唾液皮质醇。

ACTH-COR 节律：皮质醇存在脉冲式分泌且具有明确的节律性，凌晨入睡后最低，清晨 4 时后逐渐升高，于 1 h 后达峰，之后逐渐下降，因此，需评估 ACTH-COR 节律。皮质醇增多症患者的皮质醇浓度高，昼夜节律消失，午夜皮质醇低谷消失。

24 h 尿游离皮质醇：尿游离皮质醇由血液中游离皮质醇经肾小球滤过而来，因此其水平与血浆中真正具有生物活性的游离皮质醇成正比，因此，24 h 尿游离皮质醇可以有效、正确地反映肾上腺皮质的功能状态，且排除多种影响因素对单次皮质醇结果的干扰。皮质醇增多症患者 24 h 尿游离皮质醇明显升高。

唾液皮质醇：唾液皮质醇能反映血液中具有生物活性的游离皮质醇水平，且采集方便、易保存、重复性好，是一种敏感的无创性检查方法。午夜唾液皮质醇 >2 ng/mL 时诊断皮质醇增多症的敏感性接近 100%，特异性 96%。在收集唾液前应避免食用甘草、吸烟、刷牙、使用牙线。目前能进行该项检测的单位有限。

2）垂体-甲状腺轴激素评估：进行甲状腺激素（FT_3、FT_4、TSH）评估，排除因库欣病占位效应引起继发性甲状腺功能减退症；必要时查（TPO-Ab、TgAb、TRAb）排除免疫因素导致原发性甲状腺功能改变。

3）垂体-性腺轴激素评估：评估性激素六项（FSH、LH、PRL、E_2、P、T）了解性腺功能是否受累，若雄激素增高则可评估性激素结合蛋白及游离睾酮了解游离雄激素水平，评估雄烯二酮、硫酸脱氢表雄酮明确雄激素来源。

4）垂体-生长激素轴：评估 GH、IGF-1 水平了解其分泌情况，判断其是否受累。

5）骨代谢指标：评估骨代谢指标、骨密度了解是否合并骨质疏松或骨量减少。

6）糖代谢评估：可评估血糖、糖化血红蛋白，排除糖尿病；若存在糖尿病或糖耐量减退可能，需行 OGTT+胰岛素/C 肽释放试验明确诊断。

7）其他内分泌激素评估：如怀疑多发性内分泌腺瘤，则须评估儿茶酚胺代谢产物、降钙素、胃肠内分泌激素、肾素-醛固酮等指标。

（3）定性诊断

1）1 mg 过夜地塞米松抑制试验（DST）：午夜给予 1 mg 地塞米松，皮质醇增多症患者次日清晨 8:00 血浆皮质醇水平无法被抑制，可用于单纯性肥胖、肾上腺意外瘤的排除诊断；根据北京协和医院研究显示，抑制切点定在 5 μg/dL 敏感性 85%、特异性 >95%，切点定在 1.8 μg/dL 敏感性 >95%、特异性 80%。

2）小剂量地塞米松抑制试验（LDDST）：给予患者地塞米松 2 mg/d，共给予 48 h，留取试验前后 ACTH-COR 水平、24 h 尿游离皮质醇（UFC）进行比较。皮质醇增多症患者多不能被抑制，即服药后 24 h 尿游离皮质醇无法被抑制到正常值下限、血皮质醇 >1.8 μg/dL。对于小于 40 kg 的儿童，地塞米松剂量为 120 μg/（kg·d）。

（4）分型及定位诊断

1）血浆促肾上腺皮质激素（ACTH）：根据 ACTH 水平可初步判断分型，午夜 ACTH>22 pg/mL 可考虑 ACTH 依赖性皮质醇增多症，<12 pg/mL 考虑非 ACTH 依赖性皮质醇增多症。

2）大剂量地塞米松抑制试验（HDDST）：地塞米松 8 mg/d，共给予 48 h，留取试验前后 ACTH-COR 水平、24 h UFC 进行比较。因库欣病患者糖皮质激素对 ACTH 的负反馈依然存在，但敏感性降低,因此,不能被 LDDST 抑制,而可能被 HDDST 抑制。对于 ACTH 依赖的皮质醇增多症患者,与基础皮质醇相比,服用地塞米松后 48 h 的血和尿皮质醇抑制率>50% 提示为库欣病患者,<50% 提示异位促肾上腺皮质激素(ACTH)综合征可能性大。

3)促肾上腺皮质激素释放激素(CRH)兴奋试验:在 CRH 刺激下,正常人 ACTH 和皮质醇可升高 15% ~20%;库欣病明显升高,ACTH>50%,皮质醇>20%;异位 ACTH 综合征患者大多对 CRH 无反应。国内缺少 CRH 试剂,不便开展。

4)高分辨薄层 CT:对于非 ACTH 依赖的皮质醇增多症患者,建议完善肾上腺高分辨薄层 CT,有助于发现肾上腺占位,结合功能试验进行患者的定位诊断;增强 CT 较平扫可更为清晰地显示占位的大小、形态、与周围组织毗邻关系等,同时通过强化情况反应占位内部情况及血供,为后续手术治疗提供支持;对于原发性色素沉着性肾上腺皮质病(PPNAD)或促肾上腺皮质激素非依赖性双侧肾上腺大结节增生(AIMAH)等特殊情况,增强 CT 可有特征性改变,有助于明确诊断。胸部及全腹部增强 CT 还有助于发现肾上腺外占位,对于考虑异位 ACTH 综合征或转移癌的患者可作为筛查。

5)垂体 MRI:对于 ACTH 依赖的皮质醇增多症患者,垂体 MRI 平扫有助于明确鞍区病变的范围、形态、毗邻等情况;完善垂体 MRI 动态增强扫描,可较好地反映垂体血供变化情况,更好地区分肿瘤与正常垂体,提高垂体微腺瘤的检出率,同时与其他病变加以鉴别。

6)岩下窦采血:库欣病患者垂体附近的 ACTH 浓度较周围静脉高,岩下窦与外周静脉 ACTH 的浓度比值有明显的梯度。对于 HDDST 不能被抑制或垂体 MRI 无法定位的患者,可采取静脉内选择性插管至岩下窦后取血进行激素测定,从而明确 ACTH 是否来源于垂体腺瘤,为 ACTH 依赖性皮质醇增多症分型诊断的金标准。通过中枢 ACTH/外周 ACTH 比值(IPS/P)判断 ACTH 来源为垂体或异位,库欣病患者 IPS/P>2.0,异位 ACTH 综合征患者 IPS/P<1.4;根据上海瑞金医院报道,通过催乳素校正可提升该试验敏感性与特异性,矫正后 IPS/P≥1.3 诊断库欣病,<0.7 诊断异位 ACTH 综合征;两侧岩下窦静脉 ACTH 比值,对定位垂体腺瘤侧别也有一定意义,比值>1.4 提示优势侧分泌,若≤1.4 则无优势分泌;岩下窦采血联合去氨加压素(DDAVP)应用,可减少 ACTH 脉冲式分泌对结果造成的影响,降低假阴性可能,当 DDAVP 刺激后≥3 则提示库欣病。

7)PET/CT 及奥曲肽显像:在动态试验、影像学检测乃至岩下窦采血仍无法明确定位诊断时,可考虑行 PET/CT 及奥曲肽显像。^{18}F-FDG PET/CT 可用于 ACTH 依赖性皮质醇增多症定位诊断中,寻找异位 ACTH 综合征的原发病灶具有一定意义。异位 ACTH 综合征的神经内分泌肿瘤多表达有生长抑素受体,奥曲肽显像可用于此类肿瘤的定位诊断,敏感性为 30% ~80%。

(5)局部压迫情况评估(必要时):对于考虑库欣病的患者,需评估垂体占位对毗邻组织结构的影响,必要时请眼科评估眼底、视力、视野,评估有无第Ⅲ、Ⅳ、Ⅵ对脑神经及第Ⅴ对眼支脑神经受累的临床表现。

辅助检查结果

1.一般项目

(1)血常规:正常

(2)尿常规:尿糖(±),蛋白(-);24 h 尿蛋白 0.29 g(参考值 0~0.15 g);24 h 尿微量蛋白 14.93 mg(参考值 0~30 mg);尿量 1.59 L。

(3)电解质:钾 3.78 mmol/L,钠 142.0 mmol/L,钙 2.20 mmol/L。

(4)血气分析:无代谢性碱中毒。

(5)24 h 尿电解质:钾 54.57 mmol/24 h(参考值 25.6~100 mmol/24 h),钠 301.78 mmol/24 h(参考值 130~217 mmol/24 h),钙 2.48 mmol/24 h(参考值 2.5~7.5 mmol/24 h)。

（6）血脂谱：TG 2.82 mmol/L（参考值<1.7 mmol/L），余正常。

（7）炎症指标：无异常。

（8）肝肾功能：无异常。

（9）肿瘤标志物：无异常。

2. 内分泌专科评估

（1）垂体-肾上腺轴激素评估：①ACTH-COR 节律：见表 2-10。②24 h UFC：皮质醇浓度>624.0 μg/L，24 h 尿游离皮质醇>992.16 μg/L（参考值 58～403 μg/L），尿量 1.59 L。

表 2-10　ACTH-COR 节律

项目	8:00	16:00	0:00
ACTH(pg/mL)	87.2	68.7	70.5
COR(μg/mL)	23.3	19.6	19.0

（2）垂体-甲状腺轴激素评估：甲状腺功能，FT_3 4.41 pmol/L（参考值 3.28～6.47 pmol/L），FT_4 9.92 pmol/L（参考值 7.9～18.4 pmol/L），TSH 0.39 μIU/mL（参考值 0.56～5.91 μIU/mL）；甲状腺抗体均阴性。

（3）垂体-性腺轴激素评估：性激素六项，FSH 5.87 mIU/mL，LH 0.84 mIU/mL，E_2 25.00 pg/mL，P 0.19 ng/mL，T 0.39 ng/mL，PRL 15.98 ng/mL。雄激素组套，游离睾酮 3.9 pg/mL（参考值<9.0 pg/mL），硫酸脱氢表雄酮 267.0 μg/dL（参考值 35～430 μg/dL），雄烯二酮 1.24 ng/mL（参考值 0.3～3.3 ng/mL）。性激素结合蛋白：14.8 nmol/L（参考值 18～114 nmol/L）。17-羟孕酮 0.79 ng/mL。

（4）垂体-生长激素轴：生长激素 0.17 ng/mL（参考值 0.06～5 ng/mL）。IGF-1 285.00 ng/mL（参考值 115～307 ng/mL）。

（5）骨代谢指标：25-羟基维生素 D_3 20.51 ng/mL，其余骨代谢指标均无异常，骨密度示腰椎骨量减少，股骨骨量正常。

（6）糖代谢评估：HbA1c：8.9%，OGTT+胰岛素+C 肽释放试验结果见表 2-11。

表 2-11　OGTT+胰岛素+C 肽释放试验

项目	0 min	30 min	60 min	120 min	180 min
血糖(mmol/L)	8.1	13.7	13.7	16.3	16.0
胰岛素(μU/mL)	16.7	74.7	22.7	26.2	56.4
C 肽(ng/mL)	2.62	8.33	5.63	5.96	10.08

（7）其他内分泌激素评估：垂体后叶评估，血浆渗透压 299 mOsm/(kg·H_2O)，尿渗透压 770 mOsm/(kg·H_2O)。RAAS 随机位测定，肾素活性 0.17 ng/(mL·h)，醛固酮 23.10 pg/mL，ARR 13.59。24 h 尿醛固酮，0.97 μg/d，24 h 尿量 1.59 L。血单胺类神经递质正常；尿儿茶酚胺代谢产物正常。降钙素、胃泌素 17 均正常。

3. 定性及定位诊断

（1）大-小剂量联合地塞米松抑制试验：见表 2-12。

表 2-12　大-小剂量联合地塞米松抑制试验

项目	ACTH pg/mL （参考值 7.0~61.1）	皮质醇 μg/dL （参考值 5~25）	24 h UFC μg/d （参考值 58~403）	尿量 L
LDDST 前	87.20	23.30	>992.16	1.59
LDDST 后	90.70	9.88	74.13	2.10
HDDST 后	38.60	1.41	27.03	2.99

（2）肾上腺 CT 平扫及增强

影像表现：左侧肾上腺不规则增粗，强化稍欠均匀；右侧肾上腺内侧支稍增粗，增强均匀强化。肾上腺 CT 增强后见图 2-2。

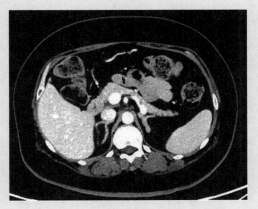

图 2-2　患者肾上腺 CT（增强后）

诊断意见：左侧肾上腺不规则增粗，右侧肾上腺内侧支稍增粗，请结合临床及实验室检查。

（3）垂体 MRI 平扫及动态增强：见图 2-3。

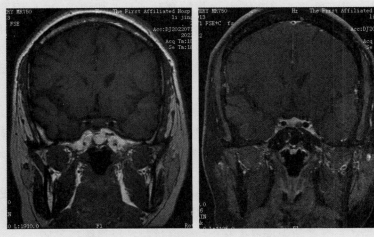

图 2-3　垂体磁共振平扫（左）+动态增强（右）

影像表现：鞍窝未见扩大，鞍底未见下沉。垂体显示良好，高度约 8.3 mm。垂体左份内见斑片状长 T_1 短 T_2 信号，垂体柄居中，视交叉未见受压上抬，垂体后叶高信号存在。静脉注入对比剂增强扫描，垂体左份异常信号呈相对低强化。

诊断意见：垂体左份异常信号，考虑垂体微腺瘤可能。

（4）岩下窦采血（BIPSS）结果：见表2-13。

表2-13　岩下窦采血结果

项目		LIPS	RIPS	P	LIPS/P	RIPS/P	优势侧比值
0分	ACTH（pg/mL）	2630.00	9.01	78.40	33.55	0.11	291.90
	PRL（ng/mL）	243.81	61.69	20.52	11.88	3.01	–
	ACTH/PRL	10.79	0.15	3.82	2.82	0.04	73.86
5分	ACTH（pg/mL）	2680.04	8.09	78.10	34.32	0.10	331.28
	PRL（ng/mL）	242.66	47.59	20.87	11.63	2.28	–
	ACTH/PRL	11.04	0.17	3.74	2.95	0.05	64.97

注：LIPS，左侧岩下窦静脉；RIPS，右侧岩下窦静脉；P，外周静脉

BIPSS结果提示，左侧与外周ACTH比值（LIPS/P）为33.55>2.0，经催乳素校正后LIPS/P为2.82>1.3，且优势侧比值>1.4，提示垂体左份ACTH瘤，与影像检查相符合。

4. 其他相关检查

（1）ECG：T波部分导联低平。

（2）泌尿系统彩超：右肾囊肿（10 mm×9 mm）；肝胆脾胰彩超：肝弥漫性回声改变（脂肪肝），胆囊壁毛糙；心、甲状腺、妇科、颈部动脉彩超均未见异常。

（3）胸部CT：双肺胸膜下轻微炎症。

（4）视力、视野及眼底评估：均正常。

（5）神经病变评估：双侧正中神经存在轻度感觉减退，其余均正常。

2. 思维引导　该患者存在皮质醇增多症典型症状、体征，应进一步明确患者的定性诊断、分型诊断及定位诊断，及其合并疾病诊断。

（1）定性诊断：首先对该患者进行初筛，其血皮质醇升高且节律消失，24 h UFC明显升高，随后进行小剂量地塞米松抑制试验，试验后24 h尿游离皮质醇无法被抑制到正常值下限、血皮质醇>1.8 μg/dL，因此，考虑皮质醇增多症定性诊断成立。

（2）分型诊断：皮质醇增多症按照病因可分为促肾上腺皮质激素依赖性皮质醇增多症与促肾上腺皮质激素非依赖性皮质醇增多症，具体如下。

1）促肾上腺皮质激素依赖性皮质醇增多症：①库欣病，垂体ACTH分泌过多，伴肾上腺皮质增生，多为垂体微腺瘤所致，少数为大腺瘤；②异位ACTH综合征，垂体外肿瘤大量分泌ACTH，伴有肾上腺皮质增生；③异位促肾上腺皮质激素释放激素（CRH）综合征，肿瘤异位分泌CRH刺激垂体ACTH细胞增生，ACTH分泌增加。

2）促肾上腺皮质激素非依赖性皮质醇增多症：①肾上腺皮质腺瘤；②肾上腺皮质癌；③不依赖ACTH的PPNAD，可伴或不伴Carney综合征；④AIMAH。综合该患者ACTH节律消失，午夜ACTH大于22 pg/mL，考虑患者定性诊断为促肾上腺皮质激素依赖性皮质醇增多症。

（3）定位诊断：患者大剂量地塞米松抑制试验结果，血皮质醇及24 h UFC抑制率均>50%，考虑库欣病可能性较大；进一步借助影像学手段发现，垂体左份存在占位，考虑垂体瘤可能性较大，肾上腺双侧增生，均符合库欣病影像改变；最后通过BIPSS，证实左侧岩下窦ACTH水平显著高于外周及右侧，提示垂体左份ACTH瘤。综合上述结果，明确患者定位诊断为库欣病/垂体左份ACTH瘤。

（4）合并疾病诊断：①糖尿病，患者糖尿病诊断明确，皮质醇增多症继发糖尿病可能性较大，但

糖尿病发病时间早于皮质醇增多症,需通过治疗后转归明确分型;②高血压,与糖尿病类似,患者继发性高血压可能性大,需进行长期治疗随访;③骨量减少;④垂体占位效应所致功能减退,患者停经1年余,FSH、LH、E₂水平支持低促性腺激素性性腺功能减退症,TSH偏低但目前尚无甲状腺功能减退症症状,需长期观察随访。

(四)初步诊断

分析上述病史、查体、辅助检查结果,支持以下诊断:①促肾上腺皮质激素依赖性皮质醇增多症库欣病;②糖尿病分型待定,考虑继发糖尿病,并糖尿病性周围神经病变;③高血压分型待定,考虑继发性高血压;④骨量减少;⑤低促性腺激素性性腺功能减退症;⑥双肺炎症;⑦脂肪肝;⑧肾囊肿;⑨高甘油三酯血症。

二、治疗经过

1. 一般支持治疗

(1)降糖:德谷门冬双胰岛素 早22 U、晚14 U,沙格列汀5 mg/d,二甲双胍缓释片1.5 g/d,卡格列净0.1 g/d。

(2)降压:阿齐沙坦20 mg/d,硝苯地平缓释片20 mg/d。

(3)治疗骨量减少:骨化三醇软胶囊0.5 μg/d。

2. 手术治疗 于神经外科行"神经内镜下经鼻腔-蝶窦垂体病损切除术"。术后病理示鞍区占位,结合形态及免疫组化符合垂体腺瘤。

3. 术后激素替代 术后进行激素替代治疗,出院时调整为氢化可的松8时20 mg、16时10 mg,优甲乐25 μg/d,嘱患者院外检测电解质、激素等指标变化,定期复诊调整方案。

4. 思维引导 皮质醇增多症患者的分型定位诊断不同,治疗亦不同。

(1)库欣病:垂体微腺瘤首选经蝶窦切除;对于无法行垂体手术的患者,应行一侧肾上腺全切、一侧肾上腺大部切除,但须警惕纳尔逊(Nelson)综合征,最好进行术后垂体放疗;大腺瘤可能需要开颅手术,辅以放疗;经上述疗法仍未满意奏效患者,可使用阻碍肾上腺皮质激素合成的药物,如米托坦、美替拉酮、氨鲁米特、酮康唑。

(2)肾上腺腺瘤:手术切除肾上腺腺瘤为首选;术后需长期补充氢化可的松,垂体-肾上腺皮质功能轴重建后逐渐减量。

(3)肾上腺皮质癌:尽可能早发现早手术,已有转移或无法根治患者,应用阻碍肾上腺皮质激素合成药物治疗。

(4)PPNAD及AIMAH:双侧肾上腺切除,术后长期激素替代。

(5)异位ACTH综合征:治疗原发恶性肿瘤,视情况进行手术、放疗、化疗,如不能根治,则可能需要应用阻碍肾上腺皮质激素合成药物控制皮质醇增多症症状体征。

(6)对症支持治疗:改善患者一般情况,为手术进行准备。纠正水电解质紊乱,改善心、肝、肾等重要脏器功能,控制血糖、血压、血脂、尿酸等代谢紊乱,治疗骨质疏松、感染等合并情况。

治疗效果

(1)症状:皮肤油腻、乏力等症状有所缓解。

(2)查体:皮质醇增多症相关体征略有改善。

(3)实验室检查:术后ACTH 8.27 pg/mL(参考值7.2~63.3 pg/mL),皮质醇18.32 μg/L(参考值60.2~184.0 μg/L),24 h UFC 18.23 μg/d(参考值58~403 μg/d),激素评估正常,血生化指标正常,血糖、血压较前改善。

三、思考与讨论

皮质醇增多症是一组因下丘脑-垂体-肾上腺轴调控失常,肾上腺皮质异常分泌过多糖皮质激素而导致蛋白质、脂肪、糖、电解质等代谢紊乱的临床综合征,如高血压、糖尿病、骨质疏松症、神经精神症状、性功能障碍等,从多方面影响患者的生活质量及健康。患者常有特征性的体貌改变:满月脸、水牛背、悬垂腹、锁骨上窝脂肪垫,向心性肥胖,皮肤菲薄、宽大紫纹、皮下瘀斑等;同时可能合并高血糖、高血压、骨质疏松等相关症状。

对于考虑皮质醇增多症的患者,诊断流程可以"三步走":第一步进行筛查,完善 ACTH-COR 节律及 24 h UFC,可表现出血皮质醇升高且节律消失,同时 24 h UFC 明显升高;第二步进行过夜地塞米松抑制试验或小剂量地塞米松抑制试验,完成皮质醇增多症的定性诊断;第三步完成分型及定位诊断,根据 ACTH 水平及大剂量地塞米松抑制试验结果判断患者分型,借助垂体 MRI 及肾上腺 CT 等影像学检查进一步定位,对于难以鉴别 ACTH 来源的 ACTH 依赖皮质醇增多症,则可通过"金标准"岩下窦采血明确诊断。此外,应进行糖脂代谢、高血压、性腺改变、骨质疏松等筛查。

皮质醇增多症的治疗,需结合患者的分型及定位制订方案。库欣病及肾上腺瘤的患者,进行手术切除是首选方案,但应注意术后并发症及激素替代,无法耐受手术的患者可选择药物或放疗;对于绝大多数肾上腺皮质癌、异位 ACTH 综合征的患者,发现时可能已失去手术机会,视情况进行手术、放疗、化疗及阻碍肾上腺皮质激素合成药物治疗;对于 PPNAD 及 AIMAH 等情况,双侧肾上腺切除后长期激素替代治疗是首选方案。与此同时,应改善患者一般情况,积极对症支持治疗,为手术进行准备。术后则应关注典型症状体征改变,监测血糖、血压、电解质、体重、激素等指标变化,定期复查垂体 MRI 或肾上腺 CT,并于内分泌科复诊调整方案。

四、练习题

1. 何为皮质醇增多症的典型临床特征?
2. 皮质醇增多症的分型诊断有哪些?
3. 如何进行皮质醇增多症的定性诊断与定位诊断?
4. 不同类型皮质醇增多症的基本治疗是什么?

五、推荐阅读

[1]王吉耀,葛均波,邹和建.实用内科学[M].16 版.北京:人民卫生出版社,2022.
[2]葛均波,徐永健,王辰.内科学[M].9 版.北京:人民卫生出版社,2020.

案例8 嗜铬细胞瘤

一、病历资料

(一)门诊接诊

患者男性,36 岁。

1. **主诉** 多汗 2 年,发作性头痛、心悸 1 年,发现血压高半年。

2. **问诊重点** 高血压是常见疾病,问诊时应注意主要症状及伴随症状特点、疾病演变过程、治疗效果等。

3.问诊内容

（1）诱发因素：有无明显诱因，有无服用多巴胺受体拮抗剂、拟交感神经药、阿片类、去甲肾上腺素或 5-羟色胺再摄取抑制剂、单胺氧化酶抑制剂等药物。是否于体位变换、压迫腹部、活动或排便时发作。

（2）主要症状：①高血压是嗜铬细胞瘤患者最常见的临床症状，因肿瘤持续或间断释放不同比例的儿茶酚胺，高血压的表现多样，发作可是阵发性、持续性或在持续性高血压的基础上阵发性加重。阵发性高血压是嗜铬细胞瘤的特征性表现。高血压发作时可出现视网膜血管病变、出血、渗出、视乳头水肿、视神经萎缩以致失明，严重时发生高血压脑病或心、肾严重并发症，甚至危及生命。也有的阵发性高血压患者由于发作时间很短，不易观测到发作时的血压。②发作时是否伴随头痛、心悸、多汗三联征。阵发性头痛、心悸、多汗是嗜铬细胞瘤高血压发作时典型三联征，对诊断具有重要意义。头痛常常较剧烈，呈炸裂样，主要因血压高所致；心悸常伴有胸闷、憋气、胸部压榨感或濒死感；有的患者平时即怕热及出汗多，发作时则大汗淋漓，面色苍白，四肢发凉。

（3）伴随症状：嗜铬细胞瘤可能合并其他症状，包括体位性低血压、糖脂代谢紊乱及其他系统的症状。①心血管系统：可出现多种心律失常、心肌缺血或梗死，甚至心功能不全等心血管疾病症状。在较少见的主要分泌肾上腺素的嗜铬细胞瘤患者中，可产生不同的发作症状，如收缩期高血压、心动过速、低血压、非心源性肺水肿和心律失常等。②消化系统：高血压发作时常有恶心、呕吐；高浓度儿茶酚胺抑制肠蠕动而出现便秘，甚至结肠扩张；还可发生胃肠道壁内血管增生性或闭塞性动脉内膜炎而致腹痛、肠梗死、溃疡出血、穿孔、腹膜炎等；儿茶酚胺可使胆囊收缩力减弱、胆汁贮留、胆石症；如肿瘤位于盆腔或直肠附近，用力排大便时因腹压增加可诱发高血压发作。③泌尿系统：长期、严重的高血压可使肾功能不全。如肿瘤位于膀胱壁，可有排尿，可诱发高血压发作。如嗜铬细胞瘤较大并与肾脏紧邻时，可压迫血管致肾动脉狭窄。④神经系统：高血压发作时，患者多有精神紧张、烦躁、焦虑，严重者有恐怖或濒死感，有的患者可出现晕厥、抽搐、症状性癫痫发作等神经、精神症状。⑤内分泌系统：由于嗜铬细胞瘤可为多发性内分泌腺病 2 型（MEN 2 型）的一部分，可同时或先后发生甲状腺髓样癌、甲状旁腺功能亢进症等，表现出相应的临床症状。⑥腹部肿块：如在高血压患者腹部发现肿块，应高度怀疑嗜铬细胞瘤，尤其当按压腹部肿块时使血压明显升高，则更支持该病的诊断。约 15% 的病例在腹部可触及肿块，如瘤体内有出血或坏死时，在相应部位可出现疼痛等症状。⑦嗜铬细胞瘤危象：可因大量儿茶酚胺（CA）突然释放而发生，也可因手术前或术中挤压、触碰肿瘤、使用某些药物（如糖皮质激素、β 受体阻滞剂、甲氧氯普胺、麻醉药），以及创伤、其他手术应激等而诱发。临床表现为高、低血压反复交替发作。注意避免上述诱发因素，警惕嗜铬细胞危象。

（4）诊治经过：本次就诊前已经接受过的检查及其结果，注意用药史的收集，治疗用药物的名称、剂量、给药途径、疗程及疗效。如不需要降压药物血压常自行恢复正常需注意嗜铬细胞瘤的可能。越来越多的嗜铬细胞瘤患者在症状发生前期就获得诊断，如在因不相关的症状行腹部 CT 或 MRI 时偶然发现肿瘤的，应询问有无在检查过程中发现肾上腺意外瘤。

（5）既往史：是否存在共患疾病，如心血管疾病、糖耐量异常、甲状旁腺功能亢进症、甲状腺髓样癌，注意询问有无肾疾病等病史。有无其他继发性高血压的疾病，如原发性醛固酮增多症、皮质醇增多症、肾性高血压、甲状腺功能亢进症等。

（6）个人史：患者精神因素可导致血压升高，常伴随头痛、心悸、多汗，且情绪稳定时血压自行恢复正常。

（7）家族史：应询问是否有高血压家族史，原发性高血压常有高血压家族史，继发性高血压常无高血压家族史。询问有无嗜铬细胞瘤家族史或嗜铬细胞瘤相关遗传综合征家族史，如患者家族中有无甲状腺疾病、胰腺肿瘤、骨折、泌尿系统结石病史。

问诊结果

　　患者 2 年前无明显诱因出现间断多汗，未监测血压，服中药（具体不详）治疗，症状无明显变化。1 年前出现晨起下床后、运动后头痛，呈胀痛，伴心悸，无面色苍白，持续 3~5 min，未监测血压，无视物模糊，休息可缓解，症状发作时未测血压，未进一步诊治。半年前体检测血压高，最高血压 190/124 mmHg，当地医院予以苯磺酸氨氯地平片 5 mg 每天 1 次（qd），培哚普利吲达帕胺片 1 片 1 次/d 口服，血压控制在 (150~160)/(90~100) mmHg，头痛明显缓解，但仍有活动后心悸，多汗，与体位改变及排便无关。后间断调整降压药物，降压效果均不佳。为进一步诊治来诊。既往史、个人史、婚育史无特殊。家族中无类似病史，无甲状腺疾病、胰腺肿瘤、骨折、泌尿系统结石病史。

　　4. 思维引导　该患者突出症状为多汗、头痛、心悸、血压高，多种降压药效果不佳。高血压首先需要鉴别原发性与继发性，继发性高血压原因较多，主要需与下列疾病进行鉴别。

　　(1) 原发性醛固酮增多症：主要表现为高血压、低钾性碱中毒，醛固酮升高及肾素-血管紧张素受抑制等，患者可出现肌无力及周期性瘫痪，肢端麻木手足搐搦，多尿及心律失常等。

　　(2) 皮质醇增多症：向心性肥胖、满月脸、水牛背、皮肤紫纹、痤疮、多毛、多血质外貌，可出现高血压、水肿，易发生皮肤、呼吸道、尿路感染，女性月经减少、闭经，男性阳痿等。

　　(3) 肾性高血压：通常有肾疾病史，往往伴随着贫血和不同程度的肾功能损害；肾血管性高血压常出现在 30 岁以下，突发性恶性高血压，或有高血压病史突然转化为恶性高血压，腹部听诊常可闻及血管杂音，血肾素水平常增高而导致继发性醛固酮增多症；肾实质性高血压通常有急性肾炎、慢性肾炎、肾病综合征及慢性肾盂肾炎。

　　(4) 甲状腺功能亢进症：指由多种病因导致体内甲状腺激素分泌过多，引起以神经、循环、消化等系统兴奋性增高和代谢亢进为主要表现的一组疾病的总称，其中以 Graves 病最为常见，常见有疲乏、怕热多汗、多食易饥，皮肤潮湿、消瘦，焦躁易怒，记忆力减退，手和眼睑震颤，心率增快、脉压增大、大便次数增多、女性月经减少或闭经、男性阳痿等甲状腺毒症表现，查体甲状腺肿大、突眼。

(二) 体格检查

1. 重点检查内容及目的

(1) 患者血压升高，测量双上肢卧位、立位血压及脉率可发现部分患者存在体位性低血压。

(2) 常有皮肤多汗、心率增快、肢端皮肤湿冷等表现。

(3) 少部分患者可触及腹部肿块。

(4) 如合并嗜铬细胞的其他遗传综合征还可能会有皮肤多发神经瘤、骨骼畸形、关节松弛、皮肤咖啡牛奶斑等。

体格检查结果

T 36.5 ℃，R 18 次/min，P 89 次/min

H 172 cm，BW 62.0 kg，BMI 20.96 kg/m^2

卧位右上肢 BP 146/84 mmHg，左上肢 BP 148/90 mmHg，HR 87 次/min。

立位右上肢 BP 142/80 mmHg，左上肢 BP 144/80 mmHg，HR 101 次/min。

发育正常，体形偏瘦，全身皮肤、黏膜无咖啡牛奶斑，未见皮肤神经纤维瘤，未见黑棘皮征。双手双足潮湿发凉，双侧甲状腺无肿大，心肺(-)，腹软，无压痛、反跳痛、肌紧张。双肾区叩痛(-)，双下肢无水肿，双足背动脉搏动尚可。

2.思维引导 经上述体格检查,患者体型偏瘦,无明显体位性低血压,立位心率稍增快。皮肤潮湿,手足发凉,腹软,需要进一步行实验室检查、影像学检查明确定性、定位诊断。

(三)辅助检查

1. 主要内容及目的

(1)血尿便常规、凝血功能:评估患者一般状况,监测 HCT 用于评估术前准备是否充分。

(2)定性诊断:血或 24 h 尿儿茶酚胺及其代谢产物 3-甲氧基肾上腺素(MN)、3-甲氧基去甲肾上腺素(NMN)。血和尿 MN 和 NMN 的敏感性和特异性较儿茶酚胺高,对嗜铬细胞瘤诊断价值更大。

(3)定位诊断:CT 是首选检查。间碘苄胍(MIBG)显像诊断特异性高,兼有定性和定位作用,有利于寻找肾上腺外病灶和转移灶。奥曲肽显像推荐用于筛查肾上腺外病灶和转移灶。

(4)排除遗传性综合征:①多发性内分泌腺瘤(MEN),完善甲状旁腺素、游离钙、24 尿钙磷、25-羟基维生素 D(25-OHD)、β 胶原降解产物、Ⅰ型胶原氨基端前肽、胃泌素、胰高血糖素、降钙素、胰岛素样生长因子-1、生长激素、甲状腺 B 超,必要时查甲状旁腺 B 超、鞍区 MRI。②希佩尔-林道综合征(VHL 综合征),完善男性阴囊 B 超、头颅 MRI、脊髓(颈髓、胸髓、腰髓)MRI、眼底照相。③基因检测,检测外周血中的遗传性致病基因突变。

(5)并发症评估:①评价肾上腺皮质功能,血皮质醇、促肾上腺皮质激素、24 h 尿游离皮质醇、立位肾素、血管紧张素、醛固酮。②眼科检查,评估眼底是否有高血压眼底病变。③心脏及大血管评估,BNP、心肌酶、心电图、超声心动图、动态心电图(Holter)评估是否合并儿茶酚胺心肌病及高血压心脏损伤,颈动脉、椎动脉、下肢动脉、双下肢静脉超声、下腔静脉彩超评估是否合并血管损伤。④代谢评估,HbA1c、OGTT 或空腹+餐后 2 h 血糖/胰岛素,血脂、血尿酸等代谢指标。⑤肾脏评估,尿微量白蛋白与肌酐的比值 ACR、肾动脉彩超,评估是否合并高血压肾损伤,如肿瘤与肾血管关系密切评估肾血流图。⑥转移灶筛查,鉴于所有嗜铬细胞瘤可能有转移潜能,必要时完善肿瘤标志物、骨扫描、胸腹盆增强 CT 评估转移灶情况。

辅助检查结果

1. 常规 血尿粪常规、肝肾功能、电解质、血脂、凝血功能均未见异常。HCT 40.9%。

2. 定性诊断

(1)单胺类神经递质测定:见表 2-14。

表 2-14 单胺类神经递质测定

检测项目	检测结果/(nmol/L)	参考范围/(nmol/L)
去甲肾上腺素	3.35	0~5.17
肾上腺素	0.20	0~0.34
3-甲氧基去甲肾上腺素	10.40	0~0.71
3-甲氧基肾上腺素	0.19	0~0.42
多巴胺	<0.14	0~0.31
高香草酸	27.55	14.27~163.03
高香扁桃酸	20.69	0~62
5-羟色胺	350.40	4~180
5-羟吲哚乙酸	36.93	25~105

　　24 h 尿儿茶酚胺:24 h 尿去甲肾上腺素(NE) 154 μg(参考值 0~50 μg),24 h 尿肾上腺素(E) 16 μg(参考值 0~20 μg),24 h 尿多巴胺(DA) 633 μg(0~500 μg)。

　　(2)ACTH-COR 节律:见表 2-15。

表2-15　ACTH-COR 节律

项 目	8:00	4:00	0:00
ACTH/(pg/mL)	28.4	22.5	6.62
COR/(ng/mL)	13.3	8.03	2.12

　　24 h UFC 216 nmol(参考值 73~372 nmol)。

　　(3)立位 RAAS:醛固酮(ALD) 60.70 pg/mL,血浆肾素(PRA) 2.95 ng/(mL·h),24 h 尿 ALD 3.1 μg(参考值 1~8 μg),24 h 尿量 1.8 L。

　　3. 定位　①CT:右肾上腺内侧肢占位,腺瘤可能,嗜铬细胞瘤不除外。②^{131}I-MIBG:右侧肾上腺放射性增高区,考虑为嗜铬细胞瘤。

　　4. 并发症检查　①空腹(FBG) 5.0 mmol/L,HbA1c 5.2%。②心电图未见异常,HR 89 次/min。③超声:双肾、输尿管、膀胱、前列腺均未见异常;双肾及肾动脉均未见异常;心内结构及功能均未见异常,EF 66%;双侧颈动脉、椎动脉及锁骨下动脉、下肢动脉、下肢深静脉均未见异常。

　　5. 多发性内分泌腺瘤 2 型(MEN 2 型)筛查　①甲状腺功能、癌胚抗原(CEA)、降钙素、骨代谢指标、GH、IGF-1、胃泌素均未见异常。②甲状腺及颈部淋巴结超声均未见异常。

　　6. 希佩尔-林道综合征(VHL)筛查　眼底正常。

　　2. 思维引导　根据患者多汗、头痛、心悸,血压高,血 NMN、尿儿茶酚胺水平增高,影像学 CT 可见肾上腺肿块,MIBG 显像阳性位置与 CT 相符,定性、定位诊断明确,考虑嗜铬细胞瘤,无心、大血管、肾并发症,无遗传性综合征线索。

　　(四)初步诊断

　　分析上述病史、查体、辅助检查结果,支持以下诊断:①嗜铬细胞瘤;②继发性高血压。

二、治疗经过 ▶▶▶

　　1. 监测　卧立位血压、HCT、体重、出入量、四肢皮温、大便情况。

　　2. 术前准备　使用 α 受体阻滞剂:多沙唑嗪缓释片 4 mg 1 次/d。应用 α 受体阻滞剂后出现持续性心动过速,加用 β 受体阻滞剂:倍他乐克 47.5 mg 1 次/d。

　　3. 充分补充血容量　配合高钠饮食,增加液体入量。

　　4. 术前药物准备充分前提下手术切除嗜铬细胞瘤　术前药物准备充分的标准:①持续性高血压,血压≤140/90 mmHg,阵发性高血压发作频率减少,幅度降低。②血容量恢复:血细胞比容降低,体重增加,肢端变暖,无明显体位性低血压。③高代谢症群及糖代谢异常改善。④术前药物准备时间存在个体差异,一般为 2~4 周,伴严重并发症的患者术前准备时间应相应延长。

　　5. 思维引导　手术切除是嗜铬细胞瘤最终的治疗方法,一经确诊并定位,应争取尽早手术,以免因高血压危象反复发作而危及生命。手术前必须进行充分的术前准备,以免围手术期出现巨大的血压波动危及生命。采用 α 受体阻滞剂使血压下降,减轻心脏负荷,恢复有效血容量,提高患者的手术耐受力。嗜铬细胞瘤的诊断一旦成立,患者应立即接受 α 受体阻滞剂治疗,以防出现高血压危象。酚苄明是长效的非选择性 α 受体阻滞剂,是长期治疗和术前准备的首选。起始剂量为 5～10 mg 每天 2 次,视血压控制情况逐渐加量,最终剂量 0.5～1 mg/(kg·d)。哌唑嗪、特拉唑嗪、多沙唑嗪都是选择性 α 受体阻滞剂,可用于嗜铬细胞瘤的术前准备。酚妥拉明是短效的非选择性 α 受体阻滞剂,用于高血压危象发作及术中控制血压,不适用于长期治疗。高血压危象一经控制,即应改为口服 α 受体阻滞剂直到手术前。应用 α 受体阻滞剂后如出现持续性心动过速或室上性心律失常,可酌情加用 β 受体阻滞剂;β 受体阻滞剂不能单独使用,必须在 α 受体阻滞剂起作用后使用。小剂量起始根据心率调整剂量。同时应注意补充血容量,以使原来缩减的血容量恢复正常。嗜铬细胞有可能为多发性或复发性,因此,术后应定期随访观察。恶性嗜铬细胞瘤一般对放疗和化疗不敏感,可用抗肾上腺素药等作对症治疗。^{131}I-MIBG 术后消除残余肿瘤组织和预防转移,但其治疗效果往往是暂时的,可选择性作为辅助治疗手段。术后 24～48 h 密切监测患者的血压和心率,应在术后 2～4 周复查血、尿生化指标(如血浆游离甲氧基肾上腺素类物质、血浆和尿游离儿茶酚胺),判断肿瘤是否残留,有无转移。所有患者需终身随访。散发病例单侧肾上腺切除者每年随访一次,遗传性患者每 6～12 个月复查 1 次,包括临床表现(如血压)和血尿甲氧基肾上腺素(MN)、儿茶酚胺检测及影像学检查。

治疗效果

1. 术前准备效果

(1)症状:多汗、心悸、头痛明显缓解。

(2)查体:体重 62～64 kg,卧位 BP(100～120)/(66～72) mmHg、HR 80～102 次/min;立位 BP(105～124)/(58～76) mmHg、HR 83～110 次/min。无明显体位性低血压,手足末梢温暖,皮肤不潮。

(3)辅助检查:HCT 40.9% 变为 38.5%。

2. 手术　行右肾上腺嗜铬细胞瘤切除术。

3. 病理　右肾上腺嗜铬细胞瘤,包膜完整,未见肾上腺外侵犯。

4. 随访　术后 1 个月查血 MN、甲氧基去甲肾上腺素(NMN),尿儿茶酚胺未见异常。

三、思考与讨论 »»

　　嗜铬细胞瘤的主要临床表现为持续性或阵发性高血压,少部分患者血压正常。高血压患者常伴有头痛、心悸、大汗三联征,多数持续性高血压患者存在直立性低血压。患者青年男性,慢性病程,临床表现主要为多汗,发作性头痛、心悸,初期发作时未测血压,近半年发现血压持续性升高,最高血压 190/124 mmHg,口服多种降压药血压控制不佳,无明显体位性低血压。查体四肢皮肤潮,皮温偏凉。实验室检查,24 h 尿儿茶酚胺,血 MN、NMN(+),定位诊断 CT 可见右侧肾上腺占位、MIBG 可见同位置阳性病灶。应与其他继发性高血压疾病如皮质醇增多症、原发性醛固酮增多症、肾性高血压、甲状腺功能亢进症,以及其他可引起阵发性高血压的疾病,如精神性疾病如焦虑、惊恐发作、心绞痛发作等相鉴别。该患者定性定位检查提示肾上腺嗜铬细胞瘤。当嗜铬细胞瘤诊断明确后,行 MEN 2 型、VHL 等遗传综合征的临床评估及进一步筛查心血管系统、代谢系统、消化系统、高血压相关视网膜及肾并发症亦十分重要。治疗上,嗜铬细胞瘤首选手术切除治疗,应进行充分术前准备,避免麻醉和术中、术后出血血压大幅度波动或因致命的高血压危象发作、肿瘤切除后出现顽固性低血压而危及生命。术后注意双侧肾上腺部分切除、孤立肾上腺的单侧肾上腺部分切除患者发生继发性肾上腺皮质功能减退症的可能。术后 2~4 周复查生化指标以明确是否成功切除肿瘤。所有患者均需终身随访。

四、练习题

1. 嗜铬细胞瘤主要临床表现是什么？
2. 嗜铬细胞瘤术前药物准备充分的标准是什么？
3. 嗜铬细胞瘤治疗时应用 β 受体阻滞剂的时机及注意事项是什么？

五、推荐阅读

[1] 王吉耀,葛均波,邹和建. 实用内科学 [M]. 16 版. 北京:人民卫生出版社,2022.
[2] 葛均波,徐永健,王辰. 内科学 [M]. 9 版. 北京:人民卫生出版社,2020.
[3] 中华医学会内分泌学分会. 嗜铬细胞瘤和副神经节瘤诊断治疗专家共识（2020 版）[J]. 中华内分泌代谢杂志,2020,36(9):737-750.

案例 9　21-羟化酶缺陷症

一、病历资料

（一）门诊接诊

患儿女性,7 岁。

1. **代主诉**　阴蒂肥大 7 年（代）。

2. **问诊重点**　该患者社会性别为女性,其主要症状阴蒂肥大是内分泌系统中性腺疾病中性发育障碍（disorders of sex development,DSD）的常见症状,患者的染色体性别对于病因的判断较为重要,46,XX 或 46,XY 的染色体核型均可能导致"阴蒂肥大"的临床表现,不同染色体核型对应的可能病因差别较大。多为先天性疾病,因此,问诊时需详细询问患者的生长发育史,包括母亲孕期有无特殊激素的接触史,出生时的情况、喂养情况、出生后至今的生长发育曲线,疾病演变过程、诊治经过、治疗效果等。

3. **问诊内容**

（1）诱发因素:对于染色体核型为 46,XX 的阴蒂肥大患者,出现阴蒂肥大,通常存在先天或后天的高雄激素血症。因此,需详细挖掘高雄激素的可能诱因,如母亲孕期有无雄激素制剂接触史或有无高雄激素血症;患者出生后有无接触性激素类的药物或食物。对于染色体核型为 46,XY 的患者,阴蒂肥大可能是阴茎短小的一种状态,多为基因突变导致的性腺发育程序紊乱导致,通常无明显诱因。

（2）主要症状:该患者的主要症状为阴蒂肥大,且根据家属描述,自出生时即有该症状,需要详细询问出生时阴蒂肥大的程度,随年龄增长阴蒂肥大的变化情况,有无阴囊发育,有无腹股沟肿块,有无疝气,有无晨间勃起发生。

（3）伴随症状:46,XX 的阴蒂肥大患者,既往又称为女性假两性畸形,常见于伴有高雄激素血症的先天性肾上腺皮质增生症（congenital adrenal hyperplasia,CAH）,最常见的 21α-羟化酶缺陷症（21-OHD）,其次是 11β-羟化酶缺陷症（11-OHD）。以 21-OHD 为例,患者的临床表现谱非常宽广,所以在问诊伴随症状时需要先了解一下该疾病的发病机制,详见下文的思维引导。21-OHD 可分为经典型和非经典型,其中经典型分为失盐型和单纯男性化型。婴幼儿多表现为啼哭无力、恶心、呕吐、喂养困难、吸吮困难、腹泻、慢性脱水和体格生长迟滞,因此,出生后早期的这些症状需详细询问。其次需询问有无高雄激素血症导致的其他症状,失盐型及单纯男性化型的 21-OHD 高雄激素血症导致的临床表现相似,需询问是否有声音低沉、胡须、阴毛腋毛生长,有无外阴色素沉着等。有无提前出现的身高线性增长。21-OHD 的患者可出现外周性性早熟,甚至转化为中枢性性早熟,需询问有无乳房发育、阴道出血,以及蹿个儿。11-OHD 的高雄激素血症的临床表现与 21-OHD 相似,但是其电解质紊乱以低钾血症为主,因此,为鉴别诊断,问诊时需询问有无双下肢乏力等低钾血症的临床表现。

(4)诊治经过:是否曾就诊,实验室影像学检查结果如何,既往诊断,是否用药,用何种药、具体剂量、效果如何。患者既往就诊的染色体核型,以及性激素检测的结果对于初步诊断,以及问诊的要点倾向非常重要,此类患者可稍微调整问诊顺序,即在问诊开始时即询问有无染色体核型及性激素检查结果。

(5)既往史:CAH 患者因糖皮质激素、性激素,以及一些有理盐作用的激素合成异常,可伴有高血压和代谢异常,如肥胖、高胰岛素血症、高脂血症等,相关病史及用药名称、剂量、相关指标控制情况需详细询问并记录。

(6)个人史:患者自出生至就诊的生长发育史需要详细记录。

(7)月经生育史:CAH 中的 21-OHD,以及 11-OHD 均可伴有外周性性早熟,如未及时就诊可转化为中枢性性早熟,尽管患者年龄尚小,仍需询问患者有无月经来潮或阴道出血,如有,则详细记录月经来潮时间,月经周期及月经量、颜色等。

(8)家族史:家族里有无类似疾病史,父母有无近亲结婚。DSD 通常与基因突变有关,父母近亲结婚可增加患病概率。

问诊结果

患者为 7 岁女童,7 年前于患者出生时家属即发现阴蒂肥大,约 0.5 cm 长,未见阴囊结构,阴蒂肥大随年龄增加而逐渐加重,现约 1.5 cm 长。2 年前因阴蒂肥大明显加重,且伴有唇周小毳毛明显,声音低沉,无恶心、呕吐,无头痛、头晕,无四肢乏力等不适。至当地医院,查染色体提示 46,XX(未见单),建议手术治疗,未执行。现为进一步就诊来医院门诊,查性激素六项:LH 1.06 mIU/mL(成年女性卵泡期:2.4 ~ 12.6 mIU/mL,下同),FSH 4.56 mIU/mL(参考值 3.5 ~ 12.5 mIU/mL),PRL 14.10 ng/mL(参考值 4.79 ~ 23.3 ng/mL),E_2 15.70 pg/mL(参考值 12.4 ~ 233.0 pg/mL),P 5.09 ng/mL(参考值 0.2 ~ 1.5 ng/mL),T 1.180 ng/mL,复查染色体核型示 46,XX。子宫及双附件超声未见明显异常;会阴区、双侧腹股沟区、双侧下腹部髂血管旁均未探及明显类睾丸组织回声。现为进一步诊治收住院。

---

4. 思维引导 经过病史询问,患者既往的诊疗经过中两次染色体核型检查结果均显示为女性染色体核型 46,XX,且性激素六项检测中可见孕酮水平及睾酮水平均明显高于正常同龄女性应有水平,提示患者确实存在高雄激素血症。孕酮为类固醇激素合成过程中较为上游的前提物质(图 2-4),提示体内类固醇激素合成酶存在缺陷导致孕酮在体内堆积。女性雄激素的来源主要是肾上腺及卵巢,卵巢超声未见异常,排除卵巢囊肿或肿瘤占位导致的高雄激素,该患者肾上腺来源的高雄激素血症可能性大。前文提出,46,XX 的阴蒂肥大最常见于 CAH 中的 21α-羟化酶缺陷症,以及 11β-羟化酶缺陷症。二者主要的鉴别在于 11β-羟化酶缺陷症存在高血压及以低钾血症为主

的电解质紊乱。该患者需要着重询问有无高血压病史，以及低钾血症的相关症状，注意查体时血压的测量。

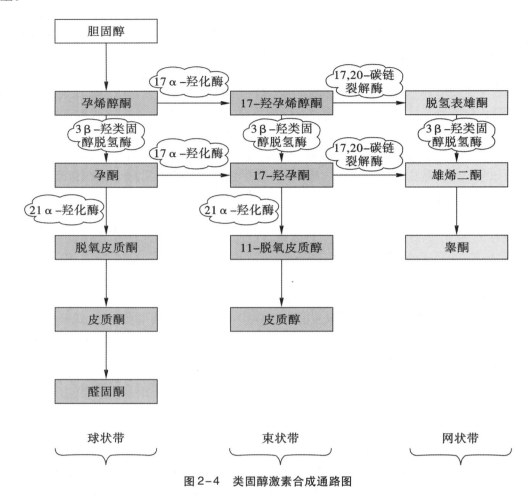

图2-4　类固醇激素合成通路图

21-OHD的确诊需要综合临床表现及一些生化指标和影像学检查。生化指标中较为特异的是17-羟孕酮（17-OHP），该指标是21-羟化酶的底物，如21-羟化酶缺陷，则该底物堆积导致血清水平明显升高。按基础17-OHP测值划分为3个区段可指导诊断和分型：17-OHP>100 ng/mL时，考虑为典型的21-OHD；10～100 ng/mL可能为非经典型21-OHD；2～10 ng/mL有可能为非经典型21-OHD或非21-OHD；<2 ng/mL基本可以排除21-OHD，如高度疑似21-OHD，但17-OHP水平未达到100 ng/mL，可考虑行ACTH兴奋试验，明确17-OHP峰值水平。

另外ACTH-皮质醇水平、雄烯二酮、硫酸脱氢表雄酮、肾上腺CT，以及21-羟化酶的编码基因CYP21A2的检测对于21-OHD的诊断具有一定的支持作用。

（二）体格检查

1. 重点检查内容及目的　经过病史询问，患者初步考虑为先天性的性发育异常，查体时除常规的各个系统查体外，应着重性腺相关发育指标的检查，如身高、体重、指间距、上部量、下部量、乳腺发育情况、阴毛、腋毛生长情况，唇周小髭毛生长情况。CAH患者因皮质醇合成缺陷，通常可有明显的ACTH水平反馈性升高，因此，部分患者可有皮肤及黏膜色素沉着加深，乳晕和外阴较为明显，需着重查看。

体格检查结果

T 36.5 ℃,R 19 次/min,P 100 次/min,BP 100/77 mmHg

H 130 cm,BW 39 kg,BMI 23.08 kg/m²,上部量 66 cm,下部量 64 cm,指间距 130 cm

发育正常,营养良好,体型匀称,神志清楚,自主体位,正常面容,表情自如,查体合作。全身皮肤黏膜轻度色素沉着,唇周可见明显鬓毛生长,双侧乳腺无发育,有阴毛、腋毛生长,阴蒂肥大,约 1.5 cm×2.0 cm×2.0 cm,同小阴茎样,无明显阴囊结构,阴唇发育差。可见阴道口,其余查体正常。

2.思维引导　经上述检查患者高雄激素体征明显,进一步验证高雄激素血症的诊断。患者血压正常,21-OHD 较 11-OHD 的可能性更大一些。需要进一步完成相关类固醇激素,以及肾上腺 CT 等影像学检查明确诊断。需要注意的是患者身高 130 cm,处于正常同龄儿的第 90 百分位,近期身高生长明显加速,性激素检测 LH 及 FSH 水平处于青春期启动前水平,考虑患者同时存在性早熟。研究报道,21-OHD 通常合并外周性性早熟,部分患儿可能因未及时诊治,转化为中枢性性早熟。需要进一步完成骨龄检测及子宫双附件的检查明确有无性早熟,如诊断为性早熟,鉴别诊断为何种性早熟。

(三)辅助检查

1. 主要内容及目的

(1)肝肾功能、电解质:明确有无肝肾功能损害、电解质紊乱,以明确分型并协助鉴别。

(2)17-羟孕酮:17-OHP 升高是 21-OHD 诊断的特异性指标,以及治疗监测指标。

(3)ACTH-皮质醇节律:典型 CAH 为皮质醇水平低下,ACTH 反馈性升高。

(4)雄烯二酮、硫酸脱氢表雄酮:二者为肾上腺来源的睾酮合成的前体雄激素,与睾酮水平具有较好的相关性。

(5)左手及腕关节骨龄片:明确目前骨龄状态,协助判断是否合并性早熟。

(6)子宫及附件超声:如患儿可配合,经直肠超声明确患者卵巢及子宫发育情况。

(7)肾上腺 CT:明确有无肾上腺的占位或增生。

(8)基因检测:CAH 通常为常染色体隐性遗传,有上述临床及生化表现的患者如有 CAH 致病基因纯合突变或复合杂合突变,可明确诊断。

辅助检查结果

(1)血钾 4.38 mmol/L,血钠 141.7 mmol/L,肝肾功能均正常。

(2)17-OHP 50.74 ng/mL。

(3)复查性激素六项:FSH 6.64 mIU/mL,LH 8.22 mIU/mL,E₂ 27.1 pg/mL,P 10.4 ng/mL,T 1.34 ng/mL,PRL 101 ng/mL。

(4)ACTH-皮质醇节律:ACTH 8 时-16 时-24 时:152-68-9.34 pg/mL,皮质醇 8 时-16 时-24 时:14.8-5.6-1.59 μg/dL。

(5)雄烯二酮>10.00 ng/mL;硫酸脱氢表雄酮 87.80 μg/dL。

(6)左手及腕关节骨龄 11~12 岁。

（7）肾上腺 CT 双侧肾上腺增粗（图 2-5）。

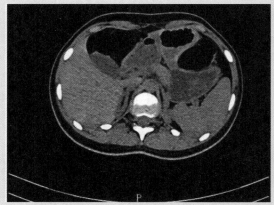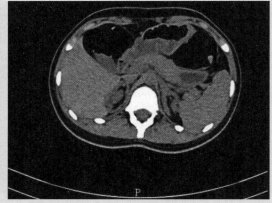

图 2-5　患者肾上腺 CT 平扫

（8）基因检测：*CYP21A2* 基因 c.518T>A（p.I173N）和 c.1069C>T（p.R357W）复合杂合变异；申请人父母分别为 *CYP21A2* 基因 c.518T>A（p.I173N）或 c.1069C>T（p.R357W）杂合变异携带者。

（9）子宫及附件超声：卵巢发育。

2. 思维引导　患者查体无血压升高，电解质未见低钾血症，基本排除 11-OHD。根据患者阴蒂肥大、阴毛腋毛生长等高雄激素血症的临床表现，结合患者 17-OHP 水平、肾上腺 CT 提示双侧肾上腺增生、21-羟化酶编码基因 *CYP21A2* 复杂杂合突变，先天性肾上腺皮质增生 21-羟化酶缺陷症的诊断基本明确。患者有典型的男性化表现，且 17-OHP 水平高达 50 ng/mL，考虑为单纯男性化型。患者复查性激素水平 LH 基础水平>5 mIU/mL，子宫附件超声提示卵巢发育，骨龄>实际年龄 5 岁，中枢性性早熟诊断明确。

（四）初步诊断

分析上述病史、查体、生化分析、影像学检查，以及基因检测结果，支持以下诊断：①先天性肾上腺皮质增生症：21α-羟化酶缺陷症（单纯男性化型）；②中枢性性早熟。

二、治疗经过

（一）初步治疗

（1）予以氢化可的松每日 3 次，每次 5 mg，如遇到发热、外伤、手术等应激情况，剂量增加至目前的 2~3 倍。

（2）择期至妇科行阴蒂部分切除术+外阴整形术。

（3）建议促性腺激素释放激素类似物（GnRHa）应用抑制下丘脑-垂体-性腺轴（HPG）轴功能，同时联合生长激素应用改善终身高，患者家属因费用问题拒绝。

（4）嘱患者加强营养及体育运动。

（二）治疗随访

患者院外规律用药，用药口服 1 个月后至医院门诊调整"醋酸氢化可的松片早 5 mg 中 5 mg 晚 1 mg"。1 年后出现阴道出血，遂再次入院。入院后检查结果如下。

1. 性激素六项　FSH 3.64 mIU/mL, LH 1.80 mIU/mL, E$_2$ 57.00 pg/mL, P 12.22 ng/mL, T 0.82 ng/mL, PRL 41.66 ng/mL。

2. 17-OHP、硫酸脱氢表雄酮及雄烯二酮　17-OHP>50.00 ng/mL,硫酸脱氢表雄酮 59.90 μg/dL,雄烯二酮 8.93 ng/mL。

3. ACTH 及皮质醇　ACTH 8:00 299.00 pg/mL,皮质醇 8:00 4.57 μg/dL。

4. 骨龄　左手约符合女 13 岁骨龄。

5. 子宫及附件超声　子宫体大小约 33 m×28 mm×16 mm,肌层回声均匀。内膜厚约 2 mm。宫颈长 23 mm。附件区右侧卵巢大小 30 mm×19 mm×15 mm,一个切面可及 6 个囊性回声,较大者大小约 13 mm×10 mm、6 mm×5 mm、5 mm×4 mm、4 mm×4 mm。左侧卵巢大小 23 mm×14 mm×12 mm,一个切面可及 7 个囊性回声,较大者大小约 6 mm×5 mm、6 mm×4 mm、5 mm×4 mm、4 mm×3 mm。

6. 乳腺超声　符合幼儿乳腺发育声像图改变。

(三)思维引导

21-OHD 的治疗主要是糖皮质激素的抑制治疗,在目前的糖皮质激素制剂中,对垂体-肾上腺轴抑制最强的是地塞米松,如无禁忌,通常首选地塞米松,定期评估,待 ACTH、17-羟孕酮、雄激素水平趋于正常水平后,可减量至维持剂量。但地塞米松对于生长发育有一定的抑制作用,因此,对于有身高生长需求的儿童及青少年患者,首选氢化可的松,但是对于 ACTH 的抑制作用较弱,对于雄激素合成的抑制作用可能同时达不到理想状态,该患者入院后复查 17-羟孕酮水平与用药前变化不大。因此,入院后进一步调整药物醋酸氢化可的松片(20 mg)早 1/4 片;泼尼松片晚 1/2 片。

另外患者有阴道出血,复查性激素提示性腺轴已启动,结合患者出现症状的年龄,子宫附件超声提示双侧卵巢多发小卵泡,考虑外周性性早熟转变为中枢性性早熟,阴道出血考虑为月经来潮。患者骨龄已达 13 岁,目前应用 GnRHa 对于终身高的益处较小,且患者家属暂不考虑应用生长激素,嘱患者加强营养及运动,抓住最后的生长空间。因为雄激素是雌二醇的前体,雌二醇对于骨骺生长有较强的促进作用,21-OHD 患者的终身高通常偏矮。患者后续如有继续规律的月经来潮,家属应指导患者适应月经来潮导致的生理及心理不适。必要时进行专业的心理疏导。

三、思考与讨论

21-OHD 的发病同时影响肾上腺球状带、束状带及网状态的功能,严重影响患者身心健康。如不及时诊治,长期持续的高雄激素血症及皮质醇水平相对缺乏,可能导致性早熟及肾上腺皮质危象等危害健康的发生,因此,早诊断、早治疗可以尽可能减少对患者生长发育的损害。有相关病史的患者及家属需尽早进行遗传咨询必要时进行新生儿的筛查,以减少该疾病的社会危害。

21-OHD 的治疗较为棘手,需要根据患者的分型,以及具体情况进行个体化的治疗。治疗目标包括替代生理需要的糖皮质激素以防止危象发生,同时合理抑制高雄激素血症。抑制高雄激素血症目标是为保证未停止生长个体有正常的线性生长和青春发育,减少成年身高受损;在停止生长和青春发育完成后保护生育能力,预防骨质疏松和减少心血管的风险。目前应用于儿童和青春期替代治疗的皮质醇制剂包括属于糖皮质激素的氢化可的松(hydrocortisone,HC)和属盐皮质激素的 9-α 氟氢可的松(flurinef,FC)。外源 HC 难以模拟皮质醇的正常脉冲分泌和昼夜节律乃至替代 ACTH-COR 之间的生理性负反馈关系。替代后剂量不适合可能出现两种情况,剂量不足以抑制高雄激素血症或剂量过度致抑制生长,甚至发生医源性皮质醇增多症。维持抑制雄激素和不抑制生长间的平衡是治疗的挑战。FC 替代同样也需维持防止失盐和过度致钠潴留,甚至高血压间的平衡。

21-OHD 疾病的本质是皮质醇合成不足,存在不同程度的肾上腺皮质功能减退,因此,除其他病因导致的肾上腺皮质功能减退患者外,在患者遇到应激情况下需增加糖皮质激素的用量。非外科应激的建议剂量,需增加氢化可的松的剂量的应激情况主要是发热或感染性疾病,对于心理情绪应激和运动(剧烈运动或较长时间的中等量运动)不强调增加氢化可的松剂量,但需要监控血糖。感染性疾病及手术时需增加剂量至原剂量的 3～5 倍,甚至可能更高,须根据患者肾上腺皮质功能决定。

另外 21-OHD 患者因长期高 ACTH 水平,可能伴有肾上腺髓样脂肪瘤,以及睾丸内肾上腺内残留的性腺原基细胞过度增殖导致的睾丸内肾上腺残余瘤(testicular adrenal rest tumor,TART),多数患者经过 ACTH 的抑制治疗后,肾上腺髓样脂肪瘤及 TART 均能得到较好的改善,但是部分患者治疗控制欠佳,TART 因位于睾丸纵隔旁和睾丸网上的特殊位置,使曲细精管受瘤体压迫并致管周透明样变和纤维化,甚至发生梗阻性无精和睾丸间质细胞功能的不可逆性损害。早期诊治可避免瘤对睾丸的不可逆性损害后果,男性患者需对睾丸进行定期评估,必要时手术剔除。

尽管 21-OHD 在整体人群的发病率较低,临床医生在要到类似临床表现,以及激素水平的时候仍需考虑该疾病的可能,及时诊断治疗对患者的生活质量及人生的规划均有非常重要的意义。

四、练习题

1. 哪些症状体征提示 21-羟化酶缺陷症的诊断?
2. 21-羟化酶缺陷症的发病原理主要是什么?
3. 21-羟化酶缺陷症的治疗原则是什么?

五、推荐阅读

[1] 宁光. 内分泌学高级教程[M]. 北京:中华医学电子音像出版社,2016.
[2] 中华医学会儿科学分会内分泌遗传代谢病学组. 先天性肾上腺皮质增生症 21-羟化酶缺陷诊治共识[J]. 中华儿科杂志,2016,54(8):569-576.
[3] 刘彦玲,董文科,王伟,等. 非经典型 21-羟化酶缺陷症先天性肾上腺增生合并中枢性性早熟一例[J]. 中华内分泌代谢杂志,2014,30(1):73-75.

第三部分 甲状腺疾病

案例 10 Graves 病（毒性弥漫性甲状腺肿）（ATDs 治疗）

一、病历资料

（一）门诊接诊

患者女性，46 岁。

1. 主诉　心慌、手抖、怕热、多汗 1 个月。

2. 问诊重点　该患者为中年女性患者，其主要症状心慌、手抖、怕热、多汗均为高代谢症状，在内分泌系统疾病常见于甲状腺毒症，即各种原因导致血液循环中的甲状腺激素过多，累及神经、循环和消化等系统，导致其兴奋性增高及代谢亢进，引起心悸、出汗、进食、排便次数增多和体重减少为主要表现的一组临床综合征。须着重问诊各系统相关的主要症状及伴随症状特点、疾病演变过程、诊治经过、治疗效果等。

3. 问诊内容

（1）诱发因素：有无劳累、精神刺激、外伤手术、感染等应激情况发生。

（2）主要症状：心慌是心血管系统疾病的常见症状，须询问发作时间，发作频率，以及持续时间。手抖每次发作的具体表现，与情绪的相关性，手抖的动作幅度及持续时间。

（3）伴随症状：有无心前区疼痛、发热、头晕、头痛、晕厥、抽搐、呼吸困难、消瘦、多汗、失眠、焦虑等相关症状。

（4）诊治经过：是否就诊过，就诊过程中有无行相关的检查，检查结果如何，有无予以初步诊断，有无用药，用药剂量及效果如何，以便快速地判断病情。

（5）既往史：有无高血压、糖尿病、冠心病等疾病史。患者有心慌、手抖状态，患者高代谢状态，部分患者可伴有血压增高，询问有无高血压，以及血压控制水平。中年患者可能伴有糖尿病等代谢异常，或患者如确诊为格雷夫斯（Graves）病，为自身免疫病，可能同时伴有其他自身免疫病，如 1 型糖尿病，需询问患者糖尿病病史及具体的诊治情况。

（6）个人史：疫区及疫水接触史，起居习惯、饮食规律、烟酒嗜好及其摄入量。

（7）月经生育史：甲状腺毒症可影响女性患者的月经，可表现为经量增加或经量减少，需详细询问患者的月经周期，每次月经持续时间等。

（8）家族史：Graves 病可有家族遗传倾向，需询问三代以内的患病情况。

问诊结果

1 个月前劳累后出现心慌手抖,怕热多汗、伴左上肢麻木、全身瘙痒,偶伴做吞咽动作困难,无发热、面色苍白、胸闷、胸痛、呼吸困难,无进食困难,饮水呛咳,无多食善饥,体重显著下降、大便次数增多,无向心性肥胖、面圆而呈暗红色、皮肤紫纹,无口干、眼干、多饮、多尿、夜尿增多,无尿急、尿频、尿痛,未进行特殊处理。1 d 前至内分泌科就诊,查甲状腺功能:FT_3 11.93 pmol/L,FT_4 38.88 pmol/L,TSH 0.005 μIU/mL。甲状腺彩超:①甲状腺体积增大并弥漫性回声改变(请结合实验室检查);②双侧颈部Ⅵ区肿大淋巴结(考虑反应性)。为求进一步治疗,门诊以"甲状腺功能亢进症"收入科。发病以来,患者神志清、精神可,食欲正常,睡眠正常,大小便正常,体重无明显变化。

4. 思维引导　患者的心慌、手抖、怕热、多汗症状,经门诊的甲状腺功能检测,甲状腺超声检查,初步考虑甲状腺毒症。甲状腺毒症可分为甲状腺功能亢进症(简称甲亢)和非甲亢两大类,甲亢最常见的病因是毒性弥漫性甲状腺肿(Graves 病),非甲亢性甲状腺毒症主要包括炎性甲亢(急性甲状腺炎、亚急性甲状腺炎、无痛性甲状腺炎、产后甲状腺炎和桥本甲状腺炎性甲亢)、药物致甲亢(左甲状腺素钠和碘甲亢)、HCG 相关性甲亢(妊娠呕吐性暂时性甲亢)(表 3-1)。患者未服用左甲状腺素钠及含碘的药物,因此不考虑药物性甲亢。患者年龄为 46 岁,平素有避孕状态,近期有月经来潮,因此,不考虑 HCG 相关甲亢。患者门诊未行甲状腺相关抗体检查,因此,患者入院后需鉴别 Graves 病及炎性甲亢。临床上 80% 以上甲亢是 Graves 病(Graves Diease,GD)引起的。高代谢候群为其临床表现,如怕热、多汗、皮肤湿热、乏力、进食增加而体重减轻,部分患者可有发热等表现;心血管系统以高动力循环为特征,多有持续性心悸,严重时出现心力衰竭表现。消化系统表现为胃肠活动增强,食欲亢进,多食易饥,排便增多,极少数出现厌食,甚至恶病质。部分患者肝功能异常,转氨酶升高,偶伴黄疸。神经精神系统表现为多言好动、情绪易激动、紧张焦虑、失眠、记忆力减退,可有手和舌细颤、腱反射亢进。生殖系统可有女性月经减少或闭经,男性阳痿,偶有乳腺增生。肌肉骨骼系统可伴发甲亢性周期性瘫痪、急性和慢性甲亢性肌病。血液系统可有白细胞和粒细胞的减少,淋巴细胞数量增加,可以伴发与自身免疫相关的血小板减少性紫癜和恶性贫血。Graves 病的病因目前尚不清楚,公认本病的发生与自身免疫有关,可检出促甲状腺激素受体抗体(thyroid stimulating hormone receptor antibody,TRAb),并可合并其他自身免疫病,如系统性红斑狼疮、类风湿关节炎、系统性血管炎、恶性贫血、重症肌无力、白癜风、斑秃、1 型糖尿病等。亚急性甲状腺炎患者可伴有发热,以及颈部疼痛,可通过相关病史询问初步鉴别诊断。

表 3-1　甲状腺毒症的常见病因

甲状腺功能亢进症	非甲状腺功能亢进症
毒性弥漫性甲状腺肿	亚急性甲状腺炎
毒性多结节性甲状腺肿	桥本甲状腺炎
毒性甲状腺腺瘤	产后甲状腺炎
碘致甲亢	无痛性甲状腺炎
自身免疫性新生儿甲亢	急性甲状腺炎
家族性非自身免疫性甲亢	人为甲状腺毒症

续表 3-1

甲状腺功能亢进症	非甲状腺功能亢进症
散发性非自身免疫性甲亢	–
功能性甲状腺癌转移	–
分泌 TSH 的垂体腺瘤	–
甲状腺激素抵抗(T_3 受体 β 突变)	–
人绒毛膜促性腺激素相关性甲亢	–
妊娠—过性甲状腺毒症	–
妊娠滋养细胞肿瘤:葡萄胎、绒毛膜癌	–
卵巢甲状腺肿	–

(二)体格检查

1. 重点检查内容及目的

(1)甲状腺肿大:甲状腺肿多为对称性弥漫性,质地软,无压痛。甲状腺上下极可触及震颤,闻及血管杂音。也有少数的病例甲状腺不肿大;结节性甲状腺肿伴甲亢可触及结节性肿大的甲状腺;甲状腺自主性高功能腺瘤可扪及孤立结节。需对甲状腺肿大分级。甲状腺肿大,一般分成Ⅲ度,如下:Ⅰ度肿大,看不见、摸得着;Ⅱ度肿大,甲状腺明显肿大,肿大的甲状腺没有超过胸锁乳突肌内缘;Ⅲ度肿大,甲状腺明显肿大,肿大的甲状腺超过胸锁乳突肌外缘。

(2)眼征:一类为单纯性突眼,病因与甲状腺毒症所致的交感神经兴奋性增高有关,包括下述表现。①轻度突眼:突眼度不超过 18 mm。②施特尔瓦格(Slellwag)征:瞬目减少,炯炯发亮。③上睑挛缩,睑裂增宽。④冯·格雷费(Von Graefe)征:双眼向下看时,由于上眼睑不能随眼球下落,出现白色巩膜。⑤焦夫洛(Joffroy)征:眼球向上看时,前额皮肤不能皱起。⑥默比乌斯(Mohius)征:双眼看近物时,眼球辐辏不良。另一类为浸润性突眼,病因与眶周组织的自身免疫炎症反应有关,少见,眼球高度突出,眼睑不能闭合,结核膜和角膜暴露在外,易受外界刺激而发生充血、水肿、炎症。

(3)心血管系统:心率增快、心脏扩大、心律失常、心房颤动、脉压增大等。

(4)皮肤:少数病例下肢胫骨前下 1/3 部位皮肤可见黏液性水肿,早期皮肤变厚,粗而韧,大小不等、广泛红色结节,后期皮肤粗厚,呈橘皮状或树皮状。

体格检查结果

T 36.5 ℃,R 20 次/min,P 108 次/min,BP 125/74 mmHg

H 160 cm,BW 48 kg,BMI 18.75 kg/m²

发育正常,营养良好,体型偏瘦,神志清楚,自主体位,正常面容,表情自如,查体合作。双侧瞳孔等大等圆,未见眼球突出及眼睑水肿。甲状腺Ⅱ度肿大,质软,无压痛,双侧甲状腺上极可闻及血管杂音。心率108 次/min,律齐,心脉率一致,各瓣膜听诊区未闻及杂音。双下肢无水肿,双手细颤阳性。

---

2. 思维引导　患者体格检查提示甲状腺肿大,甲状腺上极可闻及血管杂音,心率增快,双手细颤阳性。其中心率增快,以及双手细颤阳性为甲状腺毒症典型症状。其中甲状腺无触痛,无发热,暂不考虑亚急性甲状腺炎导致的甲状腺毒症。根据甲状腺肿大,以及血管杂音,考虑 Graves 病的可

能性大,需进一步完善甲状腺相关抗体进一步明确诊断。查体患者双眼无明显眼球突出,以及相关眼征,暂不考虑甲状腺相关眼病。双下肢无水肿,排除胫前黏液性水肿。

(三)辅助检查

1. 主要内容及目的

(1)血常规:Graves 病患者可伴有白细胞,以及中性粒细胞降低,且如需抗甲状腺药物治疗,抗甲状腺药物可能导致白细胞降低。

(2)肝功能、电解质:明确患者有无甲状腺毒症相关的肝功能损伤,以及低钾血症。

(3)甲状腺相关抗体(TPO-Ab、TgAb、TRAb):鉴别患者是否存在慢性甲状腺炎、亚急性甲状腺炎,以及 Graves 病。

(4)炎症指标:亚急性甲状腺可有红细胞沉降率增快等炎症表现。

(5)心电图、心脏彩超:明确患者有无心律失常,以及心功能不全。

(6)甲状腺摄碘率:明确患者甲状腺摄碘率高于或低于正常,以鉴别破坏性炎症导致甲状腺激素释放入血增多还是甲状腺激素合成增多。

辅助检查结果

(1)血常规:白细胞计数 3.34×10^9/L,血红蛋白 113.0 g/L,单核细胞百分数 13.9%,中性粒细胞绝对值 1.64×10^9/L↓。

(2)肝功能、电解质:均正常。

(3)甲状腺自身抗体:抗甲状腺过氧化物酶自身抗体 20 IU/mL,促甲状腺激素受体抗体 3.72 IU/L;促甲状腺激素受体刺激性抗体 4.38 IU/L。

(4)炎症指标:CRP 5 mg/L,ESR 11 mm/h。

(5)心电图:窦性心动过速。

(6)甲状腺摄碘率 2 h 摄碘率 65%,4 h 摄碘率 84%,24 h 摄碘率 93%。

---

2. 思维引导　根据患者出现甲状腺功能亢进的临床表现和体征,生化检查提示 FT_3、FT_4 升高,TSH 降低,TRAb 升高,甲状腺摄碘率明显升高,Graves 病诊断基本明确。患者白细胞及中性粒细胞降低,提示患者伴有 Graves 病导致的粒细胞降低,需进行升白细胞治疗。

(四)初步诊断

分析上述病史、查体、生化分析、影像学检查,以及基因检测结果,支持以下诊断:Graves 病伴白细胞减少。

二、治疗经过

(一)初步治疗

(1)甲巯咪唑片 10 mg,每天 3 次,每次 1 片。

(2)普萘洛尔片 10 mg,每天 3 次,每次 1 片。

(3)利可君片 20 mg,每天 3 次,每次 1 片。

(4)地榆升白片 0.1 g,每天 3 次,每次 2 片。

(5)嘱患者低碘饮食,注意休息,保持充足休息,足够的营养。

(6)1 周后复查血常规、肝功能,1 个月后复查甲状腺功能。

（二）治疗随访

患者院外规律用药，用药口服 1 周后复查血常规：白细胞计数 $4.0×10^9/L$，血红蛋白 113.0 g/L，中性粒细胞绝对值 $2.1×10^9/L$，1 个月后至医院门诊复查甲状腺功能 FT_3 11.93 pmol/L，FT_4 21.32 pmol/L，TSH 0.01 μIU/mL，患者心慌手抖、怕热多汗等症状已明显缓解，心率 84 次/min。调整甲疏咪唑片剂量为 10 mg，每天 2 次，每次 1 片。嘱患者继续规律复查，根据结果调整甲疏咪唑片用量。

（三）思维引导

GD 的治疗主要包括抗甲状腺药物（ATDs）、放射性碘 131 治疗，以及手术治疗三种方案，各有利弊，需结合患者具体情况进行制订。该患者为中年女性，有轻度的白细胞及粒细胞减少，告知目前的白细胞减少为 GD 疾病本身所致，服用 ATDs 有加重粒细胞减少的可能，结合患者意愿，最终选择口服甲疏咪唑抗甲状腺治疗，并辅以升白细胞药物应用。因此，本章节主要涉及抗甲状腺药物治疗的相关内容，GD 的放射性碘 131 治疗及手术治疗详见后续对应章节。

ATDs 治疗 GD 主要原理包括抑制甲状腺过氧化物酶活性，抑制碘化酪氨酸偶联作用，抑制 T_4 向 T_3 的转化等，即抑制活性甲状腺激素的合成和转化。主要适用于：①缓解可能性较大（尤其是病情较轻的女性，甲状腺体积较小和 TRAb 阴性或低滴度）。②老年患者有合并症时手术风险增加或期望寿命有限；既往颈部手术或外照射治疗；无法行甲状腺大部分切除术患者。③中到重度活动性格雷夫斯眼病（GO）几类患者。ATDs 疗效肯定，一般不会引起永久性甲状腺功能减退（简称甲减），患者应用起来相对比较经济、方便，然而也存在一些缺点，疗程长，治愈率低，停药后容易复发，存在继发性失效的可能，且部分患者可能出现严重的并发症，如肝功能衰竭、严重粒细胞缺乏。

β 受体阻滞剂：甲状腺激素可以增加肾上腺能受体的敏感性，因此，GD 患者治疗初期伴有明显心悸等不适时可予以 β 受体阻滞剂。本药的作用：①从受体部位阻断儿茶酚胺的作用，减轻甲状腺毒症的症状。在 ATD 作用完全发挥以前控制甲状腺毒症的症状。②具有抑制外周组织 T_4 转换为 T_3 的作用。③β 受体阻滞剂还可以通过独立的机制（非肾上腺能受体途径）阻断甲状腺激素对心肌的直接作用。④对严重心动过速导致的心功能不全有效。目前使用最广泛的 β 受体阻滞剂是普萘洛尔，20～80 mg/d，6～8 h/次。哮喘和慢性阻塞性肺疾病禁用；甲亢妊娠女性患者慎用。心脏传导阻滞和充血性心力衰竭禁用。但是严重心动过速导致的心力衰竭可以使用。

ATDs 主要包括硫脲类和咪唑类，前者包括甲疏咪唑（MMI）和卡比马唑，后者包括甲硫氧嘧啶和丙硫氧嘧啶（PTU），其中目前临床上以 MMI 和 PTU 最为常见。ATDs 治疗 GD 主要分为 3 期，起始阶段、减量阶段，以及维持阶段。在起始阶段，通常 MMI 30～45 mg/d 或 PTU 300～450 mg/d，分 3 次口服。MMI 半衰期长，剂量减少后每天单次服用。在该阶段，患者症状消失，血中甲状腺激素水平基本接近正常。在减量阶段，逐渐将起始剂量减量至维持剂量，从而保持甲状腺功能维持平衡。减量时每 2～4 周减药 1 次，每次 MMI 减量 5～10 mg/d（PTU 50～100 mg/d），减至最小维持剂量。在维持阶段，通常以最低有效剂量维持治疗，其中 MMI 维持剂量通常为 5～10 mg/d，PTU 维持剂量通常为 50～100 mg/d，总疗程一般为 1.5～2.0 年。起始剂量、减量速度、维持剂量和总疗程均有个体差异，需要根据临床实际掌握。如治疗过程中症状有反复，需加大药物剂量并延长疗程。通常停药指征一般为甲状腺明显缩小，以及促甲状腺素受体抗体（TRAb）转阴。

停药时甲状腺明显缩小及促甲状腺激素受体刺激性抗体（TSAb）阴性者，停药后复发率低；停药时甲状腺仍肿大或 TSAb 阳性者停药后复发率高。复发多发生在停药后 3～6 个月内。在治疗过程中出现甲状腺功能减退或甲状腺明显增大时可酌情用左甲状腺素或甲状腺片。

三、思考与讨论 >>>

ATDs 在 GD 的治疗中占据非常重要的地位。应用该治疗方案过程中，需密切监测患者应用药物的不良反应,其中最常见的包括白细胞减少/粒细胞减少症、肝功能受损、皮疹。MMI 的不良反应是剂量依赖性的;PTU 的不良反应则是非剂量依赖性的,两药的交叉反应发生率为 50% 。

(一)白细胞减少(<4.0×10⁹/L)

通常不需要停药,减少 ATDs 剂量,加用一般升白细胞药物,如利可君、地榆升白片、维生素 B_4、鲨肝醇等。注意甲亢在病情还未被控制时也可引起白细胞减少,所以应当在用药前常规检查白细胞数目作为对照。粒细胞缺乏症(外周血中性粒细胞绝对计数小于 $0.5×10^9/L$)是 ATDs 的严重并发症。服用 MMI 和 PTU 发生的概率相等,在 0.3% 左右。老年患者发生本症的危险性增加。多数病例发生在 ATDs 最初治疗的 2~3 个月或再次用药的 1~2 个月内,但也可发生在服药的任何时间。患者的主要临床表现是发热、咽痛、全身不适等,严重者出现败血症,死亡率较高。治疗中出现发热、咽痛均要立即检查白细胞,以便时发现粒细胞缺乏症的发生。建议在治疗中应定期检查白细胞,若中性粒细胞少于 $1.5×10^9/L$,应当立即停药。粒细胞集落刺激因子(G-CSF)可以促进骨髓恢复,但是对骨髓造血功能损伤严重的病例效果不佳。在一些情况下,可应用糖皮质激素纠正粒细胞缺乏症。PTU 和 MMI 都可以引起本症,二者有交叉反应。所以其中一种药物引起本症,不要换用另外一种药物继续治疗。

(二)中毒性肝病

发生率为 0.1% ~0.2% 。多在用药后 3 周发生。表现为变态反应性肝炎。转氨酶显著上升,肝穿刺可见片状肝细胞坏死。死亡率高达 25% ~30% 。PTU 引起的中毒性肝病与 PTU 引起的转氨酶升高很难鉴别。PTU 可以引起 20% ~30% 的患者转氨酶升高,升高幅度为正常值的 1.1~1.6 倍。另外 GD 本身也有转氨酶增高,在用药前检查基础的肝功能,以区别是否为药物的不良反应。还有一种罕见的 MMI 导致的胆汁淤积性肝病。肝活体检查肝细胞结构存在,小胆管内可见胆汁游积,外周有轻度炎症。停药后可完全恢复。

(三)皮疹和瘙痒

发生率为 10% ,用抗组胺药物多可纠正。如皮疹严重应停药,以免发生剥脱性皮炎。另外,碳酸锂作为一种非常规的抗甲状腺药物在临床中经常被应用。碳酸锂可抑制甲状腺激素分泌,主要适用于对于 ATDs 和碘剂都过敏的患者,临时改善甲状腺毒症。碳酸锂的这种抑制作用随时间延长而逐渐消失。剂量通常 300~500 mg,每 8 h 1 次。需要注意的是锂制剂的毒副作用较大,仅适用于短期治疗。

总之,GD 的 ATDs 治疗在临床上应用较为广泛,应用前需告知患者 ATDs 治疗的利弊,引导患者定期复查,及时调整剂量,坚持足够疗程,把握停药指征。

四、练习题 ▶▶▶

1. Graves 病主要有哪些症状和体征?
2. Graves 病的抗甲状腺药物治疗的适应证是什么?
3. Graves 病抗甲状腺药物的可能不良反应包括哪些?

五、推荐阅读 ▶▶▶

[1]宁光.内分泌学高级教程[M].北京:中华医学电子音像出版社,2016.
[2]中华医学会内分泌学分会,中国医师协会内分泌代谢科医师分会,中华医学会核医学分会,等.
    中国甲状腺功能亢进症和其他原因所致甲状腺毒症诊治指南[J].中华内分泌代谢杂志,2022,
    38(8):700-748.
[3]葛均波,徐永健,王辰.内科学[M].9 版.北京:人民卫生出版社,2018.

案例 11　Graves 病（毒性弥漫性甲状腺肿）（碘 131 或手术治疗）

一、病历资料

（一）门诊接诊

患者女性,27 岁。

1. 主诉　心悸、多汗、消瘦、手抖 6 个月,发热 2 d。

2. 问诊重点　心悸、多汗、体重减轻、发热是内分泌系统疾病中较常见的症状,易与多种疾病的一般表现相混淆。问诊时应注意除主要症状及其特点外,还需注意询问有无伴随症状、有无鉴别意义的阴性症状、诊疗经过等。不仅要注意到突出的症状,而且要注重询问其完整的病史、全面考虑,尤其需关注用药史、胃肠道疾病史、内分泌及代谢疾病史和中枢神经系统疾病史,以识别潜在的疾病。

3. 问诊内容

（1）诱发因素:有无明显诱因或继发于各种创伤或疾病,如感染、情绪应激、劳累等。

（2）主要症状及伴随症状:①心悸是临床常见症状,病理方面多是由于心律失常所致,主要是房性或室性期前收缩、心动过速等,也可能是我们身体的正常生理反应,问诊时需询问心悸发生的诱因、性质、发作频率和缓解方式,心悸伴随症状方面需询问有无心前区疼痛（如冠心病、心肌炎等）、发热（如感染性心内膜炎、感染性疾病、风湿热等）、晕厥（如病态窦房结综合征、惊恐发作等）、呼吸困难（如重度贫血、心包炎、心力衰竭等）,同时也要注意患者的发病年龄,是否存在紧张、焦虑、惊恐情绪。②多汗,原因大致可分为原发性多汗,常见于青少年,多表现在躯体汗腺部位密集处多汗,在精神紧张、激动情况时加重。继发性多汗多存在病理性因素。如低血糖,血糖<2.8 mmol/L 时会出现心慌、手抖、头晕、视物模糊、多汗等交感神经兴奋症状。感染等炎症性疾病也可导致发热、寒战、出冷汗等症状。甲状腺功能亢进症疾病因甲状腺激素分泌过多导致机体代谢亢进和交感神经兴奋,引起心悸、多汗、食欲增多、大便次数增多、体重减少等症状。常伴有甲状腺肿大。急性冠脉综合征一般以突发胸痛、心悸为主要表现,交感神经兴奋可致多汗。③消瘦,引起消瘦的原因众多,涉及如呼吸、消化、内分泌、血液、自身免疫等多系统。问诊时需了解患者每日食物摄入量、运动量及大便情况,排除摄入不足或运动增加引起的体重减轻;有无乏力、头痛、牙痛、心悸、大汗、恶心、食欲缺乏、手抖等伴随症状。④手抖:内分泌常见于甲亢引起手抖,症状常表现为双手细颤,多伴有多汗、消瘦、乏力、大便次数增多等。神经内科相关性手抖,常见于帕金森病,表现为静止时双手搓丸样震颤（静止性震颤）,运动时减轻,睡眠状态时症状可完全消失。骨科相关性手抖,常见于肌肉劳损及外伤导致的手抖。⑤发热:高于下列温度之一,腋温≥37.2 ℃,口温≥37.7 ℃,肛温≥38.0 ℃,可认为发热。需鉴别感染性发热、肿瘤性发热,需详细了解患者最近一段时间的体温情况,来判断发热的诱因、性质、发作频率和缓解方式,有无怕冷、寒战、大汗或盗汗;同时应该询问是否伴有咳嗽、咳痰、呼吸困难、胸痛、恶心、呕吐、尿频、尿急、尿痛等伴随症状。患者青年女性,需排查结缔组织病引起的发热。

（3）诊治经过:本次就诊前已经接受过的检查及其结果,治疗所用药物的名称、剂量、给药途径、疗程及疗效。

（4）既往史:当出现一个症状或体征时,需注意联系既往病史,有可能是疾病的演变所致。需重点询问是否有消化系统疾病、结核、神经系统疾病史，是否有糖尿病、甲状腺疾病、冠心病病史。

（5）个人史：有无外地久居史，有无疫区、疫水接触史，有无特殊化学品及放射性物质接触史，有无吸烟、酗酒史等。

（6）家族史：家族中有类似疾病患者。

问诊结果

　　患者青年女性，27 岁，6 个月前无明显诱因出现心悸、怕热、多汗、手抖、体重减轻、烦躁易怒、失眠不安、大便次数增多症状。体重 1 个月内减轻 2 kg，不伴呼吸困难、恶心、呕吐、胸前区疼痛等，未在意。1 个月前出现胸闷，至医院查甲状腺功能 FT_3、FT_4、TSH，血常规、肝功能均无异常，TPO-Ab 287.4 IU/mL，TgAb 803.3 IU/mL，TRAb 13.74 IU/L，诊断为"格雷夫斯病"，予甲巯咪唑片 10 mg 每天 3 次（tid），盐酸普萘洛尔片 20 mg tid 口服，用药后上述症状减轻。2 d 前出现发热，体温最高 39 ℃，伴咽喉肿痛、咳嗽、咳痰，呈白色黏痰，当地医院查血常规：白细胞计数 $1.11×10^9$/L，中性粒细胞绝对值 $0.02×10^9$/L，为求治疗来医院。发病来，患者神志清，精神科，食欲可，睡眠欠佳，大便次数增多，3 次/d，体重 1 个月内减轻约 2 kg。

---

4. 思维引导

（1）该患者是甲亢吗？如何诊断格雷夫斯病？

甲亢的诊断：①高代谢症状和体征；②甲状腺肿大；③血清甲状腺激素水平升高、TSH 降低。格雷夫斯病的诊断：①甲亢诊断确立；②甲状腺弥漫性肿大，少数病例可以无甲状腺肿大；③甲亢眼征；④皮肤黏液性病变；⑤TRAb 阳性。以上标准中，①②为诊断必备条件，③④⑤项具备之一，就可诊断为格雷夫斯病。

（2）粒细胞缺乏症的诊断是什么？该患者粒细胞缺乏症最可能的原因是什么？

当患者外周血白细胞总数持续低于 $4×10^9$/L，称为白细胞减少，其中主要是粒细胞减少，当粒细胞绝对值低于 $1.5×10^9$/L 时，为粒细胞减少症，当粒细胞绝对值低于 $0.5×10^9$/L 时，称为粒细胞缺乏症。粒细胞缺乏症可继发于药物反应、电离辐射、感染、化学药物中毒或免疫性疾病，也可以原因不明，但最常见的病因是药物反应，比如恶性肿瘤的化学治疗中常见。抗甲状腺药物（ATDs）导致的血液系统严重不良反应中，粒细胞缺乏症占 89%，11% 表现为全血细胞减少。口服甲巯咪唑发生粒细胞缺乏症的患者中 85% 发生在初始治疗的前 3 个月。

（二）体格检查

1. 重点检查内容及目的

（1）有无高代谢症候群：如皮肤、腋下多汗，有无发热。

（2）心血管系统：心率、血压、脉压差、心脏听诊（甲亢常表现为心尖区第一心音亢进）。

（3）消化系统：腹部触诊，腹部听诊（肠鸣音），有无黄疸。

（4）神经系统：易激动、紧张焦虑、失眠、双手细颤、肌力、肌张力。

（5）甲状腺肿：呈弥漫性对称性肿大，质软，少数患者甲状腺肿大不对称或不明显。听诊甲状腺上、下叶外侧可闻及血管杂音，触诊可触及震颤。

（6）眼征：分为非浸润性突眼和浸润性突眼。非浸润性突眼有以下几种：①眼裂增宽、瞬目减少及凝视。②眼球内侧聚合不能。③上眼睑挛缩，眼下视时上眼睑不能跟随眼球下落。④眼上视时，额部皮肤不能皱起。浸润性突眼主要由眼外肌和球后组织体积增加、淋巴细胞浸润及水肿导致。

（7）发热相关：体温，皮肤有无发红、疖肿、皮疹，肺部听诊，咽喉有无肿大，腹部触诊。

体格检查结果

T 39.0 ℃, R 23 次/min, P 90 次/min, BP 120/56 mmHg

发育正常,营养良好,体型匀称,神志清楚,精神萎靡,自主体位,查体合作。皮肤湿热多汗,皮肤巩膜无黄染,无色素沉着。双手震颤,眼睑无水肿,眼球无突出,结膜无充血、水肿。咽部充血,扁桃体Ⅱ度肿大,无脓性分泌物。甲状腺弥漫性肿大Ⅰ度,质软无压痛,未触及明显结节、可闻及血管杂音。心前区无隆起,心前区无异常搏动,心尖搏动正常,心浊音界正常,心率90 次/min,律齐,心脉率一致,各瓣膜听诊区未闻及杂音,无心包摩擦音。双肺呼吸音粗,未闻及干、湿啰音。腹平坦,脐无分泌物,腹壁无压痛、反跳痛,腹部柔软、无包块,肝、脾肋下未触及。双下肢无水肿。

2. **思维引导** 经上述体格检查,考虑患者为 Graves 合并粒细胞缺乏症可能性大,需进一步行检查、检验明确诊断、指导治疗。具体有哪些辅助检查?患者的诊断及后续治疗需进一步行实验室检查(甲状腺功能、TPO-Ab、TgAb、TRAb、血常规、尿常规、红细胞沉降、C 反应蛋白、降钙素原、痰培养、血培养等)、甲状腺彩超、甲状腺摄碘率、胸部 CT、腹部及泌尿系统彩超等。

(三)辅助检查

1. **主要内容及目的**

(1)甲亢相关:①甲状腺功能,甲亢患者 FT_3、FT_4 明显高于正常;TSH 水平低于正常。②促甲状腺激素受体抗体,Graves 病该项抗体增高(80%～90%),有助于辅助诊断、疗效随访、判断停药后复发概率及停药时间的选择。③TgAb 和 TPO-Ab,Graves 病中可为阳性,但该两种抗体的滴度一般较桥本甲状腺炎低。④甲状腺超声,明确甲状腺大小;甲状腺腺体弥漫性或局灶性回升减低,血流信号呈"火海征"。甲状腺上动脉及腺体内动脉流速增快。⑤甲状腺摄碘率,本病通常 3 h 大于 25%,或 24 h 大于 45%,可用于甲状腺毒症病因的鉴别,同时可根据摄碘率来计算放射性 ^{131}I 的剂量。⑥甲状腺静态显像,可评价甲状腺功能状态及位置、大小和形态,计算甲状腺重量。⑦血常规,评估血液系统受损的程度。⑧肝功能,评估肝功能状态、是否存在药物性肝损伤,为下一步治疗及用药选择提供依据。

(2)发热、中性粒细胞缺乏症病因相关:①感染,完善常规、生化、红细胞沉降率、C 反应蛋白、降钙素原、细菌、真菌涂片、血培养及药敏试验、肺部高分辨 CT、腹部及泌尿系统超声等了解是否存在细菌、病毒、寄生虫等感染线索。②药物性,细胞毒性药物或免疫抑制剂;抗癌药物;抗甲状腺药物等可诱发严重中性粒细胞减少。③营养问题,如维生素 B_{12} 及叶酸缺乏可致中性粒细胞减少。④血液系统及风湿性疾病,骨髓增生异常综合征、类风湿关节炎、系统性红斑狼疮可出现中性粒细胞减少;可完善血清蛋白电泳、抗核抗体(ANA)、抗磷脂抗体等检查。

辅助检查结果

(1)血常规:WBC $1.1×10^9$/L,N $0.0×10^9$/L。

(2)甲状腺功能:FT_3 5.68 pmol/L,FT_4 36.91 pmol/L,TSH 0.01 μIU/mL。

(3)TPO-Ab 287.4 IU/mL,TgAb 803.3 IU/mL,TRAb 13.74 IU/L。

(4)肝功能:ALT 23 U/L,AST 20 U/L,GGT 96 U/L,ALP 169 U/L。

(5)炎症指标:CRP 61.71 mg/L;PCT 4.876 ng/mL。

（6）发热鉴别检查：结明三项阴性，T-SPOT 阴性，真菌 D-葡聚糖检测阴性；G 试验（人半乳苷聚糖）阴性；病毒全套阴性；血培养腐生葡萄球菌生长。

（7）凝血功能：无异常。

（8）血清蛋白电泳、ANA、抗磷脂抗体：均无异常。

（9）心电图：窦性心动过速，心率 109 次/min。

（10）甲状腺彩超：甲状腺体积增大并弥漫性回声改变伴血流丰富。

（11）甲状腺摄碘率：甲状腺各时相摄碘率均增加伴高峰前移。

（12）心脏彩超：心脏结构及功能均未见明显异常。

（13）肺部 CT：未见明显异常。

（14）上腹部及泌尿系统彩超：均未见明显异常。

2. 思维引导　本患者具有典型的甲亢症状及体征，结合甲状腺功能及抗体检查诊断"格雷夫斯病"，有明确的抗甲状腺药物用药史，用药后出现白细胞及中性粒细胞的缺乏，同时该患者无放射性物质接触史及毒物接触史，诊断明确：①格雷夫斯病；②粒细胞缺乏症。本病诊断不复杂，但是由于药物引起的粒细胞缺乏症极易合并严重感染，临床工作中处理应积极。

（四）初步诊断

分析上述病史、查体、辅助检查结果，支持以下诊断：①格雷夫斯病；②粒细胞缺乏症。

二、治疗经过

（一）初步治疗

1. 预防甲亢危象，升白细胞、抗感染

（1）禁碘饮食，立即停用抗甲状腺药物。

（2）消毒隔离、口腔、会阴清洁护理，发热时多次送血培养及进行药敏试验，根据结果指导抗生素使用。

（3）升白药物及强效抗感染药物应用。

（4）控制心率，应用 β 受体阻滞剂降低 T_4 向 T_3 转换，改善症状。

（5）免疫治疗、预防甲亢危象。

（6）全身支持治疗。

2. 思维引导　本例患者在治疗过程中出现了哪种药物不良反应？甲亢患者该如何观察及预防该不良反应？

该患者出现了粒细胞缺乏症。抗甲状腺药物（ATDs）导致的血液系统严重不良反应中，89% 表现为粒细胞缺乏症。虽然 ATDs 导致粒细胞缺乏症发生率不高（0.5%），但死亡率为 4.0% ~ 6.3%。治疗期间需密切监测。甲亢治疗期间如何观察白细胞：因 Graves 病本身也可能引起白细胞减少，所以起始抗甲状腺药物治疗前要进行血细胞检查，用药后每 1~2 周检查一次血常规，尤其在开始服药 3 个月内（85% 发生粒细胞缺乏症不良反应的患者发生在初始治疗的 90 d 内），如白细胞计数在（3.5~4.0）×10⁹/L 需加用口服升白细胞药物，如利可君、地榆升白片、维生素 B_4 等，白细胞计数在 3.0×10⁹/L 以下需停用 ATD。必须反复告知及强调每位患者用药后可能出现的药物反应，一旦有发热及咽痛症状立即停药后就医。

治疗效果

第 1 周患者高热、高代谢症状非常明显，经过上述治疗，白细胞、中性粒细胞升高趋势缓慢，此阶段预防甲亢危象，抗感染治疗至关重要。

第 7 天开始中性粒细胞开始有上升趋势，体温高峰下降至 37.8 ℃，继续抗感染治疗至咽痛明显好转，体温恢复正常，停用抗生素。逐步停用重组人粒细胞刺激因子，白细胞稳定。

(二)进一步治疗

1. ^{131}I 治疗

(1)患者因甲亢行^{131}I 治疗，剂量 11.5 mCi。

(2)服^{131}I 前后继续应用普萘洛尔 10 mg tid。

(3)口服^{131}I 前、后 2 h 进食，嘱其服药后 3 h 内避免呕吐，2 周内低碘饮食，如有不适及时就近就诊。

2. 思维引导

(1)出现粒细胞减少症后，可否尝试另一种抗甲状腺药物治疗甲亢？

由于甲巯咪唑及丙硫氧嘧啶两种药物之间存在交叉反应，所以一旦出现粒细胞减少症后不建议换用另一种药物治疗。建议换用其他治疗方式，如放射性碘 131 治疗或手术治疗。

(2)放射性碘 131 的适应证及禁忌证是什么？

适应证：抗甲状腺药物疗效差或多次复发；抗甲状腺药物过敏或出现其他治疗不良反应；有手术禁忌证或手术风险高；有颈部手术或外照射史；病程较长；老年患者；合并肝功能损伤；合并白细胞或血小板减少；合并周期性瘫痪；合并心房颤动；计划半年后妊娠。

禁忌证：妊娠和哺乳、疑似或确诊甲状腺癌的患者。

(3)手术的适应证及禁忌证是什么？

非甲亢 3 种治疗方案的首选。适应证：伴有压迫症状、胸骨后甲状腺肿、中度以上的原发性甲亢；经内科规范治疗效果不佳者；对 ATDs 产生严重不良反应者；拒绝或不宜行^{131}I 治疗或^{131}I 治疗效果不佳者；合并甲状腺恶性肿瘤或原发性甲状旁腺功能亢进者；伴中重度的甲亢突眼，内科治疗效果不佳者；患者有主观愿望要求手术以缩短疗程迅速改善甲亢症状者。

禁忌证：全身情况差，不能耐受手术；妊娠早期及晚期。

(4)甲亢^{131}I 治疗前、后怎么用药？

治疗前停用 3～5 d 停用抗甲状腺药物，停用碘剂及含碘药物须达到 7 d 以上。对静息心率达到 90 次/min、老年患者或有心血管等全身疾病患者，可给予普萘洛尔治疗，应注意合并支气管哮喘患者禁用普萘洛尔。甲亢^{131}I 治疗后如无禁忌证可应用 β 受体阻滞剂缓解症状；重症或伴有并发症的甲亢患者，^{131}I 治疗后 3～7 d 可服用抗甲状腺药物治疗，预防或缓解病情加重，本例患者因考虑药物性粒细胞缺乏症，^{131}I 治疗后禁用抗甲状腺药物。

(5)甲亢^{131}I 疗效如何？

口服^{131}I 后一般 2～4 周逐渐出现效果，随后症状逐渐减轻，约 1/3 患者见效较缓慢，甚至在治疗 6 个月后症状才逐渐好转。在甲状腺体积过大、过硬或伴有结节的患者，可能需要多次治疗才能获得痊愈。

(6)甲亢^{131}I 的短期不良反应及远期并发症有哪些？

短期不良反应轻微，甲状腺部位可有肿胀感。由于放射性甲状腺炎，第 1 周可能出现甲亢症状加重的表现。远期并发症最常见的是甲状腺功能减退症。

(7)格雷夫斯病手术治疗的手术方式如何选择？

目前首选全甲状腺或近全甲状腺切除术。

甲亢[131]I 治疗 3 个月后

（1）无心悸、多汗、手抖症状，体重较 3 个月前增加。

（2）查体：体温 36.7 ℃，神志清，呼吸平稳，无突眼，双侧甲状腺Ⅰ度肿大，心率 70 次/min，律齐。

（3）甲状腺功能：FT_3 5.54 pmol/L，FT_4 18 pmol/L，TSH 1.38 μIU/mL；血常规、肝功能均无异常。

三、思考与讨论 ▶▶▶

在内分泌系统中，甲状腺功能亢进症患者中存在白细胞减少比较常见，抗甲状腺药物应用导致白细胞减少，是抗甲状腺药物最常见的药物不良反应。本例患者为甲亢用药过程中出现粒细胞缺乏症。在应用抗甲状腺药物过程中，其可能导致的粒细胞缺乏症可能发生在治疗的任何时间，以及任何年龄阶段人群，有提示老年人发生粒细胞缺乏症的危险更高且有较高的死亡率。虽然粒细胞缺乏症是一种个体差异性反应，个别粒细胞缺乏症患者出现在抗甲状腺药物用药后期，但大部分在用药早期的 2 周至 3 个月内出现，所以临床医师需要动态观察血常规了解白细胞变化趋势，一旦出现发热、咽痛等不适症状，多提示白细胞减少及合并感染，应予以重视以便及早发现、及早治疗。须告知患者抗甲状腺药物治疗过程中可能出现的不良反应及临床表现，以便其重视、及时与医生沟通。治疗方面，治疗 Graves 病主要有 3 种方法：[131]I、口服抗甲状腺药物、手术；选择上应根据临床实际情况，个体化的选择具体的治疗方案。本患者应用抗甲状腺药物后出现严重不良反应，后续选择[131]I 治疗。原理是甲状腺内甲状腺滤泡细胞膜上的钠-碘转运蛋白可主动把细胞外的碘运输到甲状腺细胞内。患者摄入[131]I 后，大部分[131]I 聚集在甲状腺内，通过释放 β 射线，使甲状腺腺体细胞损伤乃至凋亡，从而治疗甲亢。另外手术治疗也是甲亢治疗方法之一，但手术是高风险手术，术后并发症发生率较一般甲状腺手术高，所以手术治疗非甲亢治疗首选。良好的术前准备是保证手术顺利及预防术后并发症的重要措施。对于 Graves 病患者，术前可口服碘剂，目的是减少甲状腺血供及预防术中出血。针对本例患者，如其主观愿望要求手术，因为已经出现 ATDs 严重不良反应，注意不能术前再次选择使用 ATDs 控制甲状腺功能正常，可联合使用碘剂、β 受体阻滞剂和地塞米松进行 7 d 快速术前准备。术前、术后常规口服钙剂及维生素 D_3 预防低钙血症。

四、练习题 ▶▶▶

1. 何为 Graves 病的典型临床特征？

2. Graves 病的治疗方法有哪些？

3. 甲亢[131]I 治疗的禁忌证有哪些？

4. 手术治疗的适应证有哪些？

五、推荐阅读 ▶▶▶

［1］王吉耀，葛均波，邹和建. 实用内科学［M］. 16 版. 北京：人民卫生出版社，2022.

［2］葛均波，徐永健，王辰. 内科学［M］. 9 版. 北京：人民卫生出版社，2020.

［3］中华医学会内分泌分会，中国医师协会内分泌代谢科医师分会，中华医学会外科学分会甲状腺及代谢外科学组，等. 甲状腺功能亢进症和其他原因所致甲状腺毒症诊治指南［J］. 中华内分泌代谢杂志，2022，38（8）：700-748.

案例 12 原发性甲状腺功能减退症(桥本甲状腺炎)

一、病历资料

(一)门诊接诊

患者男性,48 岁。

1. **主诉** 畏寒、乏力、颜面水肿 2 年余,加重伴嗜睡 1 个月余。

2. **问诊重点** 畏寒、乏力、颜面水肿是甲状腺功能减退症的常见症状,患者慢性起病,进行性加重,问诊时应注意主要症状及伴随症状特点、疾病演变过程、诊治经过、治疗效果等。

3. **问诊内容**

(1)诱发因素:有无甲状腺手术史、放射碘治疗史、含碘药物或抗甲状腺药物使用史、进食过量含碘食物等。

(2)主要症状:本病起病隐匿,早期可无特异症状和体征,典型症状以代谢率降低和交感神经兴奋性下降为主。低基础代谢率症群表现为畏寒、疲乏、记忆力减退且注意力不集中、反应迟钝、行动迟缓、无汗、体温低、嗜睡等,严重者可出现黏液性水肿,甚至昏迷。

(3)伴随症状:甲减可影响全身各系统,因而需要同时询问有无其他脏器的改变。①皮肤,皮肤苍白、粗糙少光泽、干而厚、冷、多鳞屑和角化,头发干燥、稀疏、脆弱,睫毛和眉毛脱落,指甲生长缓慢、厚脆及有裂纹,男性胡须生长缓慢,腋毛及阴毛脱落。②肌肉和骨骼,肌肉松弛无力,也可有肌肉暂时性强直、痉挛、疼痛或出现齿轮样动作,腰背肌及腓肠肌可因痉挛而疼痛,关节疼痛。③心血管系统,心率降低,心音低弱,血压偏低。④消化系统,胃纳不振,厌食腹胀、便秘。⑤呼吸系统,睡眠打鼾,阻塞性睡眠呼吸暂停常见。⑥生殖系统:性欲减退,如男性勃起功能障碍。

(4)诊治经过:有无服用甲状腺激素替代药物,使用药物的具体剂量,效果如何。

(5)既往史:询问是否合并有其他自身免疫病,是否有甲状腺手术史、^{131}I 治疗史,是否有桥本甲状腺炎病史。

(6)个人史:询问患者生活习惯,是否有长期大量含碘食物及药物使用史,碘过量可引起具有潜在性甲状腺疾病者发生甲减。

(7)家族史:家族中是否有类似疾病。

问诊结果

患者为中年男性,48 岁,农民,既往体健,无甲状腺手术史、无放射碘治疗史,无含碘药物使用史,无抗甲亢药物使用史,家族中无类似疾病。患者 2 年余前无明显诱因出现畏寒、乏力、颜面部水肿,伴记忆力减退、皮肤干燥,伴腹胀、便秘,无毛发脱落、嗜睡、食欲减退,无头痛、头晕,无视野缺损,未诊治。1 月余前自觉症状较前加重,并出现嗜睡、食欲缺乏。为进一步诊治来诊。

---

4. **思维引导** 患者的临床表现主要为畏寒、乏力、颜面水肿,符合低代谢表现,考虑甲状腺功能减退症可能性大,下一步需要确定是否有功能减退、病变定位及明确病因。成人甲减的病因很多,如下。①原发性甲减:由自身免疫、甲状腺手术、甲亢碘 131 治疗所致,此类甲减占 90% 以上。②中

枢性甲减:由下丘脑和垂体病变导致的甲减,如垂体外照射、垂体大腺瘤、颅咽管瘤和产后大出血等。③甲状腺激素抵抗综合征:由于甲状腺激素在外周组织实现生物效应障碍引起的甲减。

(二)体格检查

1. 重点检查内容及目的　典型的甲减患者可表现为黏液性水肿面容,如表情呆滞、面色苍白、颜面和/或眼睑水肿;皮肤改变,如皮温低,皮肤干燥、粗糙、脱皮屑,手脚掌皮肤可呈姜黄色,指甲厚脆、裂纹;另外有无毛发干燥、脱落,声音嘶哑,听力障碍,唇厚舌大,脉率缓慢等;注意甲状腺查体,甲状腺有无肿大、压痛等;病情严重者可出现胫前黏液性水肿。本病累及心脏时可出现心包积液和心力衰竭,需注意心脏查体。有无肌肉强直、痉挛、疼痛或出现齿轮样动作,有无关节疼痛等。

体格检查结果

T 36.1 ℃,R 18 次/min,P 66 次/min,BP 121/87 mmHg

H 170 cm,BW 83.0 kg,BMI 28.7 kg/m²

发育正常,营养中等,体型肥胖,神志清楚,自主体位,黏液性水肿面容,表情淡漠,查体合作。皮肤干燥,无眉毛及阴毛腋毛脱落。声音嘶哑,颜面部、颈部肿胀,眼睑水肿,视力、视野正常,听力正常。甲状腺Ⅱ度肿大,无压痛、震颤、血管杂音。双肺呼吸音清,未闻及干、湿啰音,心率66次/min,律齐,各瓣膜听诊区未闻及杂音。腹部膨隆,未触及包块,无压痛、反跳痛。双下肢无水肿。四肢关节无疼痛。四肢肌力、肌张力均正常。

---

2. 思维引导　经上述体格检查,发现患者有低代谢表现,下一步需完善血常规、肾功能、血糖、血脂、心肌酶谱、甲状腺功能、甲状腺自身抗体、心电图、甲状腺彩超、心脏彩超等检查,明确诊断。

(三)辅助检查

1. 主要内容和目的

(1)血常规:明确是否存在贫血。

(2)肾功能:甲减可对肾功能,以及肾血液动力学产生影响,明确有无肾功能损伤。

(3)血糖、血脂:甲减可影响血糖、血脂,了解有无低血糖、血脂升高。

(4)心肌酶谱:明确有无心脏损害。

(5)甲状腺功能测定:明确是否存在甲状腺功能减退症及病情严重程度。

(6)甲状腺自身抗体检测:是确定原发性甲减病因的重要指标和诊断自身免疫性甲状腺炎的主要指标。

(7)甲状腺彩超:可发现甲状腺结节。

(8)心电图、心脏彩超:了解有无心律失常、心肌肥厚、心包积液等心脏损害。

辅助检查结果

(1)血常规:WBC 4.88×10⁹/L,RBC 3.39×10¹²/L,Hb 100.0 g/L,PLT 276×10⁹/L。

(2)肾功能:Cr 67 μmol/L,肾小球滤过率(GFR) 99 mL/(min·1.73 m²)。

(3)血糖:Glu 4.63 mmol/L,HbA1c 5.9%。

（4）血脂：总胆固醇（TC）6.29 mmol/L，甘油三酯（TG）6.45 mmol/L，高密度脂蛋白（HDL）0.70 mmol/L，低密度脂蛋白（LHL）3.23 mmol/L。

（5）心肌酶：肌酸激酶（CK）433 U/L，乳酸脱氢酶（LDH）273 U/L。

（6）甲状腺功能：FT_3 3.32 pmol/L，FT_4 3.26 pmol/L，TSH>500.00 μIU/mL。

（7）甲状腺自身抗体：TPO-Ab>600 IU/mL，TgAb>4000.00 IU/mL。

（8）心电图：心尖部 T 波改变。

（9）甲状腺彩超：甲状腺体积增大并弥漫性回声改变。

（10）心脏彩超：心包少量积液。

2. 思维引导　血清 TT_3、TT_4、FT_3、FT_4、TSH 测定是诊断甲减最直接的指标，不同类型的甲减可有不同的表现。原发性甲减血清 TSH 升高，TT_4 和 FT_4 均降低，血清 TT_3 和 FT_3 早期可正常，晚期降低，因此 T_4 降低而 T_3 正常可视为较早诊断甲减的指标之一。而 T_3 主要由外周组织 T_4 转换而来，不作为诊断原发性甲减的必备指标。TSH 增高以及 FT_4 降低的水平与甲减程度有关。亚临床甲减患者仅有 TSH 升高，血清 T_4 和 T_3 水平均正常。中枢性甲减血清 TT_4 和 FT_4 均低下，而 TSH 常偏低，也可在正常范围或轻度升高，并且伴有垂体其他激素分泌低下。甲状腺相关抗体测定是确定原发性甲减病因的重要指标和诊断自身免疫性甲状腺炎（包括桥本甲状腺炎、萎缩性甲状腺炎）的主要指标，包括 TPO-Ab、TgAb，其中以 TPO-Ab 的敏感性和特异性较高。该患者甲状腺功能示 FT_3、FT_4 降低，TSH 明显升高，考虑原发性甲减，结合 TPO-Ab、TgAb 水平均明显升高，考虑自身免疫性甲状腺炎引起的原发性甲减（桥本甲减）。另外患者存在轻度贫血、高脂血症、心肌酶升高、心包积液、水肿，这些甲减常见症状需要与其他疾病引起的上述表现相鉴别。

（四）初步诊断

分析上述病史、查体、辅助检查结果，支持以下诊断：①原发性甲状腺功能减退症；②桥本甲状腺炎。

二、治疗经过

1. 一般治疗　嘱患者注意休息，避免过重体力劳动，低脂肪、高纤维素、高蛋白饮食。

2. 对症治疗　患者有轻度贫血，给予补充铁剂、叶酸及维生素 B_{12} 等；患者血脂较高，考虑和甲减有关，建议治疗甲减后复查血脂，暂无需降脂药物应用。

3. 甲状腺激素的替代治疗　给予左甲状腺素钠片，25 μg/次，1 次/d，早饭前 60 min 服用，并缓慢小幅上调，每 4 周复查甲状腺功能。

4. 思维引导　桥本甲减的治疗目标是将血清 TSH 和甲状腺激素水平恢复到正常范围内，需要终生补充左旋甲状腺素（$L-T_4$）。治疗的剂量取决于患者病情的轻重、年龄、体重、个体差异及心功能情况等。一般情况下，成人甲减患者 $L-T_4$ 的起始剂量为 25～50 μg/d。但是对于老年患者，尤其是合并心脏病的患者，因其对甲状腺激素比较敏感，容易诱发心绞痛、心力衰竭、心房颤动及精神症状，因此，起始剂量宜小，可从 12.5～25.0 μg/d 开始，根据患者对药物的耐受情况，缓慢调整剂量，每 2～4 周增加 12.5～25.0 μg/d，直至 TSH 达到治疗目标。治疗达标后，需要每 6～12 个月复查一次甲状腺功能。考虑到食物会影响 $L-T_4$ 的吸收，建议早晨前 1 h 顿服。此外，有些药物，如碳酸钙、硫酸亚铁、硫糖铝等，可能会影响 $L-T_4$ 的吸收及代谢，因此，与这些药物联用时，建议间隔 4 h。

治疗效果

(1)症状:治疗4周后畏寒、乏力、颜面部水肿、嗜睡等症状逐渐缓解。

(2)辅助检查:治疗3个月后。

● 血常规:WBC 5.23×10^9/L,RBC 4.85×10^{12}/L,Hb 128.0 g/L,PLT 272×10^9/L。

● 血脂:TC 4.29 mmol/L,TG 1.73 mmol/L,HDL 0.87 mmol/L,LDL 2.23 mmol/L。

● 心肌酶:CK 44 U/L,LDH 181 U/L。

● 甲状腺功能:FT_3 5.28 pmol/L,FT_4 14.01 pmol/L,TSH>3.61 μIU/mL。

三、思考与讨论

由于甲减的症状缺乏特异性,症状表现只能作为诊断的线索,而不能作为诊断依据,确诊还是要靠甲状腺功能检查。该患者甲状腺功能提示原发性甲减,结合甲状腺自身抗体阳性,无甲状腺手术史、碘131治疗史、抗甲亢药物使用史等,诊断为桥本甲状腺炎引起的原发甲减(桥本甲减),需要终生甲状腺激素替代治疗。在各类甲减中,桥本甲减最常见,约占全部甲减的85%。

甲减可发生于各个年龄段,发生于胎儿和新生儿期的称为呆小症,发生于儿童期的称为幼年型甲减,发生于成人期的称为成人型甲减。发生于不同年龄段的甲减,其危害各有不同。胎儿及新生儿期甲减:主要影响胎儿及新生儿的智力及生长发育,导致患儿身材矮小、智力低下,俗称呆小症。儿童期甲减:主要影响患儿的体格发育,此类患儿出牙、学步、学说话,以及生长速度均比同龄儿童晚。青春期甲减:可导致青春期发育延迟,生长停滞,导致身高偏矮、性发育障碍,严重者由于发育不成熟而导致不孕不育。成年期甲减:临床最多见(占90%~95%),主要表现为低代谢症候群。需要指出的是,孕妇甲减可对母婴均有不良影响,可导致胎儿智力和生长发育异常,增加胎儿出生缺陷的发生机会,还会显著增加孕妇流产、早产、胎盘早剥、围产期胎儿死亡等不良事件的发生率。

根据病情轻重,甲减可分为临床甲减和亚临床甲减。亚临床甲减是否需要治疗要根据患者具体情况而定,目前公认以下亚临床甲减患者需要治疗:①TSH>10 mIU/L的亚临床甲减患者必须治疗。②TSH在5~10 mIU/L,具备以下情况之一者,应考虑给予治疗:甲状腺自身抗体阳性患者、备孕或处于妊娠期的妇女、伴有血脂(胆固醇)明显升高者或动脉粥样硬化性疾病、伴有甲状腺肿大者、儿童及青少年、有畏寒乏力等甲减症状的患者。无论临床甲减还是亚临床甲减由于甲状腺激素的缺乏所致(如桥本甲减、甲状腺手术或碘131放疗后、先天性甲状腺发育不全),均需要终生替代治疗,不能随意停药,如果擅自停药,原来消失的症状可在1~3个月内再次出现。只有少数甲减(如亚急性甲状腺炎、药源性甲减或碘缺乏甲减)是暂时性的,可经治疗后痊愈,而无需终生服药。

临床工作中,经常可观察到有严重全身性疾病、创伤和心理疾病的患者甲状腺功能出现异常,主要表现为血清TT_3、FT_3水平降低,血清逆-三碘甲腺原氨酸(rT_3)增高,血清T_4、TSH水平正常,这种情况称为低T_3综合征(即甲状腺功能正常的病态综合征),反映了机体内分泌系统对疾病的适应性反应。疾病的严重程度一般与T_3降低的程度相关,病情危重时也可出现T_4水平的降低。低T_3综合征不建议甲状腺激素替代治疗。

四、练习题

1. 甲减的病因及分类分别是什么?

2. 甲减有哪些危害?

3. 甲减的治疗原则是什么?治疗过程中需要注意什么?

五、推荐阅读

[1]葛均波,徐永健,王辰.内科学[M].9版.北京:人民卫生出版社,2020.
[2]王吉耀,葛均波,邹和建.实用内科学[M].16版.北京:人民卫生出版社,2022.

案例 13　亚急性甲状腺炎

一、病历资料

(一)门诊接诊

患者女性,45岁。

1.主诉　颈部疼痛伴发热1周。

2.问诊重点　患者起病多急骤、应询问有无诱因、主要症状、症状特点及其他伴随症状、疾病演变过程、诊治经过、治疗效果等。

3.问诊内容

(1)诱发因素:有无肌肉疼痛、倦怠、疲劳、食欲缺乏等上呼吸道感染前驱症状或有无上呼吸道感染病史。

(2)主要症状:本病多见于中年女性、发病有季节性(夏季是发病的高峰期),起病时常有上呼吸道感染的表现。典型病例可分为早期(甲状腺毒症期)、中期(过渡期和甲减期)和恢复期(甲状腺功能正常期)。

1)早期:起病多急骤,常伴有上呼吸道感染症状和体征,如发热、畏寒、疲乏无力、食欲缺乏和淋巴结肿大。发病时,最为特征性的表现是甲状腺部位的疼痛和压痛,常表现为颈部甲状腺区轻至中度疼痛及压痛,通常向耳部、下颌或颈部等处放射,咀嚼和吞咽时疼痛加重。问诊时应注意询问颈部疼痛的特点:疼痛的部位是甲状腺区还是其他区域如颈部淋巴结区;疼痛程度如何,是明显疼痛还是轻微疼痛;是突然发生还是逐渐加重;有无向其他区域放射,如耳后、颌下等处;疼痛的加重或缓解因素,如转颈或吞咽时有无疼痛加重。通常亚急性甲状腺炎的疼痛会累及双叶,也有少数是从一个叶开始向另一叶扩散,疼痛可能局限于甲状腺区,也可能累及上颈部、咽喉、下颌或耳,有些患者可能会首先就诊耳鼻喉科医生。疼痛可能很严重,常常无法耐受颈部触诊,咳嗽、吞咽,甚至系领带都会加重疼痛。上述症状是早期的典型表现,但许多患者就诊时往往已经度过急性期,发热和疼痛就比较轻微,常常因此被忽视。

2)中期:少数患者因甲状腺滤泡被破坏、甲状腺激素耗竭,而甲状腺实质细胞尚未修复前而出现甲状腺激素水平降低,因而出现甲减表现,如乏力、嗜睡、怕冷、眼睑肿胀、便秘、皮肤干燥等,其后甲状腺功能逐渐恢复正常。个别患者由于甲状腺破坏严重,出现永久性甲减。但大部分人经历甲亢期后,不出现临床型甲减表现,可由过渡期直接进入恢复期。

3)恢复期:症状渐好转,甲状腺肿及甲状腺结节逐渐消失,个别人遗留小结节,以后慢慢吸收。如果治疗及时,患者多可完全恢复。

(3)伴随症状:早期可伴甲状腺肿大、吞咽困难,伴有发热、畏寒、疲乏无力、肌肉酸痛、食欲缺乏等全身症状,还常常伴有心悸、多汗、震颤、烦躁易怒、体重下降、大便次数增多等甲状腺毒症症状。

(4)诊治经过:有无行相关化验检查,用何种药、具体剂量、效果如何。

（5）既往史、个人史、家族史：一般无特殊。

问诊结果

患者为中年女性，发病前有上呼吸道感染病史，本次发病主要症状为颈部疼痛伴发热，颈部疼痛为甲状腺区持续性明显疼痛伴压痛、并向耳后放射、吞咽时加重，伴颈部肿大，伴发热、乏力、心悸、多汗、烦躁易怒，无咳嗽、咳痰、胸闷、气喘，到当地医院查血常规提示白细胞计数、中性粒细胞绝对值均在正常范围内，ESR、CRP 明显升高，按"急性上呼吸道感染"输注头孢菌素 3 d，上述症状无明显改善，为进一步诊治来诊。自发病来，患者食欲及睡眠略差，体重近 1 周减少约 2.5 kg。既往史、个人史、月经生育史、家族史均无特殊。

---

4. 思维引导　中年女性患者，急性起病，主要表现为颈部疼痛伴发热，颈部疼痛向耳后放射、吞咽时加重，伴颈部肿大及压痛，还伴有甲状腺毒症症状及乏力等全身症状，抗生素治疗效果不佳，综上考虑亚急性甲状腺炎可能，但同时应该注意与以下疾病相鉴别。①急性化脓性甲状腺炎：常可出现前颈部甲状腺侧叶肿大伴疼痛或触痛，并伴有发热性疾病的全身症状和颈部淋巴结肿大。白细胞计数、ESR、CRP 明显升高、血培养为阳性，甲状腺功能一般正常、细针穿刺细胞学检查显示脓细胞、坏死细胞及组织碎屑，抽取液可培养出病原体。超声、CT 可见脓肿样的改变，抗生素治疗有效。②无痛性甲状腺炎：可出现一过性甲状腺毒症症状，但甲状腺疼痛或触痛，以及全身发热症状，ESR 也正常，且一般具有自身免疫性甲状腺疾病的背景，抗甲状腺自身抗体可阳性。③结节性甲状腺肿大伴结节急性出血：出血结节常伴自发疼痛与压痛，但病变以外的甲状腺组织无疼痛，也无其他全身症状，甲状腺功能与 ESR 均正常。④甲状腺肿瘤：当肿瘤发生出血坏死或压迫神经时出现局部疼痛，可行 B 超或 MRI 检查，必要时甲状腺穿刺有助于鉴别。⑤桥本甲状腺炎：少数病例可有甲状腺疼痛、触痛，活动期 ESR 可轻度升高，并可出现短暂甲状腺毒症和摄碘率降低；但是无全身症状，血清 TgAb、TPO-Ab 滴度增高。⑥Graves 病：有甲状腺毒症的临床表现；可出现眼球突出和其他浸润性眼征、胫前黏液性水肿；甲状腺弥漫性肿大（触诊和 B 超声证实），少数病例可无甲状腺肿大，Graves 病患者超声表现为腺体内部血流信号丰富如"火海样"，血清 TSH 降低、甲状腺激素浓度升高，TRAb 或 TSAb 阳性，[131]I 摄取率升高、高峰前移。

（二）体格检查

1. 重点检查内容及目的　患者颈部疼痛，应注意甲状腺及颈部淋巴结查体，有无甲状腺肿大、触痛，甲状腺质地如何，有无颈部淋巴结肿大。亚急性甲状腺炎常常表现为甲状腺轻至中度肿大，有时单侧肿大明显，甲状腺质地较硬，显著疼痛，少数人有颈部淋巴结肿大。心率如何、有无皮肤潮湿多汗、双手细颤。

体格检查结果

T 37.8 ℃，R 24 次/min，P 100 次/min，BP 106/66 mmHg

全身皮肤潮湿多汗、双手细颤（+），甲状腺双侧叶Ⅱ度肿大、质硬、伴明显压痛，右颌下可触及一黄豆大小肿大淋巴结，表面光滑、活动度可，双肺呼吸音清，未闻及干、湿啰音，心率 100 次/min、律齐，腹软，无压痛及反跳痛，双下肢无水肿，其余查体均正常。

---

2. 思维引导　经上述查体甲状腺双侧叶Ⅱ度肿大、质硬、触痛明显，伴颈部淋巴结肿大，此外还有甲状腺毒症的表现（心率偏快、双手细颤），考虑亚急性甲状腺炎（简称亚甲炎）可能性大，须进一

步行实验室检查及影像学检查明确诊断。

（三）辅助检查

1. 主要内容及目的

（1）血常规、ESR、CRP、降钙素原等炎症指标：亚甲炎早期可有 ESR 及 CRP 增快，ESR 常常>50 mm/h，甚至>100 mm/h，但白细胞绝对值、中性粒细胞计数、降钙素原通常正常。

（2）甲状腺功能、甲状腺抗体：FT_3、FT_4、TSH、TPO-Ab、TgAb、TRAb、如有条件可做 TSAb，早期 FT_3、FT_4 升高、TSH 降低，TPO-Ab、TRAb、TSAb 一般阴性、TgAb 可短暂性升高。

（3）心电图：本病常有心率增快，心电图常表现为窦性心动过速。

（4）甲状腺超声：在急性阶段，超声提示甲状腺体积增大、无血流丰富、腺体内散在片状低回声区或类似无回声区，形态不规则、边界欠清晰，无包膜或声韵，后方无增强效应，也无衰减，其余甲状腺回声正常。在恢复阶段提示轻微血流增加的等回声区。

（5）甲状腺摄碘率：在甲亢期，甲状腺摄碘率降低，通常 24 h<1% ~2%。

（6）肝肾功能、电解质、血糖等常规检查：部分患者碱性磷酸酶升高、丙氨酸转氨酶可能也会升高，但不常见。

（7）如若病情需要用激素治疗，则需排除激素应用禁忌证：如胸部 CT、骨密度等。

（8）如症状及化验检查结果不典型，诊断存在疑问时可完善甲状腺细针穿刺：典型的亚急性甲状炎病理可见特征性多核巨细胞或肉芽肿改变。

辅助检查结果

（1）血常规：WBC 6.2×10^9/L，RBC 4.88×10^9/L，Hb 120 g/L，PLT 292×10^9/L，N 1.8×10^9/L。

（2）炎症指标：ESR 110 mm/h，CRP 72 mg/L，降钙素原（PCT）正常。

（3）甲状腺功能：FT_3 7.55 pmol/L，FT_4 32.41 pmol/L，TSH 0.05 μIU/mL。甲状腺抗体：TPO-Ab<9.00 IU/mL，TgAb 18.60 IU/mL，TRAb<0.8 IU/L，TSAb<0.1 IU/L。

（4）心电图：心率 105 次/min，窦性心动过速。

（5）甲状腺超声：双侧实质回声增粗、减低，局部可及片状低回声，右侧叶范围大小约 38 mm×11 mm，左侧叶范围大小约 32.0 mm×9.5 mm，边界模糊、内回声不均匀，压痛阳性，双侧颈部淋巴结肿大。

（6）甲状腺摄碘率：2 h 6.3%，4 h 3.2%，24 h 0.8%。

（7）肝肾功能、电解质、血糖：均在正常范围内。

（8）胸部 CT：无异常。

（9）骨密度：正常。

---

2. 思维引导

根据该患者颈部疼痛伴发热 1 周，查体可见甲状腺Ⅱ度肿大、质地硬，触痛明显，辅助检查提示血白细胞、中性粒细胞正常、ESR 增快，T_3、T_4 升高、TSH 降低，甲状腺超声提示有片状低回声区、^{131}I 摄取率减低，根据典型的血清甲状腺激素水平和甲状腺摄碘能力的"分离现象"，考虑诊断为亚急性甲状腺炎。①"分离现象"也是本病特征性的表现，一般出现于亚急性甲状腺炎的第一个时期（早期）。出现的原因是甲状腺滤泡被炎症破坏，其内存储的 T_3、T_4 漏入血液循环，形成"破坏性甲状腺毒症"，血 T_3、T_4 升高，反馈抑制垂体分泌 TSH，甲状腺摄碘功能减；其次，炎症损害滤泡细胞摄碘功能，因此，在甲状腺毒症期，甲状腺细胞摄碘功能降低，甚至低至测不出，此期 ESR

加快,可>100 mm/h。②第二个时期(中期)。血清 T_3、T_4 逐渐下降至正常水平以下,TSH 回升至高于正常值,^{131}I 摄取率逐渐恢复。这是因为储存的甲状腺激素释放殆尽,甲状腺细胞处于恢复之中。③第三个时期(恢复期),血清 T_3、T_4、TSH 和^{131}I 摄取率恢复至正常。亚急性甲状腺炎不同病期的表现如表 3-2。

表 3-2　亚急性甲状腺炎不同病期的表现

分期	持续时间	T_3	T_4	TSH	摄碘率
早期	2~6 周	↑↑	↑↑	↓↓	低(0~2%)
过渡期	4 周	↑	↑	↓	低(2%~5%)
甲减期	2~4 个月	↓	↓	↑	反跳↑
恢复期	-	正常	正常	正常	可轻度↓

注:↑升高;↑↑明显升高;↓下降;↓↓明显下降

鉴别诊断方面,患者白细胞计数不高、不支持细菌感染如化脓性甲状腺炎;患者有 ESR 增快,且具有甲状腺毒症的全身表现,不支持结节性甲状腺肿伴急性出血;患者超声不支持甲状腺肿瘤;有全身毒症症状、TPO-Ab 阴性,不支持桥本甲状腺炎。

(四)初步诊断

综合患者的病史、查体、辅助检查结果,支持亚急性甲状腺炎诊断。

二、治疗经过 ≫

(一)治疗方案

1. 治疗措施　①暂时低碘高热量饮食、适当休息。②普萘洛尔 10 mg/次、3 次/d,泼尼松 10 mg/次、3 次/d,拟 2 周后开始减量,总疗程不小于 2 个月。③2 周后复查 ESR、CRP、甲状腺功能。

2. 思维引导　本病为自限性病程,预后良好。①一般治疗和对症治疗休息、暂时低碘高热量饮食。②症状轻者不需特殊处理或给予非甾体抗炎药,如阿司匹林 0.5~1.0 g 或吲哚美辛 25 mg。每日 3~4 次,疗程约 2 周。对于疼痛剧烈或顽固性疼痛患者,可给予依托考昔。③对于全身症状重、持续高热、甲状腺肿大伴压痛明显者,可采用糖皮质激素治疗,糖皮质激素具有抗感染和缩短早期病程的作用。一般使用泼尼松 20~40 mg/d,可分 3 次口服,一般治疗后数小时即可缓解疼痛,甲状腺肿大开始缩小;维持 1~2 周症状缓解后逐渐减量、每周减 5 mg,总疗程不小于 6~8 周,切记不能减量过快或"见好就收"。停药或减量过程中出现病情反复者,仍可继续使用糖皮质激素,再次给予糖皮质激素剂量等同初始剂量(例如:初始剂量 30 mg/d,停药或减量过程中出现反复后仍可给予糖皮质激素 30 mg/d),同样可获得较好效果。对于难治性病例和反复发作病例可采用手术切除病灶,但一般不需要手术治疗。

注意:糖皮质激素仅改善甲状腺毒症症状,不能预防持久甲减的发生。应用之前要询问患者有无结核、高血压、糖尿病、消化性溃疡、骨质疏松等疾病,必要时行相关筛查以排除上述疾病。使用糖皮质激素过程中可酌情采取低钠高钾高蛋白饮食、补充钙剂和维生素 D,可加用预防消化性溃疡及出血等不良反应的药物。

糖皮质激素减量、撤药的指征:一般是待体温正常、颈部疼痛消失、甲状腺触诊恢复正常、ESR 及 CRP 恢复正常,以及超声征象提示低回声数目和范围变化作为糖皮质激素减量和撤药的指标。有条件可行摄碘率检查,如摄碘率正常,则提示炎症完全消退,此时停药较少复发。

甲状腺毒症一般是暂时性的,即使不治疗一般也能在2～8周内缓解,症状明显时,可给予小剂量普萘洛尔减轻甲状腺毒症症状。此时是因为甲状腺组织破坏导致的甲状腺毒症而非甲状腺激素过量生成导致的,故不建议使用抗甲状腺药物。

随后可能出现短暂且通常无症状的甲减期、持续2～8周或更长时间,针对甲减症状明显者可加用 L-T$_4$ 治疗,直到甲状腺功能恢复正常为止(一般3～6个月)。仅5%左右会成为永久性甲减,需终生使用 L-T$_4$。

治疗效果

(1)症状:治疗当天颈部疼痛及压痛即明显好转,体温恢复正常,之后体温持续正常。

(2)查体:甲状腺双侧叶Ⅱ度肿大、质地较前变软、无压痛,心率80次/min,律齐。

(3)辅助检查:2周后复查 ESR 10 mm/h,甲状腺功能 FT$_3$ 4.78 pmol/L,FT$_4$ 18.82 pmol/L,TSH 0.10 μIU/mL。

(二)病情变化

1. 一般情况　患者应用泼尼松2周复查后自觉症状明显好转,无发热及颈部疼痛,担心激素不良反应自行停用泼尼松,停药2周后再次现颈部明显疼痛伴触痛、发热,体温最高 38.2 ℃。

2. 检查结果　① 血常规 WBC $10.7×10^9$/L,RBC $4.68×10^9$/L,Hb 124 g/L,PLT $312×10^9$/L,N $6.4×10^9$/L。② ESR 45 mm/h。③ 甲状腺功能 FT$_3$ 6.72 pmol/L,FT$_4$ 20.56 pmol/L,TSH 0.08 μIU/mL。

3. 患者病情变化的可能原因及应对　血常规显示白细胞升高,考虑与口服激素有关,ESR 增快,综合考虑亚急性甲状腺炎复发。患者糖皮质激素疗程不足、自行停用导致病情反复。此时需再重新起始泼尼松 10 mg/次,3次/d,并维持该剂量至少2周,然后再次尝试逐渐减量,总疗程不小于6～8周,并告知患者切记不能自行减量或停药。

再次治疗1周后,患者无颈部疼痛、发热。查体:甲状腺Ⅰ度肿大、质软、无压痛。复查血常规:WBC $11.7×10^9$/L,N 72%,L 22%,RBC $4.60×10^{12}$/L,Hb 123 g/L,PLT $296×10^{12}$/L;ESR 6 mm/h。

三、思考与讨论

亚急性甲状腺炎多发生于夏秋季,多由于病毒感染或病毒感染后的炎症引起,典型的临床表现为颈部疼痛、弥漫性甲状腺肿伴压痛。典型的病程可分为3个时期:早期、过渡期和甲减期、恢复期。诊断主要基于:①甲状腺肿大、疼痛、质硬、触痛,常伴有上呼吸道感染症状和体征(发热、乏力、食欲缺乏、颈部淋巴结肿大等);②红细胞沉降率加快;③甲状腺摄^{131}碘率受抑制;④一过性甲亢;⑤血 TPO-Ab、TgAb 阴性或滴度较低;⑥甲状腺细针穿刺或活检有多核巨细胞或肉芽肿性改变。对于疑似亚急性甲状腺炎患者,应行 TSH、FT$_3$、FT$_4$ 检查,TSH 水平通常会降低(通常<0.1 mU/L),而 FT$_4$、FT$_3$ 浓度升高、ESR 及 CRP 升高,以及甲状腺功能亢进阶段放射性碘摄取率降低有助于诊断。甲状腺疼痛伴甲状腺肿的鉴别诊断包括急性化脓性甲状腺炎、甲状腺结节内出血,偶有慢性自身免疫性甲状腺炎(桥本甲状腺炎)或 Graves 病患者出现颈部疼痛及压痛;极少数情况下,甲状腺癌或原发性淋巴瘤患者可能表现出甲状腺不适或疼痛。亚急性甲状腺炎的治疗目标应该是缓解甲状腺疼痛和压痛,部分患者症状轻微或在就医并确定诊断时症状已在消退,所以无须治疗。采用阿司匹林(2 600 mg/d)等非甾体抗炎药(NSAID)进行抗感染治疗通常可以有效缓解疼痛,若治疗2～3 d 疼痛无改善,则应该停用 NSAID,并启用泼尼松治疗。有效治疗应持续使用至疼痛和压痛缓解,然后

再逐渐减量。应每 2~8 周监测甲状腺功能,以明确甲状腺功能亢进症是否缓解、检测出是否出现甲状腺功能减退症,以及检测随后甲状腺功能是否恢复正常。甲状腺功能亢进症通常不需要治疗,因为即使出现症状也比较轻微且持续时间较短,对于甲亢症状明显者可给予 β 受体阻滞剂治疗,有助于缓解心悸和震颤,抗甲状腺药物或放射碘治疗对亚急性甲状腺炎患者的甲亢通常无效。甲状腺功减退症通常也无须治疗,因为即使出现症状也较轻微且持续时间短。然而症状性甲状腺功减退症需要接受 L-T$_4$ 治疗,剂量通常是 50 μg/d 或 100 μg/d。对于 TSH 水平≥10 mU/L 的无症状患者,我们也建议给予 L-T$_4$ 替代治疗。L-T$_4$ 治疗持续 4~8 周,目标是将 TSH 控制在正常范围内,随后应该停用 L-T$_4$,并在停药 4~6 周重新评估患者的甲状腺功能,以确定是否存在永久性甲状腺功能减退症。

四、练习题

1. 亚急性甲状腺炎的典型临床表现分为哪三个时期?
2. 何为"分离现象"?
3. 亚急性甲状腺炎的治疗方法有哪些?

五、推荐阅读

[1]王吉耀,葛均波,邹和建. 实用内科学[M]. 16 版. 北京:人民卫生出版社,2022.
[2]葛均波,徐永健,王辰. 内科学[M]. 9 版. 北京:人民卫生出版社,2020.
[3]廖二元,袁凌青,谢忠建. 内分泌代谢病学[M]. 4 版. 北京:人民卫生出版社,2019.

案例 14 甲状腺结节

一、病历资料

(一)门诊接诊

患者女性,24 岁。

1. 主诉　发现颈部肿块 6 个月。

2. 问诊重点　颈部肿块是内分泌系统疾病中较常见的症状,问诊时应注意 6 个月病程中,主要症状及伴随症状特点、疾病演变过程、诊治经过、治疗效果等。

3. 问诊内容

(1)诱发因素:目前还不清楚甲状腺结节的确切病因。碘缺乏和辐射(尤其是儿童期受到辐射)是为数不多的、已知的与甲状腺结节发生有关的重要因素。

(2)主要症状:颈部肿块短期增大伴疼痛可能结节出血;双叶质软或中度大小不一结节考虑结节性甲状腺肿;光滑边界清孤立可能是腺瘤;质硬活动度差恶性可能性大;结节伴疼痛考虑炎症。

(3)伴随症状:①大多数甲状腺结节患者没有临床症状。②合并甲状腺功能异常时,可出现相应的临床症状。如合并甲亢时,可有怕热、多汗、多食、易饥饿、心慌、手颤等症状;合并甲减时,可有皮肤粗糙、怕冷、便秘、记忆力下降、周身水肿等症状。③如果结节压迫周围组织,可能出现声音嘶哑、胸闷、呼吸或吞咽困难等压迫症状。④部分患者可能出现颈部淋巴结肿大。⑤提示结节为恶性的可能性大的临床症状:结节生长迅速;伴持续性声音嘶哑、发音困难,并应排除声带病变(炎症、息肉等);伴吞咽困难或呼吸困难。

（4）诊治经过:本次就诊前已经接受过的检查及其结果,治疗所用药物的名称、剂量、给药途径、疗程及疗效。

（5）既往史:当出现一个症状或体征时,需注意联系既往病史,有可能是疾病的演变所致。Graves 病可表现为甲状腺肿大,还有明显的高代谢紊乱综合征,出现怕热、多汗、皮肤潮湿等症状;如有自身免疫性甲状腺炎可表现为甲状腺肿大、甲状腺功能正常,但是自身免疫性甲状腺炎还可出现面部苍白水肿、怕冷、记忆力减退等甲减的症状,通过甲状腺自身抗体检查和细针吸取细胞学检查(fine-needle aspiration cytology,FNAC)也可以明确诊断;如有产后甲状腺炎可表现为甲状腺肿大,但产后甲状腺炎多发生在产后 6 ~ 12 周,而且 TPO-Ab 阳性;如有亚急性甲状腺炎可表现为甲状腺肿大,但亚急性甲状腺炎还可出现疼痛、发热、红细胞沉降率增快及甲亢表现。

（6）个人史:甲状腺功能亢进症最容易导致颈部肿大;颈部的急性炎症或者颈部淋巴结肿大,也可以导致颈部肿大,往往会伴有明显的疼痛、红肿症状;颈部的先天性疾病,比如说颈部甲状舌骨囊肿感染也会出现颈部肿大。

（7）家族史:家族遗传性甲状腺癌包括遗传性甲状腺髓样癌(HMTC)和家族性甲状腺非髓样癌(FNMTC)。甲状腺髓样癌(MTC)是来源于甲状腺滤泡旁细胞(C 细胞)的恶性肿瘤,约占甲状腺恶性肿瘤的 5%,甲状腺滤泡旁细胞具有合成分泌降钙素及降钙素基因相关肽的作用。因此,MTC 亦被认为是神经内分泌肿瘤之一。甲状腺非髓样癌(NMTC)包括甲状腺乳头状癌(PTC)、甲状腺滤泡癌(FTC)和甲状腺未分化癌(ATC)等起源于甲状腺滤泡上皮细胞的恶性肿瘤,约占所有 TC 的 90%,其中 PTC 是最常见的病理类型。5% ~ 10% 的 NMTC 患者表现为家族聚集性。

问诊结果

患者为青年女性,24 岁,无颅内肿瘤及其他部位肿瘤病史,无头部外伤史,无高血压、冠心病、糖尿病病史,家族中无类似病史。6 个月前发现颈部肿块,无怕热、易怒,无疲乏无力、怕热多汗、皮肤潮湿、多食善饥、体重下降、多言好动、紧张焦虑、失眠不安、思想不集中、记忆力减退、手和眼睑震颤、心悸气短、大便次数增多、向心性肥胖、面圆而呈暗红色、皮肤紫纹、口干、眼干、多饮、多尿、夜尿增多、尿急、尿频、尿痛,在当地医院测甲状腺功能正常,诊断为"甲状腺结节",给予夏枯草等中成药物治疗,效果差,9 d 前在焦作市某医院行甲状腺彩超,结果回示甲状腺右侧叶中下极可见一大小 34 mm×22 mm 囊实性结节,以囊性为主,边界清晰,腺体内未见血流信号,未诊治。今为求进一步治疗来医院,门诊以"甲状腺结节"收入科,发病以来,患者神志清、精神可,食欲正常,睡眠正常,大小便正常,体重无减轻。

---

4. 思维引导 该患者突出症状为颈部肿块,当地医院疑诊"甲状腺结节",未治疗。根据颈部症状、甲状腺功能及甲状腺彩超检查结果,确诊"甲状腺结节"但需与下列疾病进行鉴别。①Graves病:可表现为甲状腺肿大,Graves 病还有明显的高代谢紊乱综合征,出现怕热、多汗、皮肤潮湿等症状。②自身免疫性甲状腺炎:可表现为甲状腺肿大、甲状腺功能正常,但是自身免疫性甲状腺炎还可出现面部苍白水肿、怕冷、记忆力减退等甲减的症状,通过甲状腺自身抗体检查和 FNAC 也可以明确诊断。③产后甲状腺炎:可表现为甲状腺肿大,但产后甲状腺炎多发生在产后 6 ~ 12 周,而且TPO-Ab 阳性。④亚急性甲状腺炎:可表现为甲状腺肿大,但亚急性甲状腺炎还可出现疼痛、发热、红细胞沉降率增快及甲亢表现。

(二)体格检查

1. 重点检查内容及目的

(1)患者的甲状腺结节诊断明确,查体可有甲状腺体征。

(2)早期由于结节较小,通常没有明显的体征。但是随着结节的增长,也可以出现了以下体征:良性的甲状腺结节大多表现为颈前部隆起的肿块,表面光滑、质地较软、边界清晰,而且可以随着吞咽的运动,上下移动;恶性的甲状腺结节也表现为颈前部隆起的肿块,但是肿块的质地比较硬、表面粗糙、不光滑、活动度也差。

体格检查结果

T 36.2 ℃,R 20 次/min,P 90 次/min,BP 112/87 mmHg

发育正常,营养良好。口唇无发绀。面部无水肿,眼球无突出,声音无嘶哑。无舌颤,无双手细震颤。颈软,甲状腺弥漫性肿大Ⅱ度,甲状腺右侧可触及约 4 cm×3 cm 结节,可随吞咽上下运动,边界清楚,无触痛,甲状腺区未闻及血管鸣音。双肺听诊未闻及干、湿啰音,心界不大,律齐,腹软,无肢体抖动,双下肢无水肿。

---

2. 思维引导　经上述体格检查,患者甲状腺弥漫性肿大Ⅱ度,甲状腺右侧可触及约 4cm×3 cm 结节,可随吞咽上下运动,边界清楚,无触痛,提示甲状腺结节,须进一步行实验室检查(甲状腺功能、甲状腺抗体、甲状腺彩超等)明确诊断。

(三)辅助检查

1. 主要内容及目的

(1)血常规:进一步明确是否存在贫血、白细胞及中性粒细胞减少。

(2)尿常规:有肾病变者可出现尿蛋白、尿红细胞、白细胞等。

(3)红细胞沉降率及 C 反应蛋白:进一步明确是否存在合并亚急性甲状腺炎。

(4)电解质:是否存在电解质紊乱。

(5)糖化血红蛋白及糖耐量:进一步排除糖尿病。

(6)肾功能:是否存在肾疾病。

(7)肝功能:是否存在肝损伤(转氨酶升高)。

(8)骨代谢全套:明确有无骨代谢异常。

(9)甲状腺激素(FT_3、FT_4、TSH)、甲状腺抗体(TSAb、TPO-Ab、TgAb)、甲状腺彩超:病因诊断,明确是否为合并 Graves 病及桥本甲状腺炎。

(10)心电图:明确是否有心肌缺血、心律失常(如期前收缩、心房颤动等)。

(11)心脏彩超:心脏大小及心脏内部结构,间接测量评估肺动脉压,排除其他心脏疾病。

(12)胸片:明确有无炎症性疾病。

(13)病理:明确甲状腺结节的良恶性。

辅助检查结果

1. 常规检查

(1)血常规:血红蛋白 106.0 g/L↓。

(2)尿常规:正常。

（3）电解质：正常。

（4）糖化血红蛋白 5.2%（参考值 4.0% ~6.5%）。

（5）肾功能、肝功能：均正常。

（6）FT$_3$ 5.08 pmol/L（参考值 3.8 ~7.0 pmol/L）,FT$_4$ 11.10 pmol/L（参考值 7.9 ~18.4 pmol/L）、TSH 3.18 μIU/mL（参考值 0.34 ~5.60 μIU/mL）,TPO-Ab 478.00 IU/mL（参考值 0 ~34 IU/mL）。

（7）红细胞沉降率及 C 反应蛋白：均正常。

（8）骨代谢五项：均正常。

（9）心电图：正常。

2. 影像学检查 ①胸部 DR 片：心肺膈未见明显异常；②腹部超声：正常；③心脏超声：正常；④甲状腺超声：甲状腺右侧叶囊实性结节（TI-RADS 分级：3 级）。

3. 病理学检查病理 考虑结节性甲状腺肿伴出血囊性变。

2. 思维引导 根据该患者甲状腺弥漫性肿大（触诊和 B 超证实），甲状腺功能正常，甲状腺抗体（TPO-Ab）阳性，TgAb 及 TSAb 正常，红细胞沉降率及 C 反应蛋白未见异常，患者无颈部疼痛、发热等症状，不考虑亚急性甲状腺炎及 Graves 病，考虑桥本甲状腺炎。甲状腺超声：甲状腺右侧叶囊实性结节（TI-RADS 分级：3 级），结合甲状腺右侧可触及约 4 cm×3 cm 结节，可随吞咽上下运动，边界清楚，无触痛等体征，考虑诊断甲状腺结节。

（四）初步诊断

分析上述病史、查体、辅助检查结果，支持以下诊断：①甲状腺结节；②桥本甲状腺炎。

二、治疗经过

1. 治疗 患者甲状腺结节诊断明确，行彩超引导下甲状腺结节穿刺术，术后病理考虑结节性甲状腺肿伴出血囊性变。排除手术禁忌后行"经皮穿刺甲状腺结节射频消融术"，术后给予穿刺点局部按压冰敷及心电监护。

2. 思维引导 该患者甲状腺结节穿刺病理考虑良性甲状腺结节。多数良性甲状腺结节仅需定期随访，无须特殊治疗。少数情况下，可选择手术治疗、TSH 抑制治疗、放射性碘即 ^{131}I 治疗或其他治疗手段。下述情况下可考虑手术：①出现与结节明显相关的局部压迫症状；②合并甲状腺功能亢进症，内科治疗无效者；③肿物位于胸骨后或纵隔内；④结节进行性生长，临床考虑有恶变倾向或合并甲状腺高危因素。因外观或思想顾虑过重影响正常生活而强烈要求手术者，可作为手术的相对适应证。TSH 抑制治疗其原理是应用 L-T$_4$ 将血清 TSH 水平抑制到正常低限，甚至低限以下，以求通过抑制 TSH 对甲状腺细胞的促生长作用，达到缩小甲状腺结节的目的。在碘缺乏地区，TSH 抑制治疗可能有助于缩小结节、预防新结节出现、缩小结节性甲状腺肿的体积，但在非缺碘地区，TSH 抑制治疗虽也可能缩小结节，但其长期疗效不确切，停药后可能出现结节再生长。不良反应方面，长期抑制 TSH 可能导致亚临床甲亢（TSH 降低，FT$_3$ 和 FT$_4$ 正常），引发不适症状和一些不良反应（如心率增快、心房颤动、左心室增大、心肌收缩性增加、舒张功能受损等），造成绝经后妇女的骨密度（BMD）降低。因此，不建议常规使用 TSH 抑制疗法治疗良性甲状腺结节；可在小结节性甲状腺肿的年轻患者中考虑使用，且 TSH 达到部分抑制（正常下限）即可。^{131}I 主要用于治疗有自主摄取功能并伴有甲亢的良性甲状腺结节（核素显像表现为"热结节"）。出现压迫症状或位于胸骨后的甲状腺结节，不推荐 ^{131}I 治疗。其他非手术治疗方法：超声引导下经皮无水乙醇注射（对甲状腺良性囊肿和含有大量液体的甲状腺结节有效，不适用于单发实质性结节或多结节性甲状腺肿）、经皮激光消融术、微波消融术和射频消融术等。采用这些方法治疗前,必须先排除恶性结节的可能性。

治疗效果

(1)症状:颈部肿块较前明显缩小。

(2)查体:甲状腺弥漫性肿大Ⅱ度,甲状腺右侧可触及约2 cm×2 cm结节,可随吞咽上下运动,边界清楚,无触痛,甲状腺区未闻及血管鸣音。双肺听诊未闻及干、湿啰音,心界不大,律齐,腹软,无肢体抖动,双下肢无水肿。

三、思考与讨论 »»

　　甲状腺结节(thyroid nodule)是指甲状腺细胞在局部异常生长所引起的散在病变,是内分泌系统的多发病和常见病。有15%的甲状腺结节为恶性,即甲状腺癌。近年来我国甲状腺癌的患病率呈现增高的趋势,非必要的甲状腺结节的手术率也显著升高。甲状腺结节评估的要点是良恶性鉴别。对于良性甲状腺结节,定期随访观察是最主要的临床处理手段。对分化型甲状腺癌(占所有甲状腺癌的90%以上),手术、放射性碘和TSH抑制治疗是重要的治疗措施。高分辨率超声有助于鉴别甲状腺结节良恶性。

　　提示良性超声征象:①纯囊性结节;②由多个小囊泡占据50%以上结节体积、呈海绵状改变的结节。

　　提示有恶性可能超声征象:①实性低回声结节;②结节内血供丰富紊乱(TSH正常情况下);③结节形态和边缘不规则、晕圈缺如;④微小钙化、针尖样弥散分布或簇状分布的钙化;⑤同时伴有颈部淋巴结超声影像异常,如淋巴结呈圆形、边界不规则或模糊、内部回声不均、内部出现钙化、皮髓质分界不清、淋巴门消失或囊性变等。术前评估甲状腺结节良恶性时,FNAB是敏感度和特异度最高的方法。术前FNAB检查有助于减少不必要的甲状腺结节手术,并帮助确定恰当的手术方案。超声引导下FNAB可以提高取材成功率和诊断准确率。FNAB不能区分甲状腺滤泡状癌和滤泡细胞腺瘤。超过90%的甲状腺癌为DTC。DTC起源于甲状腺滤泡上皮细胞,主要包括PTC和FTC,DTC的治疗方法主要包括:手术治疗、术后[131]I治疗和TSH抑制治疗。DTC对外照射治疗和化学治疗不敏感。手术治疗对DTC最为重要,直接影响疾病的后续治疗和随访,并与预后密切相关。[131]I是DTC术后治疗的重要手段之一。[131]I治疗包含两个层次:一是采用[131]I清除DTC术后残留的甲状腺组织,简称[131]I清甲;二是采用[131]I清除手术不能切除的DTC转移灶,简称[131]I清灶。

　　DTC术后TSH抑制治疗是指手术后应用甲状腺激素将TSH抑制在正常低限或低限以下,甚至检测不到的程度,一方面补充DTC患者所缺乏的甲状腺激素,另一方面抑制DTC细胞生长。TSH抑制治疗用药首选L-T$_4$口服制剂。甲状腺粉片中甲状腺激素的剂量和T$_3$/T$_4$的比例不稳定,可能带来TSH波动,因此,不建议在长期抑制治疗中作为首选。TSH抑制水平与DTC的复发、转移和癌症相关死亡关系密切,特别对高危DTC者,这种关联性更加明确。TSH>2 mU/L时癌症相关死亡和复发增加。高危DTC患者术后TSH抑制至<0.1 mU/L时,肿瘤复发、转移显著降低。低危DTC患者术后TSH抑制于0.1~0.5 mU/L即可使总体预后显著改善,而将TSH进一步抑制到<0.1 mU/L时,并无额外收益。近年来,甲状腺良性结节的发病率呈逐年上升趋势,借助影像技术引导的热消融(射频、微波、激光)治疗具有损伤小、恢复较快、重复性较好、多数不影响美观且更好地保留了甲状腺功能、提高生活质量等特点,受到越来越广泛的接受和认可。

　　甲状腺良性结节消融适应证需同时满足1~3条并满足第4条之一者。①超声提示良性,细针穿刺活检细胞学病理FNAB报告系统报告为Ⅱ类,或术前组织学活检病理证实为良性结节;②患者无儿童期放射治疗史;③患者充分知情情况下要求微创介入治疗,或拒绝外科手术及临床观察;④同时需满足以下条件之一:自主功能性结节引起甲亢症状的;患者存在与结节明显相关的自觉症状(如异物感、颈部不适或疼痛等)或影响美观,要求治疗的;手术后残余复发结节,或结节体积明显增大。禁忌证:符合下列任意一条即排除。①巨大胸骨后甲状腺肿或大部分甲状腺结节位于胸骨后方(对无法耐受手术及麻醉者,可考虑分次消融或姑息性治疗);②对侧声带功能障碍;③严重凝血功能障碍;④重要脏器功能不全。根据该患者甲状腺弥漫性肿大(触诊和 B 超证实),甲状腺功能正常,TPO-Ab 阳性,TgAb 及 TSAb 正常,红细胞沉降率及 C 反应蛋白未见异常,甲状腺超声示甲状腺右侧叶囊实性结节(TI-RADS 分级:3 级);结合甲状腺右侧可触及约 4 cm×3 cm 结节,可随吞咽上下运动,边界清楚,无触痛等体征;结合颈部肿块症状考虑诊断甲状腺结节。结合甲状腺结节穿刺术后病理考虑结节性甲状腺肿伴出血囊性变,故考虑诊断甲状腺良性结节。因患者结节较大且存在与结节明显相关的自觉症状,故不考虑定期随访。患者要求保留甲状腺,拒绝长期服药,故不适合采用手术治疗和 TSH 抑制治疗。患者甲状腺功能及甲状腺相关抗体 TSAb 正常,不存在甲亢,故不适合采用^{131}I 治疗。考虑到以上情况,故选用超声引导下经皮甲状腺结节射频消融术治疗,术后颈部肿块较前有所缩小,颈部穿刺处敷料干洁,未见明显渗血及渗液,于术后第 1 天出院。

四、练习题

1. 甲状腺结节的典型临床特征有哪些?
2. 甲状腺结节的常见体征有哪些?
3. 甲状腺结节的治疗方法有哪些?

五、推荐阅读

[1]王吉耀,葛均波,邹和建.实用内科学[M].16 版.北京:人民卫生出版社,2022.
[2]葛均波,徐永健,王辰.内科学[M].9 版.北京:人民卫生出版社,2020.
[3]廖二元.内分泌代谢病学[M].3 版.北京:人民卫生出版社,2012.

案例 15　妊娠期甲状腺毒症

一、病历资料

(一)门诊接诊

患者女性,26 岁,孕 8 周。

1. 主诉　心悸、多汗 1 个月。

2. 问诊重点　心悸、多汗是内分泌系统疾病中较常见的症状,问诊时应注意患者主要症状及伴随症状特点、疾病演变过程、诊治经过、治疗效果等。

3. 问诊内容

(1)诱发因素:可无明显诱因,或继发于感染、临产、手术、劳累后,或妊娠前诊断为 Graves 病的患者不适当停用甲状腺药物引起。

(2)主要症状:①妊娠期甲亢症状与非孕期相同,甲状腺激素增多引起的代谢亢进症状主要表现为精神紧张,易激动,心悸,多汗,怕热,乏力,烦躁失眠,食欲亢进,体重下降,大便次数增多或腹泻等症状。②妊娠时孕妇的一些高代谢症状常与甲亢相似,孕妇的代谢及心率较正常妇女增加,可有高代谢症群,如心率可增至 100 次/min,甲状腺也可稍肿大,基础代谢率在妊娠 3 个月后较前增加可达 20% ~ 30%,须与甲亢的症状鉴别。

(3)伴随症状:①伴有 Graves 眼病者可有眼内异物感、胀痛、畏光、流泪、复视、斜视、视力下降等眼部症状。②出现甲亢伴周期性麻痹(亚洲的青壮年男性多见)和甲亢性肌病,后者表现为近端肌肉进行性无力、萎缩,以肩胛带和骨盆带肌群受累为主。③严重患者在感染、创伤、精神刺激等诱因下可出现甲状腺危象,表现为高热或过高热、大汗、心动过速(140 次/min 以上)、烦躁、焦虑不安、谵妄,甚至心力衰竭、休克及昏迷等症状。④严重患者出现甲状腺毒症性心脏病时可表现为心动过速、脉压增大、心房颤动和心力衰竭等症状。⑤甲状腺毒症控制不良时,也可能导致妊娠高血压、流产、早产、低体重儿、宫内生长限制、死产等不良母胎并发症。⑥剧烈妊娠呕吐,严重时出现脱水、电解质紊乱、酮症等。妊娠期一过性甲状腺毒症(GTT)与胎盘分泌过多 HCG 过度刺激甲状腺激素产生有关,常伴有 HCG 导致的剧烈恶性呕吐症状,严重者可因呕吐导致脱水、电解质紊乱、酮症等症状。

(4)诊治经过:本次就诊前已经接受过的检查及其结果,治疗所用药物的名称、剂量、给药途径、疗程及疗效。

(5)既往史:当出现一个症状或体征时,需注意联系既往病史,有可能是疾病的演变所致。如患者既往有 Graves 病史,可因妊娠期间用药剂量不当出现甲状腺毒症相关症状;如患者既往有结核病史,也可出现发热、出汗、乏力、消瘦等症状;如患者既往有贫血、低血糖等病史也可能导致心悸、出汗等症状。

(6)个人史:月经史,生育史,有没有流产史。

(7)家族史:家族中是否有类似临床表现者。

问诊结果

患者为青年女性,26 岁,孕 8 周。1 个月前无明显诱因出现心慌多汗,自测心率在 110 次/min 左右,伴手抖、多食易饥,无怕热、烦躁易怒,未诊治。1 周前就诊于当地社区医院,查甲状腺功能示 FT$_3$ 7.98 pmol/L,FT$_4$ 44.01 pmol/L,TSH 0.006 mU/L,诊断为"甲状腺功能亢进症"。

患者既往健康状况良好,无"高血压、糖尿病、冠心病、肝炎、结核"病史,无食物及药物过敏史,否认"甲状腺功能亢进症"家族史。

4.思维引导 患者为孕早期女性,主要表现为心慌、手抖、多汗、多食易饥等高代谢症状,既往查甲状腺功能示 FT$_3$、FT$_4$ 升高,TSH 降低,有"甲亢"家族史。应考虑妊娠期甲状腺毒症可能。妊娠期甲状腺毒症病因有很多,其中 Graves 病占 85%,包括妊娠前和妊娠期新发的 Graves 病;与 HCG 相关性的 GTT 占 10%;同时甲亢的其他病因如结节性甲状腺肿、亚急性甲状腺炎、医源性甲亢等占妊娠期甲状腺毒症病因的 5%。不同病因引起的妊娠期甲状腺毒症治疗原则不同,因此,诊断为妊娠期甲状腺毒症后,应进一步明确具体病因,从而对症治疗。

(1)妊娠期 Graves 病:包括妊娠前和妊娠期新发的 Graves 病。妊娠期 Graves 病可发生于妊娠各期,有典型高代谢症状,血清 TSH<妊娠特异性参考范围下限(或<0.1 mU/L),以及甲状腺激素水平升至妊娠期的正常参考范围以上(T$_3$ 升高较 T$_4$ 更显著),可伴有甲状腺弥漫性肿大、突眼征及甲状腺自身抗体阳性,甲状腺可闻及震颤及血管杂音。本例患者甲状腺功能检查提示"甲亢",有"甲亢"家族史,妊娠前无甲状腺疾病史,倾向于诊断为妊娠期新发的 Graves 病,但需进一步行甲状腺自

身抗体检查、体格检查等明确诊断。

（2）妊娠期一过性甲状腺毒症（GTT）：GTT 通常短暂发生于妊娠（8～10周），高代谢症状通常不如 Graves 病严重，但常伴随妊娠剧吐，血清 FT_4 和 TT_4 升高，血清 TSH<妊娠特异性参考范围下限（或<0.1 mU/L），无典型甲状腺肿和眼征，甲状腺自身抗体阴性。因此，可进一步行甲状腺自身抗体检查、甲状腺体格检查来与 Graves 病鉴别。

（3）甲状腺结节：结节性甲状腺肿者可触及甲状腺结节性肿大；甲状腺高功能腺瘤者可触及甲状腺光滑无痛的孤立结节。

（4）亚急性甲状腺炎：亚急性甲状腺炎早期可伴有甲状腺功能亢进症，发病前 1～3 周可有上呼吸道感染病史，起病多急骤，伴怕冷、寒战、疲乏无力及甲状腺部位的疼痛，疾病具有自限性，中期经甲状腺功能减退期后逐渐进入恢复期。因此，本例患者亚急性甲状腺炎的诊断依据不充分。

（5）其他：结核病患者，也可出现发热、乏力、消瘦等症状，可行结核菌素检查鉴别；贫血、低血糖患者也可能导致心悸、出汗等症状，可行血常规、血糖检查来鉴别。

（二）体格检查

1.重点检查内容及目的 患者妊娠期甲状腺毒症的可能性大，应重点注意甲状腺体格检查，以及相关的全身体格检查，进一步鉴别甲状腺毒症的病因。

（1）全身体格检查：有无体温升高，血压如何，肌力、肌张力如何，有无胫前黏液性水肿。

（2）甲状腺体格检查：甲状腺有无肿大，肿大程度，质地如何，弥漫性肿大还有结节性肿大，有无疼痛，有无震颤及血管杂音。

（3）眼部体格检查：有无突眼征，突眼程度，单纯性突眼还是浸润性突眼，眼球转动幅度如何。

（4）心血管系统体格检查：有无心率增快、心脏扩大、心律失常、心房颤动、脉压增大等。

（5）消化系统体格检查：肠鸣音有无亢进。

（6）神经系统体格检查：有无情绪不安、易激动。

（7）胎儿情况检查：胎心、胎动如何。

体格检查结果

T 36.8 ℃，R 18 次/min，P 113 次/min，BP 110/70 mmHg

H 163 cm，BW 53.1 kg，BMI 19.99 kg/m²

发育正常，营养中等，情绪易激动，皮肤巩膜无黄染，浅表淋巴结未触及肿大，眼球略突出，眼球活动尚自如，双侧甲状腺Ⅰ度肿大，质软，无震颤，无血管杂音，无压痛，未触及结节。双肺呼吸音清晰，未闻及啰音，心率 110～126 次/min，律齐，各瓣膜听诊区未闻及病理性杂音。腹软，无压痛、反跳痛，肝、脾肋下未触及，双肾区无叩击痛，双手细颤，双下肢无凹陷性水肿，四肢肌力 5 级，肌张力正常，病理征未引出。胎心 130 次/min。

2.思维引导 经上述体格检查，可见患者情绪易激动，心率增快，双侧甲状腺弥漫性肿大，眼球略突出，双手细颤，考虑与血甲状腺毒症有关，甲状腺弥漫性肿大排除了结节性甲状腺肿和甲状腺腺瘤的可能性，倾向于支持妊娠期 Graves 病的诊断，但仍不能排除妊娠期一过性甲状腺毒症的可能，需进一步行实验室检查（甲状腺功能检查、甲状腺自身抗体检查等）、甲状腺超声检查等明确诊断。

（三）辅助检查

1. 主要内容及目的

（1）甲状腺功能五项：明确甲状腺功能亢进症的存在，明确甲状腺功能亢进症严重程度。

（2）甲状腺自身抗体检查：妊娠期 Graves 病，甲状腺自身抗体为阳性；而妊娠期一过性甲状腺毒症抗体为阴性。甲状腺自身抗体检查有助于两者的鉴别。

（3）甲状腺超声检查：可以显示甲状腺大小，显示结节、囊肿等。帮助鉴别 Graves 病和结节性甲状腺肿。

（4）血常规、血生化、电解质：明确有无贫血。明确有无低血糖。是否存在电解质紊乱，如脱水所致的高血钠、高血氯。

（5）心电图、超声心动图：明确有无心律失常、心脏扩大、心房颤动等甲状腺毒性心脏病。

辅助检查结果

1. 常规检查　①血常规：无异常。②尿常规：无异常。③空腹血糖 5.0 mmol/L，糖化血红蛋白 5.6%。④肾功能、肝功能、血脂、电解质：均正常。

2. 甲状腺功能　见表 3-3。

表 3-3　甲状腺功能

项目	TT_3/（nmol/L）	TT_4/（nmol/L）	FT_3/（pmol/L）	FT_4/（pmol/L）	TSH/（μIU/mL）
结果	3.98	304.80	8.11	47.21	0.005
参考值	1.8～2.9	65～156	3.28～6.47	7.9～18.4	0.34～5.6

3. 甲状腺自身抗体　TPO-Ab<9.00 IU/mL，TgAb 13.30 IU/mL，TSAb 10.00 IU/L。

4. 影像学检查　①甲状腺超声：甲状腺弥漫性增大，回声分布欠均匀，血流增多；②心电图提示窦性心动过速；超声心动图未见明显异常；③腹部超声：肝胆脾胰均未见明显异常；④泌尿系统超声：双肾及双侧输尿管均未见明显异常。

---

2. 思维引导　根据该患者心慌、手抖、多汗、多食易饥等高代谢症状，查血糖、血红蛋白正常排除低血糖、贫血，甲状腺功能检查示 T_3、T_4 升高，TSH 降低，考虑支持妊娠期甲状腺毒症诊断。进一步明确妊娠期甲状腺毒症的病因，行甲状腺超声检查，结果显示甲状腺弥漫性肿大，排除结节性甲状腺肿、甲状腺腺瘤；行甲状腺自身抗体检查，结果示抗体阳性，排除妊娠期一过性甲状腺毒症后，考虑诊断为妊娠期 Graves 病。

（四）初步诊断

分析上述病史、查体、辅助检查结果，支持以下诊断：①妊娠期甲状腺毒症；②妊娠期新发 Graves 病。

二、治疗经过

1. 抗甲状腺药物治疗　丙硫氧嘧啶（PTU）50 mg tid。

2. 不能控制者或抗甲状腺药物过敏者等　可在妊娠中期考虑行甲状腺部分切除术。

3. 随诊及注意事项

（1）定期门诊复诊，监测甲状腺功能、血常规、肝肾功能、电解质、血糖、血脂等检查。妊娠早期每1~2周检查甲状腺功能，及时调整ATDs剂量，妊娠中、晚期每2~4周检测1次甲状腺功能，达到目标值后每4~6周检测1次。

（2）妊娠期甲亢患者因代谢亢进，不能为胎儿提供足够营养，应及时补充。

4. 思维引导　该患者妊娠期Graves病诊断明确，患者甲亢症状明显，须予以抗甲状腺药物（ATDs）治疗。目前临床常用的抗甲状腺药物有两种：咪唑类和硫氧嘧啶类。咪唑类代表药物甲巯咪唑（MMI）和硫氧嘧啶类代表药物丙硫氧嘧啶（PTU）均可通过抑制甲状腺激素合成达到治疗甲亢的作用。妊娠6~10周是ATD导致出生缺陷的危险窗口期，MMI和PTU均有影响，但与MMI相比，PTU相关畸形发病程度较轻，因此，对于妊娠早期（1~3个月）优先选择PTU，避免使用MMI；除早期（1~3个月）外，优先选择MMI。PTU的剂量取决于T_4升高的程度和临床症状的严重程度。妊娠期甲亢控制的目标是维持母体轻度甲亢状态，应使用最低有效剂量的ATD，使血清FT_4/TT_4接近或略高于妊娠期参考范围上限，或将总T_4维持在1.5倍于非妊娠期参考范围的水平，减少胎儿甲减发生。用药期间应当注意监测甲状腺功能变化，在妊娠早期每1~2周检查甲状腺功能，及时调整ATD剂量，避免ATD过度治疗，减少胎儿甲状腺肿和甲减的可能性。妊娠中、晚期每2~4周检测1次甲状腺功能，达到目标值后每4~6周检测1次。同时应密切监测药物不良反应，特别是血常规和肝功能变化。妊娠期原则上不采取手术治疗甲亢，但如果ATD治疗效果不佳，对ATD过敏，或者甲状腺肿大明显，需要大剂量ATD才能控制甲亢时可以考虑手术治疗。手术时机一般选择在妊娠中期（4~6个月）。妊娠早期手术易引起胎儿畸形及流产，晚期手术易引起早产。

> **治疗效果**
>
> （1）症状：心慌、多汗、手抖、多食易饥症状缓解。
> （2）查体：神情轻松，心率下降，双手细颤减轻。
> （3）1周后复查甲状腺功能，评价治疗效果，及时调整药物剂量或用药方案。

三、思考与讨论

与普通甲亢一样，妊娠期甲状腺毒症主要表现为甲状腺激素增多引起的精神紧张、易激动、心悸、多汗、怕热、乏力、烦躁失眠、食欲亢进、体重下降、大便次数增多或腹泻等代谢亢进症状。该患者有心慌、手抖、多汗、多食易饥等症状，查甲状腺功能示T_3、T_4升高，TSH降低，以上均提示妊娠期甲状腺毒症。但妊娠期甲状腺毒症的病因多样，不同病因引起的妊娠期甲状腺毒症治疗原则不同，因此，诊断为妊娠期甲状腺毒症后，应进一步明确具体病因，从而对症治疗。妊娠期甲亢的鉴别重点是妊娠期一过性甲状腺毒症（GTT）和Graves病。常可根据临床表现和实验室检查（包括甲状腺激素水平、甲状腺自身免疫性抗体）来鉴别。本例患者既往无甲状腺疾病史，有"甲亢"家族史，查体可见双侧甲状腺弥漫性肿大，眼球略突出，双手细颤，甲状腺自身抗体阳性，支持妊娠期新发的Graves病诊断。治疗上，ATDs药物应用原则为在怀孕前和妊娠T_1期优先选择PTU，避免使用MMI；除T_1期外，优先选择MMI。考虑患者甲亢症状严重，给予"PTU 50 mg tid"起始治疗，同时密切监测甲功变化，及时调整药物剂量，使血清FT_4/TT_4维持于接近或略高于妊娠期参考范围上限的状态。对于妊娠前诊断为Graves病的患者，如计划妊娠，建议最好在甲状腺功能正常且病情平稳的情况下（即在治疗方案不变的情况下，2次间隔至少1个月的甲状腺功能测定在正常范围内，提示病情平稳）再妊娠。对于拟妊娠妇女，如Graves病甲亢患者选择ATD治疗，建议计划妊娠前停用甲巯咪唑

（MMI），改换 PTU。同时鉴于 ATD 有导致胎儿出生缺陷的风险，建议正在接受 ATD 治疗的妇女一旦确定妊娠，可以暂停 ATD，根据临床表现和 FT_4 水平，决定是否应用 ATD 治疗，尽量在致畸关键期（妊娠 6～10 周）之前停药。如停药后 FT_4 正常或接近正常，可以继续停药，每 1～2 周行临床评估和甲状腺功能检测，如 FT_4 继续维持正常，妊娠中晚期可每 2～4 周检测 1 次甲状腺功能，根据每次评估结果决定是否继续停药观察；如有些患者停药后甲亢症状加重，FT_4 或 TT_4、T_3 升高明显，建议继续应用 ATD。GTT 通常短暂发生于妊娠前半段，高代谢症状通常不如 Graves 病严重，但常伴随妊娠剧吐，血清游离 T_4 浓度仅轻微增高（T_3 浓度可能不高），无典型甲状腺肿和眼征，甲状腺自身抗体阴性。治疗上，GTT 以对症治疗妊娠剧吐为主，纠正脱水和电解质紊乱，不主张 ATD 治疗，同时密切随访，当症状明显及 FT_4、FT_3 升高明显时，可以进行短期 ATD 治疗。否则可以观察，每 1～2 周复查甲状腺功能指标，GTT 随 HCG 下降逐渐缓解。

四、练习题

1. 妊娠期甲状腺毒症的常见病因有哪些？如何鉴别？
2. 妊娠期未控制的甲亢对母胎有何影响？
3. 控制妊娠期甲亢如何选用药物？控制目标？

五、推荐阅读

[1]《妊娠和产后甲状腺疾病诊治指南》（第 2 版）编撰委员会，中华医学会内分泌学分会，中华医学会围产医学分会. 妊娠和产后甲状腺疾病诊治指南（第 2 版）[J]. 中华内分泌代谢杂志，2019，35(8):636-665.
[2]王吉耀，葛均波，邹和建. 实用内科学[M]. 16 版. 北京：人民卫生出版社，2022.

案例 16 甲亢性心脏病

一、病历资料

（一）门诊接诊

患者女性，48 岁。

1. 主诉 心悸、胸闷、多食、体重下降 5 年，加重 1 个月。

2. 问诊重点 心悸、胸闷、多食、体重下降，在内分泌与代谢系统、心血管系统、呼吸系统及消化系统等多个系统的疾病中均为常见症状，在问诊时应注意：主要症状及伴随症状的特点、疾病鉴别要点、疾病演变过程、诊治经过、治疗效果等。

3. 问诊内容

（1）诱发因素：有无着凉、感冒、劳累、生活压力大、作息不规律等诱发因素。

（2）主要症状：①心悸、胸闷常见于心律失常、冠心病、甲状腺功能亢进症等，可询问心悸、胸闷发作的时间、频率、缓解及诱发因素；②多食常见于甲状腺功能亢进症、糖尿病等，可询问多食、易饥的发生时间，有无规律，是否曾有餐前明显饥饿感，多食易饥的程度；③体重下降常见于甲状腺功能亢进症、糖尿病、肿瘤、消化系统疾病等，可询问患者大便频数、性质，有无体温升高，病程中体重的演变过程如何，是进行性下降还是阶段性下降。

（3）伴随症状：考虑是否有如下症状。①心悸、胸闷的伴随症状：有无心前区疼痛及放射痛，有无活动后心悸、胸闷加重，有无头晕，若有上述相关症状，应考虑心血管系统相关疾病；有无咳嗽、咳痰、气促、呼吸困难、乏力，若有上述相关症状，考虑呼吸系统疾病。②多食的伴随症状：有无口渴、多饮、多尿，若有上述症状，应考虑糖尿病。③体重下降的伴随症状：有无发热、盗汗、腹泻、乏力，若有上述症状，提示消化系统疾病或消耗性疾病。④其他：有无怕热、多汗、乏力、排便增多，有无多言好动、情绪易激动、烦躁、紧张焦虑、失眠、记忆力减退，有无眼胀痛、畏光、流泪、复视等，有无手或舌细颤，有无女性月经减少或闭经，有无肢体无力，若有上述症状支持甲状腺功能亢进症。

（4）诊治经过：发病过程中是否诊治，就诊医院诊断为何种疾病，是否用药，用何种药，具体剂量、给药途径、疗程及效果，以利于迅速判断疾病、选择药物。

（5）既往史：当出现某个、多个症状或体征时，不能认为是某一种病所致，有可能是多种疾病逐步进展、恶化的结果，需注意联系既往病史。如患者既往有高血压、冠心病、慢性阻塞性肺疾病等病史时可出现心悸、胸闷，如有消化系疾病或肿瘤，也可出现发热、腹泻、体重减轻等，如患者有糖尿病病史，可有口干、多饮、多食、消瘦、乏力等症状。

（6）个人史：烟酒等不良嗜好、高碘饮食习惯、精神压力过大、夜间睡眠差等可以是甲状腺功能亢进症的高危因素。

（7）家族史：询问有无甲亢家族史。

> **问诊结果**
>
> 患者女性，48岁，因"心悸、胸闷、多食、体重下降5年，加重1个月"为主诉来诊。
>
> 患者为中年女性，务农，无高血压、冠心病病史，无糖尿病病史，无肝炎、慢性肾病病史，否认有肿瘤、结核等慢性消耗性疾病病史，无烟酒等不良嗜好，无手术、外伤史，无输血及献血史。近5年来，患者月经量少，每次1~2 d，孕1产1，足月顺产。家族中无类似病患。
>
> 患者于5年前无明显诱因出现心悸、胸闷不适，心悸、胸闷为持续性发作，活动或劳累后加重，休息后稍有好转，无心前区疼痛及放射痛，无头晕、头痛，无咳嗽、咳痰，无反酸、烧心等不适；每日进餐4~6次，无明显口渴、多饮、多尿不适，无餐前饥饿感的规律；近5年来，体重持续性下降10 kg，伴乏力、怕热、腹泻，大便较稀薄，每日排便3~4次，无恶心、呕吐，无腹痛，无便中带血等不适；4年前曾在当地社区医院就诊，诊断为"甲状腺功能亢进症"，予以"甲巯咪唑10 mg 3次/d，倍他乐克25 mg 2次/d及成分不明中药"口服治疗，用药后1月余患者上述症状好转，好转后便自行停药，停药后一段时间后上述症状再发，患者未再到医院就诊，自行使用上述社区医生开具的药物，如此反复。近半年来，患者未服用任何抗甲状腺药物。近1个月来，患者心悸、胸闷症状明显加重，活动耐量较前下降，一般体力活动即出现心悸、胸闷不适，伴情绪易激动、多言、手抖、夜眠差，无夜间端坐位呼吸，无咳嗽、咳痰，今为系统治疗遂来院就诊。

4. 思维引导　患者有怕热、多汗、乏力、进食增加而体重减轻等高代谢症候群；有明显心悸、胸闷等心血管系统伴随症状；有胃肠活动增强，食欲亢进，多食易饥，排便增多等消化系统症状；有多言好动、情绪易激动、紧张焦虑、失眠、双手细颤等神经精神系统症状；有月经减少的生殖系统症状；既往有"甲状腺功能亢进症"病史，结合上述症状，患者较符合甲状腺功能亢进症合并甲亢性心脏病的诊断，但仍需与下列疾病相鉴别。①心脏疾病：如心肌疾病、心脏瓣膜病、先天性心脏病等，通过追问患者病史，进行心脏体格检查及心肌酶、脑钠肽、心电图、心脏彩超等检查鉴别。②高血压性心脏病：此类患者有多年高血压病史，血压控制欠佳，导致动脉硬化，合并心脏病，追问是否有高血压病史，监测血压、完善心电图、进行血管彩超等检查以鉴别。③糖尿病性心脏病：有糖尿病病史，血糖控制差,导致心脏的大血管、微循环、神经传导、心肌细胞受损,临床可表现为心悸、胸闷等不适症状,追问病史、行血糖监测及心电图检查进行鉴别。④呼吸系统疾病:如慢性阻塞性肺疾病、支气管哮喘、肺部感染等,此类疾病多为慢性症病,咳嗽、咳痰症状明显,可伴发热、胸闷、气促,可行肺部CT、肺功能、血常规、降钙素原等检查鉴别。⑤消耗性疾病:如肿瘤、结核等。此类疾病体温升高多有临床特点,如持续性发热或午后低热;体重下降往往会伴随其他临床症状,如咳嗽、咳痰、咯血、血尿、便血等发病部位的不适症状。该患者为中年女性,无烟酒等不良嗜好,非肿瘤、结核的高发人群,且无相关家族史,无传染性疾病接触史,从发病过程及危险因素评估来看,不符合肿瘤、结核的发病,可行血常规、C 反应蛋白、肿瘤标志物、消化系泌尿系统彩超等检查。⑥其他,如血液性疾病再生障碍性贫血、白血病等;腹泻应与溃疡性结肠炎等鉴别。

(二)体格检查

1. 重点检查内容及目的　患者甲状腺功能亢进症合并甲亢性心脏病的可能性大,应重点注意甲状腺体征及心脏。

(1)一般检查项目:体温、呼吸、脉搏、心率、血压、身高、体重。

(2)甲状腺功能亢进症相关体征:如双眼球是否突出、眼裂是否增宽、瞬目是否减少等;甲状腺是否肿大、质地如何、有无压痛、有无包块,甲状腺听诊有无血管杂音;双手有无细颤,有无舌颤;有无胫前黏液性水肿;皮肤是否潮湿。

(3)心脏相关体格检查:进行心脏叩诊,了解有无心脏扩大;听诊患者心率次数,心律是否整齐,有无心音亢进,有无心脏各瓣膜杂音;听诊双肺呼吸音,有无干、湿啰音,辅助判断有无心力衰竭及肺部感染等。

体格检查结果

T 37.0 ℃,R 28 次/min,P 110 次/min,BP 140/70 mmHg,BMI 19.61 kg/m²

神志清,多语,自主体位。全身皮肤潮湿,瞳孔等大等圆,直径约 3 mm,对光反射灵敏,双眼球轻度突出,眼裂增宽、瞬目减少;伸舌细颤阳性;甲状腺Ⅱ度肿大,质软,无压痛,未触及包块,双侧甲状腺上、下极均可闻及血管杂音。心界叩诊不大,心率 122 次/min,律不齐,心音强弱不等,双手细颤阳性。无胫前黏液性水肿。

---

2. 思维引导　经上述体格检查患者有多语、皮肤潮湿、多汗的高代谢体征;有双眼球轻度突出、眼裂增宽、瞬目减少的眼症;甲状腺Ⅱ度肿大、质软、甲状腺听诊有血管杂音;伸舌、双手细颤均阳性;心脏查体心率 122 次/min,律不齐,心音强弱不等,脉率小于心率。综上,考虑甲状腺功能亢进症合并甲亢心脏病、心房颤动可能性大,行进一步检查明确诊断。

(三)辅助检查

1. 主要内容及目的

(1)血常规、红细胞沉降率、C 反应蛋白:进一步排除感染性疾病,且明确白细胞、粒细胞是否下降。

(2)甲状腺功能:明确甲状腺功能状态。

(3)甲状腺相关抗体:辅助明确甲亢的原因。

(4)肝、肾功能:明确有无转氨酶升高、肝损伤;初步排除肾疾病。

(5)电解质:是否存在电解质紊乱,尤其是甲亢导致转移性低钾血症。

(6)空腹血糖、糖化血红蛋白:初步排除糖尿病;且甲亢患者会出现糖代谢紊乱,血糖升高。

（7）脑利尿钠肽：了解心脏功能，判断有无心力衰竭。

（8）心肌酶：了解有无急性冠脉综合征。

（9）心电图：明确是否有心肌缺血、心律失常等。

（10）甲状腺超声：明确甲状腺形态、大小、充血情况、有无甲状腺结节。

（11）心脏彩超：心脏大小及心脏内部结构、射血分数，排除其他心脏疾病。

（12）眼科检查：是否存在甲亢相关性眼病。

（13）肺部CT：了解肺部淤血，且排除肺部感染、结核、肺部肿瘤等。

辅助检查结果

1. 血常规　正常，WBC 6.73×10^9/L，N% 60.7%，L% 27.4%，RBC 5.41×10^9/L，Hb 130 g/L，PLT 233×10^9/L。

2. C反应蛋白及红细胞沉降率　C反应蛋白 15 mg/L；红细胞沉降率 13 mm/h。

3. 甲状腺功能　FT_3 24.77 pg/mL（参考值 2.14~4.80 pg/mL），FT_4 5.77 ng/dL（参考值 0.59~1.25 ng/mL），TSH 0.001 μIU/mL（参考值 0.56~5.91 μIU/mL）。

4. 甲状腺相关抗体　TPO-Ab 12.70 IU/mL（参考值 0~9 IU/mL），TgAb 3.80 IU/mL（参考值 0~4 IU/mL），TRAb 阳性。

5. 肝、肾功能　ALT 7.6 U/L，AST 23 U/L，GGT 42 U/mL，Cr 56 ummol/L，BUN 5.6 mmol/L。

6. 电解质　钾 3.68 mmol/L，钠 135 mmol/L，氯 108.0 mmol/L，钙 2.49 mmol/L。

7. 空腹血糖及糖化血红蛋白　空腹血糖 5.3 mmol/L，糖化血红蛋白 5.4%。

8. 脑利尿钠肽　1 730 pg/mL（参考值 0~125 pg/mL）。

9. 心肌酶　CK-MB 0.36 ng/mL（参考值 0~3.38 ng/mL），肌钙蛋白（cTnI）<0.012 ng/mL（参考值 0~0.034 ng/mL），肌红蛋白（Myo）21.30 ng/mL（参考值 0~61.5 ng/mL）。

10. 心电图　心室率 122 次/min，P波消失，可见小而不规则的f波。

11. 甲状腺彩超　甲状腺体积增大并实质弥漫性改变，双侧甲状腺上动脉流速增高。

12. 心脏彩超　心率快、心律不齐、EF 58%，左心稍增大，二尖瓣少量反流。

13. 眼科检查　双侧眼球突度均为 2 mm、眼裂增宽、瞬目减少、眼睑无挛缩、无复视、无视力下降、眼球活动度正常。

14. 胸部CT　心脏增大，双肺间质性病变（轻度）。

2. 思维引导　根据该患者"反复心悸、胸闷、多食、体重下降5年，加重2个月"的主诉，结合患者病史、症状、体格检查考虑甲状腺功能亢进症合并甲亢性心脏病可能性大。甲状腺功能检查提示：FT_3、FT_4 明显升高、TSH 明显降低，符合甲状腺功能亢进症的临床诊断。甲亢的病因诊断思路：首先甲亢的诊断已确立；彩超证实有甲状腺弥漫性肿大、甲状腺血流信号丰富；双眼球轻度突出；甲状腺相关抗体检查结果显示：TRAb 阳性、TPO-Ab 弱阳性；此4项辅助检查可明确诊断GD。甲亢性心脏病的诊断思路：根据患者的临床表现活动耐量下降，一般体力活动便出现心悸、胸闷症状；心脏彩超提示心率快、心律不齐、EF 60%，左心稍增大，二尖瓣少量反流；心电图提示心房颤动；脑利尿钠肽轻度升高。上述检查完全支持支持GD合并甲亢性心脏病的诊断。其他需注意：血常规正常，无甲亢致粒细胞降低；肝功能正常，无甲亢致肝损伤；电解质正常，无低钾血症等其他甲亢常见合并症。在使用抗甲状腺药物治疗前，需关注这些指标。

（四）初步诊断

通过分析上述病史、体格检查、辅助检查结果，支持以下诊断：①GD 合并甲亢性心脏病；②心房颤动；③心力衰竭功能 III 级。

二、治疗经过 »»

（一）基础治疗

忌碘饮食，减少甲状腺素合成的原料；减少钠盐摄入，有利于减轻心脏负荷；补充足够的热量和营养，包括糖类、蛋白质和 B 族维生素。

（二）药物治疗

1. 抗甲状腺治疗　甲巯咪唑 30 mg，每日 1 次，口服。

2. 控制心率、治疗心房颤动，同时抑制 T_4 向 T_3 转化　普萘洛尔 10 mg，每日 3 次，口服。

3. 思维引导　该患者 GD 并甲亢性心脏病断明确，对于甲状腺功能亢进症，常用的抗甲状腺药物有 MMI、PTU 等，MMI 半衰期长，血浆半衰期为 4~6 h，可以每天单次使用；PTU 血浆半衰期为 60 min，发挥作用迅速，控制甲亢较快，但是需要 6~8 h 给药，且 PTU 的肝毒性大于 MMI，因此，倾向于选择 MMI。在治疗的过程中，需要关注药物的不良反应，如粒细胞缺乏症、皮疹、中毒性肝病、血管炎等。

对于甲亢性心脏病的治疗，应积极治疗原发病，迅速合理使用抗甲状腺药物，同时给予控制心率对症支持治疗。该患者主要表现为心房颤动、心力衰竭，宜用 β 受体阻滞剂，一般不选用其他抗心律失常药物，随着甲亢得到有效控制，心房颤动、心力衰竭症状会随之好转。

（三）治疗效果

1. 症状　3 d 后心悸、胸闷症状逐渐减轻

2. 查体　T 36.5 ℃，R 22 次/min，P 90 次/min，BP 128/65 mmHg，神志清，双眼球轻度突出，眼裂增宽、瞬目减少，甲状腺 II 度肿大，质软，无压痛，双侧甲状腺上极局部可闻及血管杂音。心律 104 次/min，律不齐，心音强弱不等，心脏各瓣膜听诊区为未闻及杂音。双肺未闻及干、湿啰音。双手细颤阳性，较入院时减轻。

（四）病情变化

入院第 5 天，患者心悸、胸闷不适加重，伴咳嗽、咳粉红色泡沫样痰，端坐位呼吸，烦躁不安。查体：T 37.8 ℃，BP 160/102 mmHg，HR 138 次/min，律不齐，心尖部可闻及舒张期奔马律，双肺闻及小水泡音和哮鸣音。无颈静脉怒张，肝颈回流征阴性，双下肢无水肿。

（五）患者心力衰竭病情变化的可能原因及应对

1. 考虑　慢性心力衰竭急性发作？肺部感染？甲亢危象？

2. 应对　急查甲状腺功能、血常规、C 反应蛋白、红细胞沉降率、降钙素原、脑利尿钠肽、心肌酶、电解质、心电图、肺部 CT、心脏彩超。

3. 检查结果

（1）甲状腺功能：FT_3 18.29 pg/mL，FT_4 4.65 ng/dL，TSH 0.001 μIU/mL。

（2）血常规：WBC $12.6×10^9$/L，N% 91.7%，RBC $3.68×10^{12}$/L，Hb 116 g/L，PLT $256×10^9$/L。

（3）C 反应蛋白：60.56 mg/L。

（4）红细胞沉降率：26.7 mm/h。

（5）降钙素原：12.18 ng/mL。

（6）脑利尿钠肽：7 854 pg/mL。

（7）心肌酶：CK-MB 0.58 ng/mL，cTnI 0.038 ng/mL，Myo 29.60 ng/mL。

（8）电解质：钾 3.83 mmol/L，钠 135 mmol/L，氯 97 mmol/L，钙 2.35 mmol/L。

（9）心电图：心房颤动。

（10）胸部 CT：双肺炎症、双肺淤血、胸腔积液、心脏增大。

（11）心脏彩超：检查中患者心室率 135 次/min、心律不齐，EF 45%，左心稍增大，二尖瓣少量反流，提示左室收缩功能减弱，或与心率相关。

4.思维引导　追问患者及家属病史，患者前一天有受凉史，且因外界刺激有明显的情绪波动，结合患者的症状、体格检查，以及血常规显示的感染征象、C 反应蛋白、红细胞沉降率、降钙素原等炎性指标明显升高，胸部 CT 提示双肺炎性改变、双肺淤血等；考虑感染及情绪激动共同导致心力衰竭加重，予以吸氧、端坐位呼吸、呋塞米 20 mg 静脉推注、硝酸甘油静脉泵入、西地兰 0.2 mg 静脉推注，继续普萘洛尔控制心率、抗甲状腺药物治疗，加用抗生素抗感染治疗，患者心悸、胸闷症状逐渐好转。

治疗 1 周后

患者无发热、咳嗽、咳痰，心悸症状好转，胸闷症状明显减轻。查体：神志清，呼吸平稳，口唇无发绀，双肺呼吸音粗，未闻及干、湿性啰音，双下肢无水肿。

血常规：WBC 8.7×10^9/L，N% 72%，L% 22%，RBC 3.60×10^{12}/L，Hb 110 g/L，PLT 296×10^9/L。C 反应蛋白：60.56 mg/L。红细胞沉降率 26.7 mm/h。脑利尿钠肽 12.18 ng/mL。

三、思考与讨论

甲状腺毒症是指血循环中甲状腺激素过多，引起以神经、循环、消化等系统兴奋性增高和代谢亢进为主要表现的一组临床综合征。其中由于甲状腺腺体本身功能亢进，合成和分泌甲状腺激素增加所导致的甲状腺毒症称为甲状腺功能亢进症。其中 Graves 病最为常见，占所有甲亢的 85%。Graves 病诊断的流程，是首先确认有无甲亢，然后确认甲亢病因。

在甲亢特殊临床表现和类型中，有一类是甲状腺功能亢进性心脏病（thyrotoxic heart disease），甲状腺毒症对心脏有 3 个作用。①增心脏 β 受体对儿茶酚胺的敏感性；②直接作用于心肌收缩蛋白，增强心肌的正性肌力作用；③继发于甲状腺激素的外周血管扩张，阻力下降，心脏输出量代偿性增加。上述作用导致心动过速、心脏排出量增加、心房颤动和心力衰竭。心力衰竭分为两种类型。一类是心动过速和心脏排出量增加导致的心力衰竭，主要发生在年轻甲亢患者。此类心力衰竭非心脏泵衰竭所致，而是由于心脏高排出量后失代偿引起，称为"高心脏排出量型心力衰竭"。常随甲亢控制，心力衰竭恢复。另一类是诱发和加重已有的或潜在的缺血性心脏病发生的心力衰竭，多发生在老年患者，此类心力衰竭是心脏泵衰竭。心房颤动也是影响心脏功能的因素之一。甲亢患者中 10%~15% 发生心房颤动。甲亢患者发生心力衰竭时，30%~50% 与心房颤动并存。

在临床工作中，对于以心悸、胸闷等心脏症状为首发表现的患者，要高度重视甲亢性心脏病，对于心房颤动等心律失常患者应筛查甲状腺功能。在治疗甲亢性心脏病的过程中，应充分治疗甲亢，减少诱发因素，避免心脏病变加重或诱发甲亢危象。

四、练习题

1.甲亢性心脏病的诊断标准？

2.甲亢性心脏病的发病机制是什么？

3.甲亢性心脏病的治疗常用药物有哪些？

五、推荐阅读

[1]王吉耀,葛均波,邹和建.实用内科学[M].16 版.北京:人民卫生出版社,2022.
[2]葛均波,徐永健,王辰.内科学[M].9 版.北京:人民卫生出版社,2020.

案例 17　甲状腺相关性眼病

一、病历资料

(一)门诊接诊

患者男性,20 岁。

1.主诉　双眼突出伴酸涩 7 月余。

2.问诊重点　眼球突出、酸涩是内分泌系统疾病中较常见的症状,问诊时应注意 7 月余病程中,主要症状及伴随症状特点、疾病演变过程、诊治经过、治疗效果等。

3.问诊内容

(1)诱发因素:可无明显诱因,或者吸烟、药物(如 GH、胰岛素或者促进眼压升高的药物等)、^{131}I 治疗后、白内障手术后。

(2)主要症状:眼球突出,双侧或单侧眼球突出。一类为单纯性突眼,病因与甲状腺毒症所致的交感神经兴奋性增高有关;另一类为浸润性突眼,也称为格雷夫斯(Graves)眼病。病因与眶周组织的自身免疫炎症反应有关。单纯性突眼包括下述表现。①轻度突眼,突眼度不超过 18 mm。②Stellwag 征,瞬目减少,炯炯发亮。③上睑挛缩,睑裂增宽。④Von Graefe 征,双眼向下看时,由于上眼睑不能随眼球下落,出现白色巩膜。⑤Joffroy 征,眼球向上看时,前额皮肤不能皱起。⑥Mobius 征,双眼看近物时,眼球辐辏不良。这些体征与甲状腺毒症导致的交感神经兴奋性增高有关。畏光、流泪、异物感等。严重者甚至可出现眼睑闭合不全、复视和视力下降等。患者病程 7 月余,需注意疾病的演变过程,双眼突出、酸涩症状有无加重或减轻。

(3)伴随症状:有以下表现。①高代谢症状,怕热多汗、皮肤潮湿。②消化系统,多食、消瘦、大便次数增多。③神经系统,易怒、失眠、思想不集中,记忆力减退。④生长发育障碍,主要见于儿童期或青春前期发病的患者。应注意询问身高增高速度、有无第二性征出现。⑤循环系统,心悸、胸闷、气短。⑥生殖系统,月经减少甚至闭经(女性)。勃起功能障碍,偶见乳房发育(男性)。

(4)诊治经过:本次就诊前已经接受过的检查及其结果,治疗所用药物的名称、剂量、给药途径、疗程及疗效。

(5)既往史:当出现一个症状或体征时,需注意联系既往病史,有可能是疾病的演变所致。如患者既往有眼肌炎,可出现眼球突出伴有局部疼痛、眼肌活动障碍、复视;如有眼眶特发性炎性假瘤、颈动脉-海绵窦瘘、眼外肌被动性肿大、眼外肌病变,可出现眼球突出;如有视网膜母细胞瘤、绿色瘤等疾病,也可出现眼球突出表现。

(6)个人史:患者有先天性青光眼、先天性囊性眼球、轴性高度近视及角膜葡萄肿等可导致假性眼球突出。

(7)家族史:GD 眼病遗传因素可能涉及多个基因,目前提出 50 多个相关基因,其中可能以人类的细胞抗原(HLA)Ⅱ型、细胞毒性 T 淋巴细胞相关抗原 4(CTLA-4)、蛋白酪氨酸磷酸酶非受体型

22(PTPN22)、靶向分化簇 40(CD40)、Tg 和 TSHR 最为重要。虽然 HLAB8、DR3 与 Graves 眼病(TAO)相关,但目前并没有发现某个特定的基因能引起 TAO 遗传易感性的改变。

问诊结果

患者为青年男性,20 岁,无颅内肿瘤及其他部位肿瘤病史,无头部外伤史,无高血压、冠心病、糖尿病病史,家族中无类似病史。7 月余前出现双眼球突出,伴酸涩、磨砂感、畏光、流泪,无视物模糊。无怕热多汗、多食易饥、烦躁、失眠、记忆力减退、大便次数增多、体重下降、手和眼睑震颤。于当地医院应用滴眼液治疗(具体不详),眼部症状未见明显缓解。半年前至"西平某人民医院"完善相关检查(结果未见单),诊断为"甲亢伴突眼",给予"甲亢灵 2 片 bid,甲巯咪唑片 10 mg tid"口服治疗,眼部症状未见明显缓解(其间抗甲亢药物剂量未调整)。3 个月前至医院门诊查:FT$_3$ 5.70 pmol/L(参考值 3.8 ~ 7.0 pmol/L),FT$_4$ 12.95 pmol/L(参考值 7.9 ~ 18.4 pmol/L),TSH 0.01 IU/mL(参考值 0.34 ~ 5.60 IU/mL),TPO-Ab 8.08 IU/mL(参考值 0 ~ 34 IU/mL),TgAb 18.06 IU/mL(参考值 0 ~ 115 IU/mL)、TSAb 14.80 IU/mL(参考值 1 ~ 10 IU/mL)。停用"甲亢灵",调整药物剂量为"甲巯咪唑片 10 mg bid po"。2 个月前至医院眼科住院,查 FT$_3$ 4.91 pmol/L(参考值 3.8 ~ 7.0 pmol/L),FT$_4$ 11.72 pmol/L(参考值 7.9 ~ 18.4 pmol/L),TSH 0.25 μIU/mL(参考值 0.34 ~ 5.60 μIU/mL);TRAb 4.39 IU/L(参考值 0 ~ 1.75 IU/L),TPO-Ab 8.58 IU/mL(参考值 0 ~ 34 IU/L)、TgAb 16.32 IU/mL(参考值 0 ~ 115 IU/L)。眼肌 MRI:①双侧眼球稍向外突;②双侧内直肌、上直肌、外直肌、下直肌均增粗伴信号异常。骨密度测定:骨量减少。给予"甘露醇、地塞米松针静脉滴注(从 15 mg/d 逐渐减量至 5 mg/d,共应用 19 d,其中 15 mg 用 8 d,10 mg 用 5 d,7.5 mg 用 3 d,5 mg 用 3 d)、甲巯咪唑片 10 mg bid po 及补钙、补钾、护胃等"对症治疗,院外激素序贯为"泼尼松片 30 mg qd po",突眼、干涩较前改善。1 个月前停用"泼尼松",突眼较前加重。9 d 前至医院门诊复查甲状腺功能:FT$_3$ 5.70 pmol/L(3.8 ~ 7 pmol/L)、FT$_4$ 9.57 pmol/L(7.9 ~ 18.4 pmol/L)、TSH 1.70 μIU/mL(0.34 ~ 5.60 μIU/mL),加用"雷公藤总甙片 20 mg tid、氢氯噻嗪片 25 mg qd po",甲巯咪唑用量同前,症状未见明显缓解。为进一步诊治来诊。

4.思维引导　该患者突出症状为双眼球突出,当地医院疑诊"甲亢伴突眼",应用抗甲亢药及激素、利尿剂治疗,效果不佳。根据眼部症状、甲状腺功能及甲状腺自身抗体检查结果,结合眼部 MRI 影像学改变确诊"Graves 病并浸润性突眼"但需与下列疾病进行鉴别。①肌炎型炎性假瘤:急性起病,疼痛明显,眼睑、结膜充血水肿严重,可伴有上睑下垂,眼球运动受限,激素冲击或放疗较敏感。影像学检查可显示眼外肌不规则肿大,肌腹肌腱同时受累,眼环增厚等。②眶内肿瘤:多种眶内肿瘤可致眼球突出,影像学检查可显示眶内类圆形或梭形占位,与单条肌肉肥厚的甲状腺相关眼病极易混淆。但后者多累及双眼,具有典型的眼睑征并多数患者伴甲状腺功能紊乱。③上睑下垂:单眼的先天性、外伤性或继发性上睑下垂者向前或上方注视时,过多的神经兴奋传递到对侧健眼,致其上睑退缩,睑裂过大,但无上睑迟落,需鉴别。④外伤性眼球突出,一般是因为头部的外伤所导致的眼球突出,同时眼外伤后眼眶内也会出现出血的情况。⑤搏动性突眼,这是临床上比较少见的一种情况,但是也有发生,也有一些是因为外伤导致颈动脉-海绵窦瘘所导致的,同时鼻咽肿瘤也可能会引起突眼的发生。⑥其他原因,比如临床上比较常见白血病也有可能会导致突眼的发生,肾上腺母细胞瘤也有可能会导致突眼的发生,眼眶内静脉曲张可导致单眼球突出。

（二）体格检查

1.重点检查内容及目的

（1）甲状腺：Graves 病大多数患者有程度不等的甲状腺肿大。甲状腺肿为弥漫性，质地中等（病史较久或食用含碘食物较多者可坚韧），无压痛。甲状腺上下极可以触及震颤，闻及血管杂音。也有少数的病例甲状腺不肿大；结节性甲状腺肿伴甲亢可触及结节性肿大的甲状腺；甲状腺自主性高功能腺瘤可扪及孤立结节。

（2）眼征：一类为单纯性突眼，病因与甲状腺毒症所致的交感神经兴奋性增高有关；另一类为浸润性突眼，也称为 Graves 眼病。病因与眶周组织的自身免疫炎症反应有关。单纯性突眼包括下述表现。①轻度突眼，突眼度不超过 18 mm；② Stellwag 征，瞬目减少，炯炯发亮；③上睑挛缩，睑裂增宽；④ Von Graefe 征，双眼向下看时，由于上眼睑不能随眼球下落，出现白色巩膜；⑤ Joffroy 征，眼球向上看时，前额皮肤不能皱起；⑥ Mobius 征，双眼看近物时，眼球辐辏不良。这些体征与甲状腺毒症导致的交感神经兴奋性增高有关。浸润性突眼包括下述表现。①浸润性突眼突眼度往往超过19 mm，少数可达 30 mm，两眼突出度常不对称；②浸润性突眼有明显的畏光、流泪、疼痛、异物感、视力模糊等自觉症状；③浸润性突眼眼球活动度减少，同时有眼肌麻痹，常有复视或斜视；④浸润性突眼常有结膜炎、角膜炎，严重可有角膜溃疡，甚至视神经损伤、全眼球炎症而致失明。

体格检查结果

T 36.6 ℃，R 18 次/min，P 74 次/min，BP 110/68 mmHg

发育正常，营养良好。右眼视力 0.8，左眼视力 0.8。眼压：右眼 18 mmHg，左眼 21 mmHg。眼突度：右眼 21 mm，左眼 21 mm。双侧眼睑红肿、倒睫，右眼睑闭合不全。双眼球运动各方向受限，双眼向上、向下注视出现复视。甲状腺弥漫性肿大Ⅰ度，双侧甲状腺侧叶压痛。双肺（－），双手细颤（－），四肢肌力 5 级，余无异常。

2.思维引导 经上述体格检查，患者双眼球突出、眼睑红肿、右眼闭合不全、眼球活动受限、复视、眼压高提示 Graves 眼病可能，需进一步行实验室检查（甲状腺功能、甲状腺抗体、甲状腺彩超等）明确诊断。

（三）辅助检查

1.主要内容及目的

（1）血常规：进一步明确是否存在白细胞及中性粒细胞减少。

（2）尿常规：有肾病变者可出现尿蛋白、尿红细胞、白细胞等。

（3）红细胞沉降率及 C 反应蛋白：进一步明确是否为亚急性甲状腺炎所致甲状腺毒症。

（4）电解质：是否存在电解质紊乱，如甲亢伴周期性麻痹所致低血钾。

（5）糖化血红蛋白及糖耐量：进一步排除糖尿病。

（6）肾功能：是否存在肾疾病。

（7）肝功能：是否存在肝损伤（转氨酶升高）。

（8）骨代谢全套：明确有无骨代谢异常。

（9）甲状腺激素（FT_3、FT_4、TSH）、甲状腺抗体（TSAb）、甲状腺彩超，病因诊断，明确是否为 Graves 病。

（10）心电图：明确是否有心肌缺血、心律失常（如期前收缩、心房颤动等）。

（11）心脏彩超：心脏大小及心脏内部结构，间接测量评估肺动脉压，排除其他心脏疾病。

（12）胸片：明确有无炎症性疾病。

辅助检查结果

1. 常规检查

（1）血常规：正常。

（2）尿常规：正常。

（3）电解质：正常。

（4）糖化血红蛋白 6.7%（参考值 4.0% ~ 6.5%）。OGTT：0 min 6.8 mmol/L、30 min 7.7 mmol/L、60 min 9.8 mmol/L、120 min 7.2 mmol/L、180 min 6.0 mmol/L。胰岛素释放：0 min 3.00 μU/mL（参考值 2.2 ~ 11.6 μU/mL）、30 min 10.4 μU/mL、60 min 26.8 μU/mL、120 min 25.7 μU/mL、180 min 11.3 μU/mL。

（5）肾功能、肝功能：均正常。

（6）FT_3 4.48 pmol/L（参考值 3.8 ~ 7.0 pmol/L）、FT_4 10.40 pmol/L（参考值 7.9 ~ 18.4 pmol/L）、TSH 0.33 μIU/mL（参考值 0.34 ~ 5.60 μIU/mL），TSAb 13.80 IU/mL（参考值 1 ~ 10 IU/mL）。

（7）红细胞沉降率及 C 反应蛋白：正常。

（8）心电图：正常。

（9）骨代谢五项：甲状旁腺素 45.25 pg/mL（参考值 15 ~ 65 pg/mL）、总 I 型胶原氨基酸端延 21.67 ng/mL（参考值 16.89 ~ 65.49 ng/mL）、25-羟基维生素 D_3 25.69 ng/mL（参考值 > 18 ng/mL）、N-MID 骨钙素 14.92 ng/mL（参考值 24 ~ 70 ng/mL）、β 胶原特殊序列测定 0.53 ng/mL。

2. 影像学检查

（1）胸部 DR 片：心肺膈均未见明显异常。

（2）腹部超声：肝弥漫性回声改变（脂肪肝）、胆囊壁毛糙。

（3）心脏超声：正常。

（4）甲状腺超声：甲状腺弥漫性回声改变、甲状腺双侧叶囊性、囊实性结节（TI-RADS 分级：2 级）。

（5）眼肌 MRI：①双侧眼球稍向外突；②双侧内直肌、上直肌、外直肌、下直肌均增粗伴信号异常。

（6）骨密度测定：骨量减少。

---

2. 思维引导　根据该患者甲状腺弥漫性肿大（触诊和 B 超证实），血清 TSH 浓度降低，甲状腺激素浓度升高，甲状腺 TSH 受体抗体（TSAb）阳性，TPO-Ab 及 TgAb 正常，红细胞沉降率及 C 反应蛋白未见异常，患者无颈部疼痛、发热等症状，不考虑亚急性甲状腺炎及桥本甲亢，考虑 Graves 病。眼肌 MRI：①双侧眼球稍向外突；②双侧内直肌、上直肌、外直肌、下直肌均增粗伴信号异常，结合眼球突出、眼睑红肿、右眼闭合不全、眼球活动受限、复视、眼压高等体征，考虑诊断 Graves 病并浸润性突眼。

（四）初步诊断

分析上述病史、查体、辅助检查结果，支持以下诊断：①Graves 病合并浸润性突眼；②骨量减少。

二、治疗经过

1. 抗甲亢治疗　甲巯咪唑片 10 mg，每日 2 次口服。

2. 利尿治疗　氢氯噻嗪片 25 mg，每日 2 次，口服；螺内酯片 20 mg，每日 2 次，口服。

3. 抑制自身免疫性炎症反应　雷公藤总甙片 20 mg，每日 3 次，口服；生长抑素类似物奥曲肽（从 0.2 mg/d 逐渐增量至 0.6 mg/d，共应用 14 d，其中 0.2 mg 用 1 d，0.4 mg 用 1 d，0.6 mg 用 12 d），每日 1 次，静脉滴注；甲强龙 1.0 g，每日 1 次，静脉滴注治疗 3 d，序贯为甲强龙 0.5 g，每日 1 次，静脉滴注治疗 2 d，后改为甲泼尼龙片 12 mg，每日 3 次，口服（每 10 d 减 1 片）。

4. 思维引导　该患者 Graves 病并浸润性突眼诊断明确。糖皮质激素具有免疫抑制作用，非特异性抗炎作用，抑制成纤维细胞分泌糖胺聚糖（GAG），以及抑制 GAG 合成。糖皮质激素作为最常用、有效、中重度活动期 TAO 首选方法。静脉应用大剂量醋酸甲泼尼龙冲击治疗，与口服糖皮质激素方案相比较，具有疗效更快，效果更佳、不良反应更小，以及不易复发等优点。因此，口服糖皮质激素治疗的方式现在被应用的较少，大剂量静脉应用糖皮质激素是活动期 TAO 的一线治疗方法。免疫抑制剂治疗 TAO 目前尚有争议。如果患者出现糖皮质激素的治疗效果不明显或无效，或者不耐受时，又或者因减量或者停药出现突眼复发，则可以考虑应用免疫抑制剂。生长抑素类似物可能通过降低血中生长激素的浓度而间接降低胰岛素样生长因子-1（IGF-1）的水平，也可能通过抑制 IGF-1 的活性或直接阻断 IGF-1 对周围组织的作用而抑制眼球后及眼肌内 GAG 的合成而达到治疗的目的。奥曲肽是临床常用的生长抑素八肽衍生物，在延续生长抑素药理作用的同时，药效持续时间也大大延长。奥曲肽的不良反应较少，部分患者会产生恶心、腹泻，以及腹部不适等消化道症状，多由奥曲肽抑制胃肠道运动和吸收功能所致，这些不良反应可在给药一段时间后自行缓解，症状明显者，短暂停药后可能好转。考虑到此患者上次应用地塞米松静脉滴注也有效，但在停用泼尼松后复发，结合既往有患者应用大剂量甲强龙冲击时有效，后在糖皮质激素减量过程中或者停药后也常有复发，故我们本次在应用大剂量甲强龙冲击的基础上又加用了生长抑素类似物奥曲肽进行治疗。

治疗效果

（1）症状：双眼突出、结膜充血、水肿较前好转。

（2）查体：右眼视力 0.8，左眼视力 0.8。眼压：右眼 16 mmHg，左眼 18 mmHg。眼突度：右眼 19 mm，左眼 10 mm。右眼睑闭合不全。双眼球运动各方向受限，双眼向上、向下注视出现复视。甲状腺弥漫性肿大 I 度，双侧甲状腺侧叶压痛。双肺（-），双手细颤（-），四肢肌力 5 级。

（3）辅助检查：FT_3 3.36 pmol/L、FT_4 10.08 pmol/L、TSH 0.11 IU/mL。

三、思考与讨论

Graves 眼病亦称甲状腺相关性眼病，可发生于不同甲状腺功能状态的患者中，包括甲亢、亚临床甲亢、甲减（桥本甲状腺炎），以及甲状腺功能正常者，后者在眼病的随访过程中可出现甲状腺功能的异常。TAO 常与 Graves 病所致甲亢同时发生，也可发生在甲亢治疗过程中。近年来大量的研究表明，TAO 发病与遗传因素和环境因素有关，是一种复杂的自身免疫病，细胞免疫、体液免疫共同参与其发病过程。Graves 眼病主要临床表现为眼球突出、眼内异物感、胀痛、畏光、流泪、复视、斜视、视力下降；检查见突眼（眼球凸出度超过正常值上限 4 mm），眼睑肿胀，结膜充血水肿，眼球活动受限，严重者眼球固定，眼睑闭合不全、角膜外露而形成角膜溃疡、全眼炎，甚至失明。眼眶 CT 发现眼外肌肿胀增粗。患者有甲亢病史，伴随双眼球突出、酸涩、磨砂感、畏光、流泪症状，结合眼球突出、眼睑红肿、右眼闭合不全、眼球活动受限、复视、眼压高等体征,以上均提示 Graves 眼病;应与肌炎型炎性假瘤、眶内肿瘤、上睑下垂、外伤性眼球突出、搏动性突眼、肾上腺母细胞瘤、眼眶内静脉曲张等进行鉴别。根据该患者甲状腺弥漫性肿大(触诊和 B 超证实),甲状腺激素浓度升高,血清 TSH 浓度降低,甲状腺抗体(TSAb)阳性,眼肌 MRI:诸多眼肌增粗,结合症状和体征,考虑诊断 Graves 病并浸润性突眼。治疗上,Graves 眼病首选糖皮质激素治疗,其治疗的方式包括口服、静脉注射,以及眼球局部注射。静脉途径给药的治疗效果优于口服给药(前者有效率 80% ～ 90%;后者有效率 60% ～ 65%),但是局部给药途径不优于全身给药。其他治疗有免疫抑制剂治疗(环磷酰胺、硫唑嘌呤、环孢素 A、生长抑素类似物)、抗氧化剂、细胞因子拮抗剂、血浆置换、眶内放射治疗及减压手术等。

四、练习题

1. Graves 眼病的典型临床特征有哪些?
2. Graves 眼病的常见体征有哪些?
3. Graves 眼病的治疗方法有哪些?

五、推荐阅读

[1]王吉耀,葛均波,邹和建.实用内科学[M].16 版.北京:人民卫生出版社,2022.

[2]葛均波,徐永健,王辰.内科学[M].9 版.北京:人民卫生出版社,2020.

[3]廖二元.内分泌代谢病学[M].3 版.北京:人民卫生出版社,2012.

第四部分　代谢性疾病

案例 18　1型糖尿病并酮症酸中毒

一、病历资料

（一）门诊接诊

患者男性，13岁。

1. 主诉　多饮、多尿2年余，腹痛、呕吐1d。

2. 问诊重点　问诊时应注意除主要症状及其特点外，还需注意询问有无伴随症状、有无鉴别意义的阴性症状、诊疗经过等。不仅要注意到突出的症状，而且要注重询问其完整的病史、全面考虑，尤其需关注用药史、胃肠道疾病史、内分泌及代谢疾病史和中枢神经系统疾病史，以识别潜在的疾病。

3. 问诊内容

（1）诱发因素：1型糖尿病患者有自发糖尿病酮症酸中毒（diabetic ketoacidosis，DKA）倾向，2型糖尿病患者在一定诱因作用下也可发生DKA。DKA常见的诱发因素包括如下（很多病例中存在多种诱发因素）：①遗漏胰岛素剂量，在确诊1型糖尿病的患者中，遗漏胰岛素造成了大多数DKA发作。在青少年中尤其常见故意或无意遗漏胰岛素注射。②感染，各种应激如创伤、手术、妊娠和分娩等，可能会增加升糖激素水平，促进生酮作用，从而诱发DKA。如胃肠道疾病导致进食不佳，患者可能会尝试减量甚至完全停止胰岛素应用试图避免低血糖，导致诱发DKA。③药物或酒精，使用糖皮质激素、噻嗪类利尿剂、第二代的神经镇定药、钠-葡萄糖耦联转运体2类药物及酒精等。④饮食不当和心理障碍。

（2）主要症状及伴随症状：①多尿、烦渴、乏力，应询问尿量，尿液颜色；糖尿病为渗透性利尿，可表现为夜尿增多、遗尿及以前能控制排尿的儿童白天尿失禁出现。烦渴方面，由尿量增加引起。②厌食、恶心、腹痛，糖尿病酮症酸中毒患者可有不同程度的消化道症状，如恶心、呕吐、腹痛或上消化道出血等。常出现于1型糖尿病疾病早期，但如患者为暴发性1型糖尿病，多食症状多不出现；随着胰岛素缺乏逐渐加重及酮症酸中毒的出现，食欲会出现抑制；少数患者腹痛剧烈，疑似急腹症，以儿童及中老年患者多见，易误诊，常就诊于妇产科、急诊。其发病机制尚不明确，可能由酮症酸中毒本身或原发病引起。应询问疼痛的部位、疼痛的程度、是否有放射痛等。③深大呼吸，为酮症酸中毒的呼吸代偿，呼气为烂苹果味（呼出丙酮）。④容量不足症状，脉搏细速、皮肤弹性下降，皮肤干冷、血压下降等。⑤神经系统症状，随着病情的进展，常出现不同程度的意识障碍，嗜睡、昏睡乃至昏迷，与酸中毒的程度有关。

（3）诊治经过：本次就诊前已经接受过的检查及其结果，治疗所用药物的名称、剂量、给药途径、疗程及疗效。

（4）既往史：当出现一个症状或体征时，需注意联系既往病史，有可能是疾病的演变所致。如患者既往有无糖尿病病史，是否存在既往其他疾病诱发酮症酸中毒。如泌尿系统感染的症状、有无发热、咳嗽、寒战、咳血等肺部疾病症状。

（5）个人史：是否母乳喂养，有研究表明，对特定牛奶蛋白的细胞介导免疫反应可能参与了 1 型糖尿病的发病机制。生长发育情况等。

（6）家族史：家族中糖尿病病史及起病年龄。

问诊结果

　　患者为青少年男性，13 岁。2 年余前无明显诱因出现多尿、烦渴多饮、多食、体重下降，体重 1~2 个月内下降 10 kg（50 kg 变为 40 kg），当地医院查空腹血糖 14 mmol/L，1 型糖尿病自身抗体谷氨酸脱羧酶抗体（GAD-Ab）（+），胰岛细胞抗体（ICA）（+），诊断为 1 型糖尿病，应用门冬胰岛素三餐前 6~8 U 及来得时 10 U 皮下注射治疗。2021 年因血糖控制不佳，换用胰岛素泵（门冬胰岛素）治疗，胰岛素泵全天基础量 20 U，餐前大剂量 5~6 U。监测空腹及餐后血糖均为 15~19 mmol/L。1 d 前患者无明显诱因出现恶心、呕吐、腹痛，呕吐物为胃内容物，非喷射性，伴乏力、嗜睡、气促、呼气烂苹果味，无发热、咳嗽、咳痰。社区医院查血糖 16.3 mmol/L，糖化血红蛋白 12.7%，尿酮体（++），为求进一步诊治来医院。起病来，患者食欲缺乏，小便较前增多，大便正常。家族中姥爷中老年诊断为糖尿病，口服降糖药物血糖控制可。

---

4. 思维引导

（1）该患者是糖尿病吗？诊断标准是什么？

①糖尿病诊断是基于空腹（FPG）、任意时间或 OGTT 中 2h 血糖值（2hPG）。空腹是指 8~10 h 内无任何热量摄入。任意时间指一日内任何时间，无论上一次进餐时间及食物摄入量。OGTT 采用 75 g 无水葡萄糖负荷。糖尿病症状指多尿、烦渴多饮和难于解释的体重减轻。FPG 3.9~6.0 mmol/L 为正常；6.1~6.9 mmol/L 为空腹血糖受损（IFG）；≥7.0 mmol/L 应考虑糖尿病。OGTT 2hPG<7.7 mmol/L 为正常糖耐量；7.8~11.0 mmol/L 为糖耐量异常（IGT）；≥11.1 mmol/L 应考虑糖尿病。②糖尿病的诊断标准为：糖尿病症状加任意时间血浆葡萄糖 ≥11.1 mmol/L，或 FPG ≥7.0 mmol/L，或 OGTT 2hPG≥11.1 mmol/L。需重复一次确认，诊断才能成立。对于无糖尿病症状、仅一次血糖值达到糖尿病诊断标准者，必须在另一天复查核实而确定诊断。如复查结果未达到糖尿病诊断标准，应定期复查。空腹血糖受损（IFG）或糖耐量异常（IGT）的诊断应根据 3 个月内的两次 OGTT 结果，用其平均值来判断。在急性感染、创伤或各种应激情况下可出现血糖暂时升高，不能以此诊断为糖尿病，应追踪随访。③糖尿病分型包括临床分型及病因分型两方面。临床分型：正常血糖、高血糖阶段。高血糖阶段又分为糖调节受损（IGR）和糖尿病两个时期。糖调节受损称为"糖尿病前期"。病因分型：根据 2022 年《糖尿病分型诊断中国专家共识》，将糖尿病分为六大类，即 1 型糖尿病、2 型糖尿病、单基因糖尿病、继发性糖尿病、妊娠糖尿病、未分类糖尿病。④最重要的是鉴别 1 型糖尿病和 2 型糖尿病，由于二者缺乏明确的生化或遗传学标志，主要根据以上所述疾病的临床特点和发展过程，从发病年龄、起病急缓、症状轻重、体重、酮症酸中毒倾向、是否依赖胰岛素维持生命等方面，结合胰岛 β 细胞自身抗体和 β 细胞功能检查结果而进行临床综合分析判断。从上述各方面来说，二者的区别都是相对的，有些患者暂时不能明确归为哪型糖尿病，可随访而逐渐明确分型。

（2）糖化血红蛋白（HbA1c）有什么意义？

糖化血红蛋白是葡萄糖或其他糖与血红蛋白经过缓慢、不可逆的非酶促反应结合形成的产物，其高低取决于血糖浓度和血糖与血红蛋白接触时间及红细胞寿命。由于红细胞在血循环中的寿命约为120 d,因此,该指标反映患者近8~12周总的血糖水平,为糖尿病控制情况的主要监测指标之一。但是要注意有无影响红细胞寿命因素存在,如缺铁性贫血是红细胞寿命的增高因素;溶血性贫血、糖尿病肾病的促红细胞生成素治疗是红细胞寿命的降低因素。

（3）腹痛的鉴别诊断有哪些?

DKA所致的腹痛较轻,位置不定,伴或不伴恶心、呕吐和腹泻,此可能是DKA本身(尤其是酸中毒)的一种表现,血常规检查和大便常规无特殊发现,并随着DKA的缓解而消失。需要与以下急腹症鉴别。①胃、十二指肠溃疡急性穿孔:根据过去的溃疡病史,突然发生的持续性上腹剧烈疼痛,很快扩散到全腹,常伴有轻度休克症状。体格检查时有明显的腹膜刺激征,特别是肝浊音界缩小或消失,X线检查膈下有游离气体。②急性胆囊炎:起病常在进油腻食物后,右上腹剧烈绞痛,放射至右肩及右背部。查体时右上腹部有压痛及肌紧张,墨菲征阳性。B超检查示胆囊增大、壁厚,并可见胆囊结石影。③急性胆管炎:剑突下区剧烈疼痛,可放射至右肩部。伴寒战高热,可有黄疸。病情加重时可出现休克及精神症状。B超见胆管扩张及结石影,可辅助诊断。④急性胰腺炎:多于暴饮暴食或饮酒后发病,上腹偏左侧疼痛。持续剧烈,可向肩部放射,恶心、呕吐后腹痛不缓解,胰腺投影区可有腹膜炎;可腹胀,表现为麻痹性肠梗阻;化验血、尿淀粉酶明显升高;CT示胰腺弥漫性肿大、密度不均,胰腺坏死时呈皂泡征,胰周积液。⑤急性阑尾炎:通常具有转移性腹痛和右下腹固定压痛的临床特点。当炎症加重时可表现有局限性腹膜炎,当阑尾穿孔时则出现全腹膜炎,此时仍以右下腹体征为重。⑥小肠急性梗阻:首发症状为突然剧烈的腹部绞痛,腹痛伴肠鸣,疼痛部位常位于脐周,腹痛时发生恶心、呕吐,呕吐后腹痛可减轻,低位梗阻时呕吐出现晚,腹胀明显。梗阻发生后经肛门排气排便停止。⑦输尿管结石:多呈突然发生的下腹阵发性剧烈绞痛,疼痛向会阴部、外生殖器放射。尿中查到多量红细胞。B超检查或X线摄片在输尿管走行部位可呈现结石阴影。值得注意的是,DKA合并急腹症时,后者的临床表现往往很不典型,因此,对任何可疑对象均需要进行必要的实验室检查(如超声、胰淀粉酶和脂肪酶等),早期确立诊断。

(二)体格检查

1. 重点检查内容及目的

（1）注意意识、血压、体温及体重有无改变:酸中毒时有库斯莫尔(Kussmaul)呼吸,部分患者呼气有烂苹果味。合并感染的患者可能有发热,因酸中毒致血管扩张,导致体温下降,体温正常不能排除感染。

（2）体液丢失体征:如脉搏细速、血压不稳定、体位性低血压、脉压小、浅静脉塌陷、皮肤松弛、苍白、冰凉、弹性减退等。脱水程度评估如下(表4-1)。

表4-1　脱水程度评估

脱水程度	症状
5%	皮肤黏膜干燥、弹性下降,眼球下陷
10%	体位性脉搏变化
15%~20%	心率加快、直立性低血压、脉搏细弱
>20%	卧位低血压

体格检查结果

T 37.1 ℃, R 16 次/min, P 144 次/min, BP 110/62 mmHg, H 164 cm(0 ~ +1SD)

BW 43.0 kg(-1SD ~ 0), BMI 16.0 kg/m², 腰围 62 cm

卧位 BP 109/62 mmHg, 立位 BP 104/67 mmHg

神清语利, 咽无充血, 呼气烂苹果味, 全身皮肤稍干燥, 瞳孔等大等圆, 直径约 3 mm, 对光反射灵敏, 无听力粗试障碍。甲状腺未触及。双肺呼吸音清, 未闻及干、湿啰音, 心率 144 次/min, 律齐, 各瓣膜听诊区未闻及杂音。腹平软, 未触及包块, 脐周轻压痛, 神经系统查体无异常。阴毛 Tanner 分期 II 期, 睾丸：左/右 15 mL/15 mL。

2. 思维引导　经上述检查, 考虑患者为糖尿病酮症酸中毒可能性大, 需进一步行实验室检查明确诊断。

(三)辅助检查

1. 主要内容及目的

(1)尿常规:尿糖、尿酮体常阳性, 如尿白细胞阳性提示可能合并泌尿系统感染。

(2)血糖:血糖升高, 一般在 16.7 ~ 33.3 mmol/L。

(3)血电解质及尿素氮、肌酐:酸中毒时血钾向细胞外转移, 虽总体钾离子水平下降, 但是患者血钾水平临床表现不一;由于高血糖导致细胞内水分转移至细胞外, 起初患者血钠多降低;严重脱水患者, 血钠可升高;总氯、磷、镁有所下降, 但由于脱水原因, 血中浓度高低不定;血尿素氮和肌酐水平可轻、中度升高, 脱水导致肾前性可能性大, 经补液治疗后如肌酐仍然不降低, 考虑为肾功能损伤。

(4)血气:最常见代谢性酸中毒。

(5)血常规:DKA 患者白细胞常增多, 如白细胞计数>25×10⁹/L, 提示患者合并感染可能性大, 须进一步完善红细胞沉降率、C 反应蛋白、降钙素原等炎症指标排查。

(6)血、尿淀粉酶:DKA 患者血、尿淀粉酶可非特异性升高, 患者有腹痛症状, 需与急性胰腺炎鉴别。

(7)腹部及泌尿系统超声:与急腹症相鉴别。

辅助检查结果

1. 血、尿检查

(1)尿常规:尿比重>1.030;尿白细胞(-), 尿糖 28 mmol/L, 尿酮体>7.8 mmol/L。

(2)血糖 19 mmol/L。

(3)电解质:钾 4.4 mmol/L, 钠 131 mmol/L, 氯 103 mmol/L, 钙 2.65 mmol/L, 镁 0.9 mmol/L。

(4)血气:pH 7.1, 阴离子间隙 20.5(参考值 10 ~ 20), 血浆碳酸氢根 8.9 mmol/L(参考值 22.5 ~ 26.9 mmol/L), 乳酸 2.3 mmol/L(参考值 0.5 ~ 1.6 mmol/L), 实际碱剩余 -23.3 mmol/L(参考值 -3.0 ~ +3.0 mmol/L)。

(5)血常规:白细胞计数>14.25×10⁹/L, 中性粒细胞绝对值 11.93×10⁹/L。

(6)肾功能、肝功能:均正常。

（7）血淀粉酶、脂肪酶:淀粉酶 26 U/L,脂肪酶 30 U/L。

（8）炎症指标:C 反应蛋白、降钙素原均(-)。

2.影像学　腹部超声、泌尿系统超声均未见明显异常。

2.思维引导　患者为青少年男性,慢性病程,因典型三多一少症状外院就诊,多次查空腹血糖≥7.0 mmol/L,餐后 2 h 血糖≥11.1 mmol/L,糖尿病诊断明确。分型方面:患者起病年龄小,体型不胖,1 型糖尿病自身抗体谱中多项阳性,起病初即需要胰岛素治疗,故考虑 1 型糖尿病诊断明确。患者存在恶心、呕吐、呼吸深快、呼气烂苹果味,血糖高,pH 值低,尿酮体阳性特点,考虑 DKA 诊断明确。

（四）初步诊断

分析上述病史、查体、辅助检查结果,支持以下诊断:1 型糖尿病并酮症酸中毒。

二、治疗经过

1.治疗

（1）胰岛素治疗:患者近期血糖控制差、出现酮症酸中毒,不排除与皮下胰岛素泵管路不畅或仪器故障有关,停用皮下胰岛素泵。补液同时,小剂量普通胰岛素持续静脉泵入控制血糖,以0.1 U/(kg·h)速度滴注。每小时复测血糖注射液,及时调整胰岛素泵速,血糖下降速度 4.2 ～5.6 mmol/(L·h),避免血糖下降过快。待血糖降至 13.9 mmol/L 以下后将生理盐水改为 5% 葡萄糖注射液,按照葡萄糖和胰岛素比例(2～4):1 加入胰岛素,血糖降至 11 mmol/L 以下后改为 10%葡萄糖注射液,如停用胰岛素泵、静脉补液,则葡萄糖和胰岛素比例(3～5):1。维持血糖 8～12 mmol/L 直至酮症完全纠正。每 4 h 复查尿常规、血气,监测血压、心率、出入量、神志、消化道症状。

（2）补液:补液能纠正失水,恢复血容量和肾灌注。补液遵循先快后慢,先盐后糖的原则。快速静脉输注生理盐水,最初每小时 15～20 mL/kg,之后根据病情(脱水程度、电解质水平及尿量等)选择输液类型及速度。

（3）纠正电解质紊乱:因补液、胰岛素应用、纠正酸中毒均可使钾离子细胞内转移,降低血钾,排除高钾及少尿情况下,DKA 患者即可补钾。需注意的是,如胰岛素应用前血钾<3.3 mmol/L,需先将血钾升至 3.3 mmol/L 以上后再开始应用胰岛素,防止严重低钾血症导致致死性心律失常、心搏骤停、呼吸困难等严重事件。

（4）补充碳酸氢钠:一般经治疗后酮体下降,酸中毒自行纠正,不必补碱,pH<7.0 或严重酸中毒可适当补碱。该患者 pH>7.0,酸中毒症状不严重,不需要补碱。

（5）去除诱因:考虑该患者诱因为胰岛素缺乏,故给予胰岛素控制血糖。

（6）后续胰岛素应用:待酮体转阴,消化道症状缓解、恢复经口进食后,加用门冬胰岛素(4 U/次起始)三餐前联合来得时(6 U 皮下注射起始)降糖治疗,根据空腹血糖调整来得时剂量,根据餐后2 h 血糖调整相应餐前门冬胰岛素剂量。为防止 DKA 再次发作和反弹性血糖升高,胰岛素静脉滴注和皮下注射之间可重叠 1～2 h。

（7）血糖控制目标:空腹血糖 4.4～7.0 mmol/L,餐后 2 h 血糖<10 mmol/L,糖化血红蛋白<7%,避免低血糖。

（8）后续完善 1 型糖尿病相关自身抗体谱、空腹及餐后 2 h 血糖及 C 肽、糖化血红蛋白、糖化白蛋白。定期评估糖尿病慢性并发症。

（9）宣教:由于 1 型糖尿病患者发生酮症酸中毒风险明显高于 2 型糖尿病患者,且 1 型糖尿病患者大部分于儿童或青少年起病,对患者及家属进行糖尿病健康教育,提高其对酮症酸中毒诱因的认知,及时识别酮症酸中毒的症状和体征。

2. 思维引导

（1）酮症酸中毒患者在血钾正常情况下是否需要补钾：糖尿病酮症酸中毒的患者出现渗透性利尿，大量电解质（包括钾）从尿液中流失，而且患者往往因厌食、恶心、呕吐而摄入减少，体内钾含量减少。但因酸中毒情况下钾离子常从细胞内转移到细胞外，故血钾未必降低，正常血钾不代表没有失钾。尤其是当肾功能不全，血钾滞留在血液循环中，甚至可以偏高。当大量补液稀释、利尿，胰岛素治疗后随葡萄糖进入细胞内后血钾水平可迅速降低。因此，在治疗过程中，补液的同时也要关注血钾，避免低血钾发生。

（2）胰岛素治疗的适应证：①1型糖尿病；②DKA、高血糖高渗状态和乳酸性酸中毒伴高血糖；血糖较高的初发糖尿病；③各种严重的糖尿病急性或慢性并发症；④围手术期、妊娠和分娩；⑤2型糖尿病β细胞功能明显减退者；⑥某些特殊类型糖尿病，如线粒体糖尿病、青少年起病的成人型糖尿病（MODY）等。

治疗效果

（1）症状：多饮、多尿、腹痛缓解。

（2）查体：神志清楚，全身皮肤、黏膜无干燥，心肺腹查体无异常，双肺呼吸音清，未闻及干、湿啰音。双下肢不肿。

（3）尿常规：尿比重1.015；尿白细胞（-），尿糖、尿酮体均（-）。

（4）空腹血糖7.3 mmol/L。

（5）电解质：钾4.1 mmol/L，钠135 mmol/L，氯106 mmol/L，钙2.51 mmol/L，镁0.75 mmol/L。

（6）血气：pH 7.36，阴离子间隙10.2（参考值10~20），血浆碳酸氢根23.5 mmol/L（参考值22.5~26.9 mmol/L）。

（7）血常规：白细胞计数4.35×10^9/L，中性粒细胞绝对值2.54×10^9/L。

三、思考与讨论

糖尿病酮症酸中毒是指糖尿病患者存在下述以下异常。①高血糖；②代谢性酸中毒（静脉血pH<7.3或碳酸氢根<15 mmol/L）；③尿酮体阳性。DKA发病时，可根据酸中毒状态、酮症、神经系统症状、脱水程度来评估其严重程度。DKA一经诊断，应立即治疗，需在有经验的糖尿病治疗团队的严密监控下安全治疗，必要时内科ICU治疗。1型糖尿病初发患儿，糖尿病酮症酸中毒发病率15%~75%，如没能及时诊疗，是儿童1型糖尿病死亡的主要原因。新诊断的1型糖尿病和已诊断的1型糖尿病诱因有所不同：①新诊断的1型糖尿病发生酮症酸中毒与地域、经济情况、发病年轻、未及时就诊或误诊等相关；②已确诊的1型糖尿病患者最常见诱因是遗漏胰岛素剂量。本例患儿考虑是胰岛素泵使用过程中出现意外，如堵管等，导致胰岛素未能正常应用。加强对1型糖尿病患者及家属的健康宣教至关重要，以便其能进来避免相关诱因及出现酮症症状和体征时及时识别。

四、练习题

1. 糖尿病酮症酸中毒典型的临床特征有哪些？

2. 1型糖尿病如何诊断？

3. 糖尿病酮症酸中毒的治疗原则是什么？

五、推荐阅读

[1]王吉耀,葛均波,邹和建.实用内科学[M].16版.北京:人民卫生出版社,2022.

[2]葛均波,徐永健,王辰.内科学[M].9版.北京:人民卫生出版社,2020.

[3]中华医学会糖尿病学分会.中国1型糖尿病诊治指南(2021版)[J].中华糖尿病杂志,2022,14(11):1143-1250.

案例 19 2 型糖尿病(新诊断)

一、病历资料

(一)门诊接诊

患者男性,52 岁。

1. **主诉** 烦渴、多饮、多尿 3 个月,体重下降 1 个月。

2. **问诊重点** 烦渴、多饮、多尿、体重下降为糖尿病典型的临床表现,问诊时应注意发病年龄、起病缓急、症状轻重、主要症状及伴随症状特点、诊治经过、治疗效果,有无高血压、血脂紊乱、家族史等。

3. 问诊内容

(1)诱发因素:有无感染、手术、创伤和精神刺激等诱发因素。

(2)主要症状:①烦渴、多饮、多尿常见于糖尿病、尿崩症、精神性烦渴、原发性醛固酮增多症、慢性肾病等,应询问多饮、多尿有何特点;②有无喜冷饮,尿崩症多喜冷饮且每日尿量大于 50 mL/kg;③应注意多饮的原因,糖尿病、尿崩症、原发性醛固酮增多症、慢性肾脏病等多饮由烦渴所致,而精神性烦渴的多饮与精神因素有关;④有无夜尿增多,夜尿增多可见于糖尿病、尿崩症、原发性醛固酮增多症、慢性肾脏病,而精神性烦渴若夜间安睡,可无夜尿增多。

(3)伴随症状:①有无食欲异常,食欲亢进可见于糖尿病,食欲缺乏多见于慢性肾脏病;②如有头晕、阵发性肌无力或软瘫,应考虑原发性醛固酮增多症;③若有皮肤瘙痒,提示可能有糖尿病或慢性肾脏病;④若有焦虑、抑郁、易激惹表明有精神疾病症状,应考虑精神性烦渴。

(4)诊治经过:有无接受检查,何时、何种检查;有无诊断,诊断结果如何;是否用药,用何种药、具体剂量、效果如何。

(5)既往史:当出现一个症状或体征时,可能是某一种疾病所致,也可能是多种疾病伴随或逐步进展的结果,如患者既往有胰腺炎、胰腺切除术、糖皮质激素应用史、抗肿瘤药物应用史、自身免疫病等可引起糖尿病出现体重下降。还应询问既往有无高血压、高脂血症等与糖尿病相关的疾病病史;如有甲状腺功能亢进症、慢性肾脏病,也可出现体重下降;如有下丘脑-垂体手术史可致尿崩症出现烦渴、多饮、多尿等症状;询问是否有精神创伤史,寻找精神性烦渴的证据。

(6)个人史:询问吸烟、饮酒、饮食、运动等与代谢性疾病相关的情况。

(7)家族史:如糖尿病有家族遗传倾向。

问诊结果

患者为中年男性,52 岁,于 3 个月前无明显诱因出现烦渴、多饮、多尿,尿量约 3 L/d,夜尿 2~3 次/d,日饮水量与尿量相当,不喜冷饮,无头晕、阵发性肌无力或软瘫、皮肤瘙痒,无焦虑、抑郁、易激惹等。否认胰腺炎、自身免疫病、慢性肾脏病、高血压、高脂血症等,近期无糖皮质激素、抗肿瘤药物应用史,无手术外伤史,无吸烟、饮酒史,喜甜食、高脂食物,主食偏多,低水平体力活动。发病以来,患者神志清晰、精神尚可,食欲亢进,睡眠正常,大便正常,小便如上述,体重 1 个月内减轻 5 kg。父亲患有糖尿病,患病年龄 50 岁左右。

4.思维引导　患者烦渴、多饮、多尿 3 个月,体重下降 1 个月。①尿崩症常喜饮冷水、夜尿增多且每日尿量大于 50 mL/kg,与上述症状不符,注意尿比重,如无低比重尿可排除尿崩症;②患者无焦虑、抑郁、易激惹等精神疾病症状,可排除精神性烦渴;③无头晕、阵发性肌无力或软瘫,注意有无高血压,如无高血压可排除原发性醛固酮增多症;④慢性肾病可有食欲减退,伴高血压、水肿,该患者食欲亢进,若无高血压、水肿,慢性肾病可能性不大,查体时注意有无双下肢水肿。患者烦渴、多饮、多尿症状,平素喜甜食、高脂食物,主食偏多,低水平体力活动,体重 1 个月内减轻 5 kg,且父亲患有糖尿病,因而糖尿病的可能性大,应在查体时重点检查面容、体型是否正常,皮肤有无异常改变,有无甲状腺功能亢进症体征,有无水肿、足背动脉搏动异常等。

(二)体格检查

1.重点检查内容及目的　患者内分泌系统异常的可能性大,应注意有无高血压,高血压提示可有原发性醛固酮增多症;有无面容改变,如满月脸;体型是否正常,是消瘦还是肥胖;全身皮肤有无异常改变,如黑棘皮征、紫纹,黑棘皮征提示胰岛素抵抗,紫纹提示皮质醇增多症;有无甲状腺功能亢进体征,如甲状腺肿大、震颤、血管杂音;有无水肿,是凹陷性还是非凹陷性,如有凹陷性水肿提示慢性肾脏病;有无足背动脉搏动减弱等。

体格检查结果

T 36.8 ℃,R 19 次/min,P 78 次/min,BP 124/85 mmHg

H 168 cm,W 90.0 kg,BMI 31.9 kg/m^2

腰围 108 cm,臀围 105.5 cm,腰臀比 1.02

发育正常,营养中等,体型肥胖,神志清楚,正常面容,全身皮肤无紫纹,颈部可见黑棘皮征,全身浅表淋巴结未触及,眼睑无水肿,眼球无突出。气管居中,甲状腺未触及,心肺无异常,腹膨隆,腹部无压痛、反跳痛,腹部柔软,肝、脾肋下未触及,Murphy 征(-),四肢活动自如,无水肿,肌张力正常,肌力 5 级,双侧足背动脉搏动正常,生理反射存在,病理反射未引出,余查体正常。

2.思维引导　经上述检查无高血压,可排除原发性醛固酮增多症;无水肿,待尿常规及肾功能结果回示后明确是否有慢性肾脏病;该患者体型肥胖,有胰岛素抵抗体征——颈部可见黑棘皮征,进一步行实验室检查(空腹血糖、空腹胰岛素及 C 肽测定、糖化血红蛋白等)和影像学检查,明确诊断。

（三）辅助检查

1. 主要内容及目的

（1）空腹血糖（FPG）、糖化血红蛋白（HbA1c）：明确是否有糖尿病。

（2）空腹胰岛素及 C 肽测定：估计胰岛 β 细胞功能。

（3）尿常规：明确是否有尿比重及尿液成分的异常改变以排除尿崩症。

（4）甲状腺功能及甲状腺自身抗体：明确是否有甲状腺功能亢进症。

（5）电解质：是否有内环境紊乱。

（6）肝肾功能、血脂：是否有肝肾功能的损害、血脂异常。

（7）心电图：明确是否有心肌缺血、心律失常等。

（8）肝脏超声：了解有无脂肪肝。

辅助检查结果

（1）FPG、HbA1c：FPG 12.96 mmol/L（参考值 3.9～6.1 mmol/L），HbA1c 11.1%（参考值 4.0%～6.5%）。

（2）空腹胰岛素及 C 肽测定：空腹胰岛素 8.7 μU/mL（参考值 2.6～24.9 μU/mL），空腹 C 肽 3.16 ng/mL（参考值 0.79～4.80 ng/mL）。

（3）尿常规：尿糖（++），尿酮体（−），尿蛋白（−），细胞、管型均（−），尿比重 1.020（参考值 1.010～1.030）。

（4）甲状腺功能及甲状腺自身抗体：FT_3 5.75 pmol/L（参考值 3.28～6.47 pmol/L），FT_4 13.26 pmol/L（参考值 7.9～18.4 pmol/L），TSH 3.090 μIU/mL（参考值 0.560～5.910 μIU/mL），TPO-Ab（−），TgAb（−），TRAb（−）。

（5）电解质：钾 3.79 mmol/L（参考值 3.5～5.5 mmol/L），钠 141.0 mmol/L（参考值 135～153 mmol/L），氯 102.0 mmol/L（参考值 90～110 mmol/L），钠 2.29 mmol/L（参考值 2.0～2.7 mmol/L）。

（6）肝肾功能、血脂：肝功能无异常，Cr 56 μmol/L（参考值 20～115 μmol/L），GFR 131.017 mL/（min·1.73 m^2），TC 4.93 mmol/L（<5.2 mmol/L），TG 1.96 mmol/L（<1.7 mmol/L），HDL-C 0.87 mmol/L（>0.91 mmol/L），LDL-C 3.72 mmol/L（<3.61 mmol/L）。

（7）心电图：窦性心律。

（8）肝脏超声：肝弥漫性回声改变（重度脂肪肝）。

---

2. 思维引导　根据该患者烦渴、多饮、多尿 3 个月，体重下降 1 个月，FPG 12.96 mmol/L，HbA1c 11.1%，支持糖尿病的诊断。尿常规未见低比重尿，不考虑尿崩症；尿常规检查示尿蛋白阴性、未见细胞及管型，血肌酐及肾小球滤过率均正常，可排除慢性肾脏病。

（四）初步诊断

分析上述病史、查体、辅助检查结果，支持以下诊断：①2 型糖尿病；②高脂血症；③非酒精性脂肪肝；④肥胖症（图 4-1）。

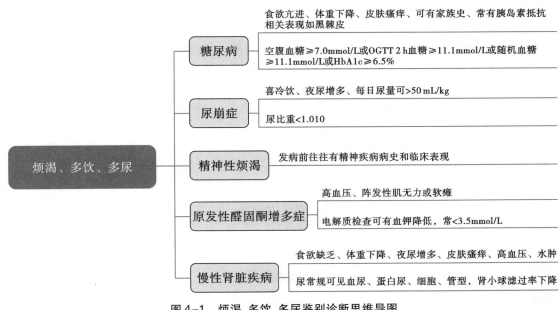

图 4-1 烦渴、多饮、多尿鉴别诊断思维导图

二、治疗经过

(一)初步治疗

1. 饮食与药物治疗

(1)糖尿病教育,使患者充分认识糖尿病并掌握糖尿病的自我管理能力。

(2)血糖监测,监测 FPG 及三餐后 2 h 血糖(2hPG)。

(3)短期胰岛素泵强化治疗,治疗总剂量 45 U/d(0.5 U/kg),基础量 18 U(40%),三餐前 9 U,参考血糖监测水平调整胰岛素用量。

(4)联合生活方式干预,通过饮食、体育锻炼等方面,促进并维持健康饮食习惯,强调选择合适的食物并提供营养均衡的膳食,在身体可承受能力下保持每周至少 150 min 中等强度的有氧运动。

2. 思维引导 糖尿病治疗的近期目标是通过控制高血糖和代谢紊乱来消除糖尿病症状和防止出现急性并发症,远期目标是通过良好的代谢控制达到预防慢性并发症、提高患者生活质量和延长寿命的目的。国际糖尿病联盟提出了糖尿病现代治疗的五个要点("五驾马车")分别为糖尿病教育、医学营养治疗、运动治疗、血糖监测和药物治疗。①糖尿病教育:糖尿病患者一旦确诊均应接受糖尿病自我管理教育,以掌握自我管理所需要的知识和技能。②医学营养治疗:应在评估患者营养状况的基础上,设定合理的医学营养治疗目标和计划,控制总能量的摄入,合理、均衡分配各种营养素,达到患者的代谢控制目标,并尽可能满足个体饮食喜好。③运动治疗:规律运动可增加胰岛素敏感性、改善体成分及生活质量。运动宜在专业人员指导下进行,视身体状态选择合理的运动方式。有心脑血管疾病的老年人应避免高强度剧烈运动,有低血糖风险的患者应注意防范运动诱导的低血糖。④血糖监测:是糖尿病管理中的重要组成部分,其结果有助于评估糖尿病患者糖代谢紊乱的程度,制订合理的降糖方案,反映降糖治疗的效果并指导治疗方案的调整。⑤药物治疗:在饮食和运动不能使血糖控制达标时,应及时采用包括口服药治疗在内的药物治疗。

《中国 2 型糖尿病防治指南》(2020 年版)指出对于 FPG≥11.1 mmol/L 或 HbA1c≥9.0%,同时伴明显高血糖症状的新诊断 2 型糖尿病患者可考虑实施短期(2 周至 3 个月)胰岛素强化治疗,根据

《2型糖尿病短期胰岛素强化治疗专家共识》(2021年版),如以降糖达标为目的,推荐的降糖目标为 FPG 4.4~7.0 mmol/L,2hPG<10.0 mmol/L,疗程1~2周;如以糖尿病缓解为目的,推荐的降糖目标为 FPG 4.4~6.0 mmol/L,2hPG<8.0 mmol/L,疗程2~3周。若治疗后未缓解,部分患者可考虑延长强化时间至4~12周(图4-2)。《中国胰岛素泵治疗指南》(2021年版)指出,对此前未接受过胰岛素治疗的2型糖尿病患者,初始剂量通常根据以下公式计算,每日总量(U)=体重(kg)×(0.5~0.8 U/kg),指南建议基础输注量占全天胰岛素总量的40%~50%,餐前输注总量占全天胰岛素总量的50%~60%,通常按照1/3、1/3、1/3分配。因此,予该患者基础输注量18 U,三餐前9 U,短期胰岛素泵强化治疗2周。血脂检查示高脂血症,肝超声示重度脂肪肝且患者体型肥胖可联合生活方式干预,必要时加用药物治疗。

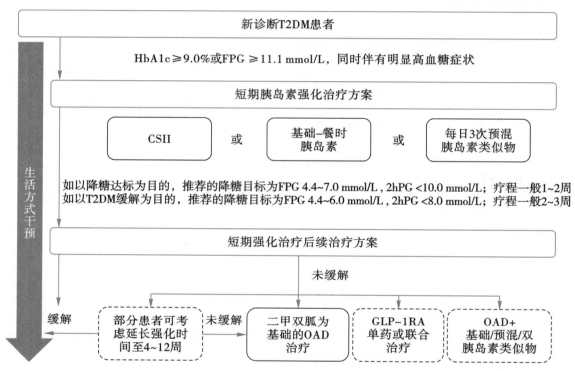

图4-2 新诊断2型糖尿病患者短期胰岛素强化治疗流程图

治疗效果

(1)症状:3 d后烦渴、多饮、多尿缓解。

(2)治疗前后血糖监测结果:见表4-2。

表4-2 治疗前后血糖监测结果

项目	空腹血糖/(mmol/L)	早餐后血糖/(mmol/L)	午餐后血糖/(mmol/L)	晚餐后血糖/(mmol/L)
第1天	10.2	12.6	14.2	10.4
第14天	5.8	7.2	7.6	6.1

（3）辅助检查：OGTT 及 C 肽释放试验结果（表4-3）。

表4-3　OGTT 及 C 肽释放试验结果

项目	0 min	30 min	60 min	120 min	180 min
血糖（mmol/L）	4.9	5.8	6.7	7.9	6.9
C 肽（ng/mL）	3.19	2.59	4.87	7.58	8.90

（二）病情变化

3 个月后，患者 FPG 7.6 mmol/L，2hPG 11.8 mmol/L，HbA1c 7.3%。

1. 患者病情变化的可能原因及应对

（1）考虑：生活方式控制不佳，药量不够？未规律用药？

（2）问诊：询问患者生活方式具体情况，有无规律用药。

问诊结果

患者无法控制食欲，喜高脂食物，主食偏多（每日 400~500 g），饮食干预效果不佳，体力活动少，规律用药，基本无药物漏服情况。

2. 思维引导　《中国2型糖尿病防治指南》（2020 年版）推荐一般成人2型糖尿病患者自我血糖监测的空腹血糖控制目标为 4.4~7.0 mmol/L，非空腹血糖目标为<10.0 mmol/L，年龄较轻、病程较短、预期寿命较长、无并发症、未合并心血管疾病的2型糖尿病患者在无低血糖或其他不良反应的情况下可采取更严格的 HbA1c 控制目标（如<6.5%，甚至尽量接近正常）。3 个月后患者 FPG 7.6 mmol/L，2hPG 11.8 mmol/L，HbA1c 7.3%，生活方式控制欠佳，规律使用二甲双胍治疗后血糖控制未达标，按照2型糖尿病患者高血糖治疗的简易路径应进行二联治疗（图4-3）。询问患者有无合并动脉粥样硬化性心血管疾病、心力衰竭、慢性肾脏病等，根据患者病情特点选择二联治疗药物。该患者无心血管风险高危因素及慢性肾脏病，无法控制食欲、体型肥胖，需要降低体重故选择有减重作用的降糖药物如胰升糖素样肽-1 受体激动剂（GLP-1RA）或钠-葡萄糖耦联转运体-2 抑制剂（SGLT-2i），而 GLP-1RA 可作用于下丘脑饱食中枢，抑制食欲，故选用二甲双胍和 GLP-1RA 联合降糖。

治疗3个月后

无烦渴、多饮、多尿，体重78 kg。

FPG 4.9 mmol/L，2 hPG 8.2 mmol/L，HbA1c 6.1%。

血脂 TC 4.82 mmol/L（参考值<5.2 mmol/L），TG 1.65 mmol/L（参考值<1.7 mmol/L），HDL-C 0.92 mmol/L（参考值>0.91 mmol/L），LDL-C 2.39 mmol/L（参考值<3.61 mmol/L）。

肝超声示中度脂肪肝。

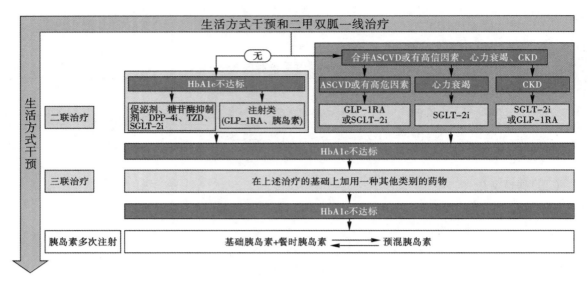

注：ASCVD，动脉粥样硬化性心血管疾病；CKD，慢性肾脏病；DPP-4i，二肽基肽酶Ⅳ抑制剂；TZD，噻唑烷二酮类；SGLT-2i，钠-葡萄糖耦联转运体 2 抑制剂

图 4-3　2 型糖尿病患者高血糖治疗的简易路径

来源：《中国 2 型糖尿病防治指南》（2020 年版）

三、思考与讨论

根据《中国 2 型糖尿病防治指南》（2020 年版），该患者有糖尿病典型症状，且 FPG>7.0 mmol/L，HbA1c>6.5%，符合糖尿病的诊断标准，实验室检查示空腹 C 肽及血浆胰岛素浓度无明显降低，胰岛自身抗体阴性，支持 2 型糖尿病的诊断（糖尿病的诊断标准见表 4-4）。

表 4-4　糖尿病的诊断标准

诊断标准	静脉血浆葡萄糖或 HbA1c 水平
典型糖尿病症状，满足下列 4 条之一	
随机血糖	≥11.1 mmol/L
空腹血糖	≥7.0 mmol/L
OGTT 2 h 血糖	≥11.1 mmol/L
HbA1c	≥6.5%
无糖尿病典型症状者，需改日复查确认	

推荐在采用标准化检测方法且有严格质量控制（美国国家糖化血红蛋白标准化计划、中国糖化血红蛋白一致性研究计划）的医疗机构可以将 HbA1c≥6.5% 作为糖尿病的补充诊断标准

该患者为新诊断的 2 型糖尿病，FPG 12.96 mmol/L，HbA1c 11.1%，给予短期胰岛素强化并联合生活方式干预治疗，胰岛素强化治疗 2 周后血糖控制良好，后予生活方式干预和二甲双胍联合治疗，3 个月后血糖控制不佳，按照 2 型糖尿病患者高血糖治疗的简易路径应进行二联治疗。①若合并动脉粥样硬化性心血管疾病或有高危因素、心力衰竭、慢性肾脏病，予 GLP-1RA 或 SGLT-2i；②若无动脉粥样硬化性心血管疾病或高危因素、心力衰竭、慢性肾脏病且 HbA1c 不达标，二联用药

时可选择促泌剂、α-糖苷酶抑制剂、DPP-4i、TZD、SGLT-2i 或注射类药物如 GLP-1RA、胰岛素（表4-5）。根据患者病情特点予二甲双胍和 GLP-1RA 联合降糖，3 个月后体重减轻，血糖控制良好，血脂正常，脂肪肝改善。

表4-5　降糖药物一览表

药物名称	作用机制	适应证	主要不良反应
二甲双胍	通过减少肝葡萄糖的输出和改善外周胰岛素抵抗降低血糖	单纯饮食控制及体育锻炼控制血糖无效的 2 型糖尿病患者，也可以与磺脲类药物或胰岛素联合治疗	胃肠道反应
磺脲类药物	通过刺激胰岛 β 细胞分泌胰岛素，增加体内的胰岛素水平而降低血糖	单用饮食控制、运动治疗和减轻体重不足以控制血糖水平的成人 2 型糖尿病	低血糖，体重增加
格列奈类药物	通过刺激胰岛素的早时相分泌而降低餐后血糖，也有一定的降空腹血糖作用	用于饮食控制、减轻体重及运动锻炼不能有效控制高血糖的 2 型糖尿病	低血糖，体重增加
α-糖苷酶抑制剂	通过抑制碳水化合物在小肠上部的吸收而降低餐后血糖	餐后血糖升高的 2 型糖尿病，可与其他药物联合应用治疗磺脲类和双胍类药物继发失效的患者	胃肠道反应
噻唑烷二酮类	通过增加靶器官对胰岛素作用的敏感性而降低血糖	用于饮食控制、体育锻炼和单药治疗不能有效控制血糖的 2 型糖尿病，也可与磺脲类药物、二甲双胍或胰岛素联合应用	体重增加和水肿
二肽基肽酶Ⅳ抑制剂	通过抑制 DPP-4 而减少 GLP-1 在体内的失活，使内源性 GLP-1 水平升高，GLP-1 以葡萄糖浓度依赖的方式增加胰岛素分泌，抑制胰升糖素分泌而降低血糖	用于饮食控制和运动不能有效控制血糖的 2 型糖尿病，可与二甲双胍和磺脲类药物联用	头痛、鼻咽炎、上呼吸道感染
钠-葡萄糖耦联转运体 2 抑制剂	抑制肾脏对葡萄糖的重吸收，降低肾糖阈，从而促进尿糖的排出而降低血糖	2 型糖尿病，可与二甲双胍和磺脲类药物联用	泌尿系统感染及与血容量不足相关的不良反应
胰升糖素样肽-1 受体激动剂	通过激活 GLP-1 受体以葡萄糖浓度依赖的方式刺激胰岛素分泌和抑制胰升糖素分泌，同时增加肌肉和脂肪组织葡萄糖摄取，抑制肝葡萄糖的生成而降低血糖	在饮食控制和运动基础上，接受二甲双胍和/或磺脲类药物治疗，血糖仍控制不佳的成人 2 型糖尿病患者	轻、中度的胃肠道反应（腹泻、恶心、腹胀、呕吐）
胰岛素	通过胰岛素与肌肉和脂肪细胞上的胰岛素受体结合后，促进细胞对葡萄糖吸收利用，同时抑制肝葡萄糖的输出而降低血糖	糖尿病	低血糖，体重增加

　　2 型糖尿病的治疗策略绝不是仅控制血糖，应该是综合性的，包括血糖、血脂、体重的控制和改善生活方式等措施，并根据患者的具体情况给予合理的药物治疗。该患者的病情演变给我们以下提示：①应尽早对高危人群进行糖尿病筛查，有助于早期发现糖尿病。②对于新诊断、无严重并发

症或合并症的 2 型糖尿病患者,若 FPG≥11.1 mmol/L 或 HbA1c≥9.0%,同时伴有明显高血糖症状应及时给予短期胰岛素强化治疗,规律监测血糖并严格控制血糖。在治疗的过程中做好随访,及时发现治疗中存在的问题,根据患者的病情特点个体化选择治疗方案。

四、练习题

1. 糖尿病的诊断标准是什么?
2. 糖尿病的治疗包括哪些方面?
3. 2 型糖尿病短期胰岛素强化治疗的指征是什么?

五、推荐阅读

[1]陈灏珠,林果为,王吉耀.实用内科学[M].14 版.北京:人民卫生出版社,2013.

[2]陈家伦.临床内分泌学[M].上海:上海科学技术出版社,2016.

[3]中华医学会糖尿病学分会.中国 2 型糖尿病防治指南(2020 年版)[J].中华糖尿病杂志,2021,13(4):311-369.

[4]《2 型糖尿病短期胰岛素强化治疗专家共识》编写委员会. 2 型糖尿病短期胰岛素强化治疗专家共识(2021 年版)[J].中华糖尿病杂志,2022,14(1):21-31.

[5]中华医学会内分泌学分会,中华医学会糖尿病学分会,中国医师协会内分泌代谢科医师分会.中国胰岛素泵治疗指南(2021 年版)[J].中华内分泌代谢杂志,2021,37(8):681-697.

案例20 2 型糖尿病并视网膜病变

一、病历资料

(一)门诊接诊

患者女性,53 岁。

1. 主诉　发现血糖高 10 年,视物模糊 2 年,加重 1 周。

2. 问诊重点　患者糖尿病病史 10 年,慢性病程,有无多饮、多尿、多食、体重减轻等"三多一少"的典型糖尿病症状。有无糖尿病急性并发症、慢性并发症相应的症状,以及主要症状、伴随症状的特点、疾病演变过程、诊治经过、治疗效果等。

3. 问诊内容

(1)诱发因素:有无肥胖、少体力劳动、运动减少、抑郁焦虑失眠等糖尿病诱发因素。患者视物模糊 2 年,有无用眼过度、眼部感染及外伤等诱发因素。

(2)主要症状:患者糖尿病病史 10 年,慢性病程,有无多饮、多尿、多食、体重减轻等"三多一少"的典型糖尿病症状。患者视物模糊 2 年,视物模糊的进展速度及严重程度,视物模糊的持续时间,有无缓解时间。本次病情加重的特点,视物模糊的特点是否发生了改变,是否与血糖控制不佳有关。

(3)伴随症状:有无心慌、头晕、乏力、手抖、饥饿感等低血糖症状。有无手足麻木、疼痛(刺痛、烧灼感)、蚁走感、踩棉花感等糖尿病周围神经病变的相应症状。有无双足发凉、肢端疼痛、间歇性跛行等糖尿病下肢动脉硬化闭塞症的相应症状。有无头晕、头痛、语言障碍、肢体活动障碍等脑血管病的相应症状。有无心悸、胸闷、胸痛、呼吸困难等心血管疾病的相应症状。有无夜尿增多、泡沫尿、下肢水肿等糖尿病肾病的相应症状及体征。患者视物模糊 2 年,有无眼痛、眼干、畏光、流泪、复视、飞蚊症等伴随症状。

(4)诊治经过:患者 10 年糖尿病用药情况(何种药物、药物剂量、用药频次),血糖监测情况,用药后相应症状的改善情况。患者 10 年间是否进行了糖尿病相关代谢指标的检查,如糖化血红蛋白、血脂、肝功能、肾功能、胰岛功能测定、糖尿病相关抗体检测,是否进行过糖尿病并发症的筛查:尿微量白蛋白/尿肌酐测定、四肢运动及感觉神经传导速度测定、眼底检查、下肢动脉及颈部动脉血管超声等。患者视物模糊 2 年,2 年内是否进行过眼底检查及相应的治疗,治疗效果如何。

(5)既往史:是否合并高血压、心脏病、脑血管病等疾病,2 型糖尿病患者常合并高血压、高脂血症、心血管疾病及脑血管疾病。高血压、高脂血症、脑血管病也可引起视物模糊、视力下降。

(6)个人史:有无吸烟史、饮酒史。吸烟可加重糖尿病相关大血管并发症,饮酒可加重脂肪肝。

(7)婚姻史:婚姻家庭状况,配偶健康状况。

(8)月经生育史:初潮年龄,月经周期是否规则,月经量多少,是否伴有血块、痛经,绝经年龄。孕产史,有无妊娠糖尿病病史,有无巨大胎儿分娩史,有无产后大出血病史。

(9)家族史:有无糖尿病家族史,起病年龄,血糖控制情况,有无糖尿病并发症。有无高血压、心脏病、脑血管病等疾病家族史。有无其他遗传性疾病家族史。

问诊结果

患者为中年女性,53 岁,农民,10 年前因"乏力"就诊于当地医院(当时体重 70 kg,体型肥胖,腹型肥胖),查空腹静脉血糖 12 mmol/L,尿糖(++),尿酮体(−),无心慌、头晕、乏力、手抖、饥饿感,无视物模糊、手足麻木、踩棉花感、蚁走感,无双足发凉、肢端疼痛、间歇性跛行,无头晕、头痛、语言障碍、肢体活动障碍,无心悸、胸闷、胸痛、呼吸困难,无夜尿增多、泡沫尿、下肢水肿,诊断为"2 型糖尿病",予"二甲双胍 0.5 g,2 次/d、格列齐特缓释片 30 mg,1 次/d"口服,未规律服药,未控制饮食及规律运动,偶测空腹指尖血糖波动在 8~11 mmol/L。后多次因血糖控制不佳就诊于当地医院,调整降糖方案为:甘舒霖 70/30 预混胰岛素早 16 U、晚 16 U,餐前 30 min 皮下注射;吡格列酮二甲双胍(15 mg/500 mg)1 片/次,2 次/d,口服;未控制饮食及规律运动,监测空腹指尖血糖波动在 12~15 mmol/L,餐后指尖血糖波动在 15~20 mmol/L。2 年前患者逐渐出现视物模糊,无眼部外伤及眼部感染等病史,无眼痛、眼干、畏光、流泪、复视、飞蚊症,未诊治。1 周前视物模糊较前加重,再次就诊于当地医院,查空腹静脉血糖 13.76 mmol/L,糖化血红蛋白 13.6%,尿糖(++),尿蛋白(−),尿酮体(−),未行眼科相关检查及其他糖尿病并发症的相关检查。为求进一步诊治来医院,门诊以"2 型糖尿病并视网膜病变"收入院。发病以来,患者食欲、睡眠可,大小便正常,10 年内体重下降 5 kg。

既往史:无高血压、心脏病病史,无脑血管病病史。无肝炎、结核、疟疾、新型冠状病毒肺炎等传染病病史。无手术外伤史,无食物、药物过敏史。

个人史:生于原籍,久居当地。无吸烟、饮酒史,无特殊不良嗜好。

婚姻史:23 岁结婚,爱人体健,夫妻关系和睦,育有 1 子 1 女。

月经生育史:13 岁月经初潮,平素月经规律,月经量中等,无血块、痛经,每次月经持续 4~5 d,月经周期 28~32 d,50 岁月经。孕 2 产 2,均为足月顺产,无妊娠糖尿病病史,无巨大胎儿分娩史,无产后大出血病史。

家族史:父母、3 兄、1 姐均已故,死因不详。余 1 姐、1 子 1 女健康状况良好。无糖尿病、高血压、心脏病、脑血管病家族史,无其他遗传性疾病病史。

4.思维引导　患者 10 年前因乏力发现血糖升高,结合患者当时体型肥胖,无糖尿病家族史,2 型糖尿病诊断成立。10 年间患者未规律用药,未规律监测血糖,未行饮食及运动治疗,血糖控制较差。因血糖控制差,2 年前开始出现视物模糊,考虑糖尿病视网膜病变可能性较大。患者进一步需完善眼底检查明确视物模糊的原因,亦需进行糖尿病其他慢性并发症的筛查,如血脂、肝功能、肾功能、尿蛋白测定、心电图、血压监测、人体成分分析、四肢神经电图、肝超声、颈部动脉及双下肢动脉血管超声、泌尿系统超声及残余尿量测定等。体格检查的重点:血压、腰围、臀围、腰臀比、BMI,有无下肢皮肤色素沉着及皮肤破溃,视力粗测及直接眼底镜检查,糖尿病周围神经病变的临床筛查(10 g 尼龙单丝、音叉),有无眼睑及下肢水肿,四肢肌力、肌张力等。

(二)体格检查

1.重点检查内容及目的　患者 2 型糖尿病病史 10 年,体格检查的重点,应在血压、腰围、臀围、腰臀比、BMI 等的测定,以及糖尿病慢性并发症的体征筛查,如有无眼睑及双下肢水肿,有无下肢皮肤色素沉着及皮肤破溃,四肢肌力、肌张力,有无肌萎缩。应用 10 g 尼龙单丝及音叉等进行糖尿病周围神经病变的筛查。患者视物模糊 2 年,可进行临床视力粗测,如远距离(5 m)视力表视力测定,直接眼底镜检查。

体格检查结果

T 36.5 ℃,P 78 次/min,R 20 次/min,BP 138/86 mmHg

H 158 cm,BW 65 kg,腰围 96 cm,臀围 104 cm,腰臀比 0.92,BMI 26.04 kg/m²

发育正常,营养中等,体型肥胖,神志清楚,自主体位,正常面容,查体合作。全身皮肤无色素沉着、色素脱失,局部皮肤无破溃、皮疹及皮下出血。视力:右眼 0.4,左眼 0.4。右眼眼睑无红肿,泪点位正、压迫泪囊区未见脓性分泌物,结膜无充血、未见异常分泌物,巩膜无黄染,角膜透明,虹膜纹理清晰,色泽正常,瞳孔圆,直径约 3 mm,对光反射灵敏,晶状体轻度混浊,视网膜大量微血管瘤及点片状出血,可见较多点片状黄白色渗出。左眼眼睑无红肿,泪点位正、压迫泪囊区未见脓性分泌物,结膜无充血、未见异常分泌物,巩膜无黄染,角膜透明,虹膜纹理清晰,色泽正常,瞳孔圆,直径约 3 mm,对光反射灵敏,晶状体轻度混浊,玻璃体轻度混浊,视网膜大量微血管瘤及点片状出血,可见较多点片状黄白色渗出。颜面部无水肿,颈软无抵抗,双侧甲状腺未触及。双肺呼吸音清,未闻及干、湿啰音。心率 78 次/min,律齐,各瓣膜听诊区未闻及杂音。腹软,无压痛及反跳痛,肝脾肋下未触及,肝肾区无叩击痛。下腹部无肿块及隆起。双下肢无水肿,四肢肌力 5 级,肌张力正常,无肌萎缩。双下肢踝反射、针刺痛觉、温度觉、压力觉、振动觉均正常。

2.思维引导　患者体格检查提示:血压正常,体型肥胖,腹型肥胖。粗测视力,双眼视力显著下降,直接眼底镜检查发现患者双眼视网膜大量微血管瘤及点片状出血,可见较多点片状黄白色渗出。体格检查未发现其他糖尿病慢性并发症的相应体征。须进一步进行眼科检查明确视物模糊原因及视网膜病变严重程度。须进一步完善实验室检查(血脂、肝功能、肾功能、尿蛋白测定)及物理检查(心电图、四肢神经电图)、影像学检查(肝超声、颈部动脉及双下肢动脉血管超声、泌尿系统超声及残余尿量测定)明确有无其他糖尿病慢性并发症。

(三)辅助检查

1.主要内容及目的

(1)血常规、尿常规:明确有无贫血、有无泌尿系统感染、尿蛋白、尿酮体。

（2）生化（血脂、肝功能、肾功能、电解质）：明确有无高脂血症、肝损伤，有无血尿酸、血肌酐升高，有无电解质紊乱。

（3）糖化血红蛋白：明确入院前 2～3 个月血糖控制情况。

（4）OGTT+ C 肽释放试验、糖尿病相关抗体检测：进行胰岛功能评估，有无糖尿病相关抗体产生。

（5）尿微量白蛋白/尿肌酐、24 h 尿蛋白定量：明确有无糖尿病肾病。

（6）眼底照相、OCT：明确视网膜病变严重程度。

（7）心电图：明确有无心脏疾病。

（8）心脏超声、腹部超声、颈部动脉超声、下肢动脉超声：明确有无心脏疾病，有无脂肪肝、泌尿系统结石、残余尿量增多，有无外周动脉粥样硬化及血管狭窄。

（9）四肢神经电图：明确有无糖尿病周围神经病变。

辅助检查结果

（1）血常规、大便常规、肾功能：均未见异常。

（2）尿常规：葡萄糖（+++），酮体（−），蛋白（±）。

（3）生化：TC 5.6 mmol/L，TG 3.3 mmol/L，LDL-C 3.4 mmol/L，HDL-C 0.72 mmol/L，碱性磷酸酶 125 U/L，LDH 273 U/L，α-羟丁酸脱氢酶 207 U/L，余未见异常。

（4）糖化血红蛋白：HbA1c（NGSP 单位）12.50%。

（5）糖尿病相关抗体：谷氨酸脱羧酶抗体 0.73 U/mL，胰岛素抗体 0.34，胰岛细胞抗体 0.31。

（6）OGTT + C 肽释放试验，见表 4-6。

表 4-6　OGTT+C 肽释放试验方案

项目	空腹	30 min	60 min	120 min	180 min
血糖（mmol/L）	4.7	6.4	11.2	16.3	17.0
C 肽（ng/mL）	0.62	1.06	2.07	2.96	3.64

（7）尿微量白蛋白/尿肌酐测定：尿肌酐 2.54 mmol/L，点式白蛋白 736.22 mg/g，尿微量白蛋白 152.70 mg/L。

（8）24 h 尿蛋白定量：24 h 尿量 3 L，蛋白（±），24 h 尿蛋白总量 0.69 g。

（9）免散瞳眼底照相：双眼底视盘色红，边界不清晰，眼底可见点片状出血及黄白色病灶，视盘周边可见新生血管形成，右眼为著，静脉迂曲，动脉变细，A：V 约 1：2（图 4-4）。

（10）OCT：左眼黄斑区视网膜层间可见囊样低反射信号及点团状高反射信号，玻璃体后界膜脱离牵拉黄斑中心凹形变；右眼黄斑前膜，黄斑区视网膜层间可见囊样低反射信号及点团状高反射信号，玻璃体后界膜脱离（图 4-5）。

（11）超声：二尖瓣少量反流，主动脉瓣少量反流，脂肪肝，右侧颈内动脉斑块形成，右侧锁骨下动脉斑块形成，甲状腺双侧叶实性及囊实性结节（TI-RADS 分级：3 级）。

（12）心电图：正常范围心电图。

（13）四肢神经电图：四肢被检神经周围运动及末梢感觉传导功能异常。

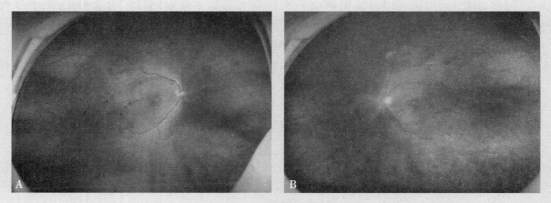

图4-4   双眼眼底照相

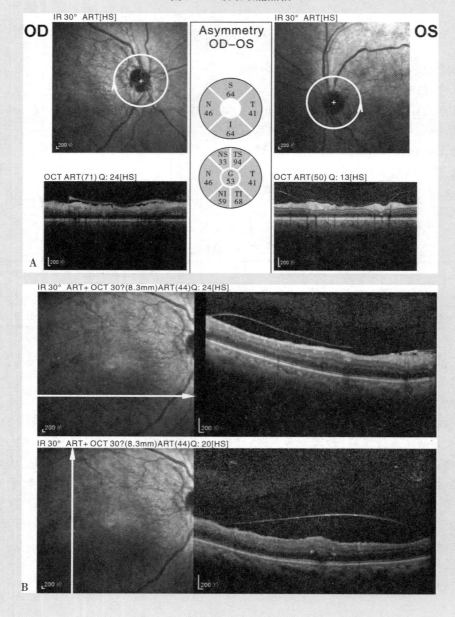

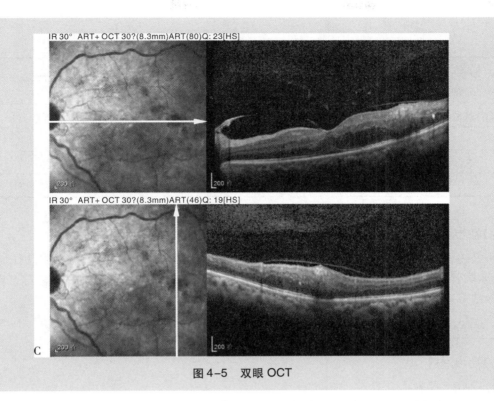

图 4-5 双眼 OCT

2. 思维引导　结合患者病史、体格检查、辅助检查,2 型糖尿病并视网膜病变诊断成立。糖尿病视网膜病变主要临床表现为糖尿病性黄斑水肿,包括黄斑区域弥漫性或局灶性的血管渗漏,其常由渗出性改变导致,包括脂蛋白渗漏(硬性渗出)、血液(点状出血等);进展性血管病变,包括微血管瘤、视网膜内出血、血管迂曲和血管畸形,最终导致异常毛细血管生成;视网膜毛细血管闭塞,荧光造影常显示无灌注,是公认的潜在致盲并发症,且缺乏有效的治疗手段。国际较为通用的临床分级标准主要采用 2002 年由美国眼科学会和国际眼科学会发布的《糖尿病视网膜病变的国际临床分级标准》(表 4-7、4-8)。根据上述分级标准,该患者为增殖型糖尿病视网膜病变,重度黄斑水肿。

结合患者其他相关化验检查结果,患者目前除糖尿病视网膜病变外亦存在糖尿病肾病、糖尿病周围神经病变、糖尿病周围血管病。患者糖尿病病程较长,长期血糖控制不佳,导致了多种糖尿病慢性并发症的出现。

表 4-7　糖尿病视网膜病变的国际临床分级标准(2002 年版)

病变类型	散瞳眼底检查所见
无明显视网膜病变	无异常
非增殖型糖尿病视网膜病变(NPDR)	
轻度	仅有微动脉瘤
中度	不仅存在微动脉瘤,还存在轻于重度非增殖型糖尿病视网膜病变的表现
重度	出现以下任何 1 个表现,但尚无增殖型糖尿病视网膜病变。包括:①4 个象限中所有象限均有多于 20 处视网膜内出血;②在 2 个以上象限有静脉串珠样改变;③在 1 个以上象限有显著的视网膜内微血管异常
增殖型糖尿病视网膜病变(PDR)	出现以下 1 种或多种体征,包括新生血管形成、玻璃体积血或视网膜前出血

表4-8   糖尿病黄斑水肿严重程度分级标准

病变严重程度	眼底检查所见
无明显糖尿病黄斑水肿	后极部无明显视网膜增厚或硬性渗出
明显糖尿病黄斑水肿	后极部有明显视网膜增厚或硬性渗出
轻度	后极部存在部分视网膜增厚或硬性渗出,但远离黄斑中心
中度	视网膜增厚或硬性渗出接近黄斑,但未涉及黄斑中心
重度	视网膜增厚或硬性渗出涉及黄斑中心

(四)初步诊断

分析上述病史、查体、辅助检查结果,支持以下诊断:①2型糖尿病伴多个并发症,糖尿病视网膜病变、糖尿病肾病Ⅳ期、糖尿病周围神经病变、糖尿病周围血管病;②混合性高脂血症;③脂肪肝;④甲状腺结节。

二、治疗经过

(一)初步治疗

1. 初步治疗方案

(1)胰岛素持续皮下输注控制血糖:根据血糖监测情况,及时调整胰岛素剂量。

(2)血糖控制达标后调整为:门冬胰岛素30注射液早16 U晚10 U,餐前皮下注射,联合西格列汀二甲双胍(50 mg/850 mg)1片,2次/d、卡格列净100 mg,1次/d,口服,监测空腹血糖波动在6~7 mmol/L,餐后血糖波动在6~10 mmol/L。

(3)糖尿病视网膜病变:在积极控制血糖的基础上,加用羟苯磺酸钙胶囊口服。

(4)糖尿病肾病:厄贝沙坦片口服。

(5)糖尿病周围神经病变:硫辛酸注射液静脉滴注,甲钴胺胶囊、依帕司他胶囊口服。

(6)糖尿病周围血管病:活血化瘀药物静脉滴注,阿托伐他汀钙片口服调脂稳定斑块。

2. 思维引导   患者糖尿病病史较长,胰岛功能较差,且其伴发多种糖尿病并发症,最终降糖方案为胰岛素联合口服降糖药。胰岛素解决了胰岛素分泌不足的问题;二甲双胍减少肝葡萄糖输出、减轻胰岛素抵抗;西格列汀作为DPP-4酶抑制剂,使内源性GLP-1水平升高,GLP-1以葡萄糖浓度依赖的方式增加胰岛素分泌、抑制胰高糖素分泌来降低血糖;卡格列净作为SGLT-2抑制剂通过抑制肾脏对葡萄糖的重吸收,降低肾糖阈,促进尿糖的排出增加来降低血糖,其在降低血糖的同时,亦能减轻体重,改善血压、血脂,同时能够减少蛋白尿,保护肾脏,同时也具有心血管保护作用。对于患者的糖尿病视网膜病变,内科缺乏有效治疗手段,在积极控制血糖、血压、血脂的基础上,仍需眼科进一步进行相应的处理,以期最大限度地改善患者的视力,减少新生血管形成,保护残存的视网膜功能,延缓病变进展。对于糖尿病肾病、糖尿病周围神经病变、糖尿病周围血管病,在积极控制血糖、血压、血脂的基础上,加用改善上述病变的药物,坚持低盐、低脂、低蛋白、优质蛋白糖尿病饮食,规律用药,监测血糖,定期复查,延缓病变进展。

治疗效果

（1）血糖：患者血糖控制达标，监测空腹血糖波动在6~7 mmol/L，餐后血糖波动在6~10 mmol/L。

（2）症状：视物模糊无明显改善。视力：左眼0.4，右眼0.4。

（3）复查生化、尿常规、尿微量白蛋白/尿肌酐：血脂，TC 4.1 mmol/L，TG 1.6 mmol/L，LDL-C 2.3 mmol/L，HDL-C 0.82 mmol/L。尿常规，葡萄糖（-），酮体（-），蛋白（-）。尿微量白蛋白/尿肌酐，尿肌酐2.61 mmol/L，点式白蛋白695.91 mg/g，尿微量白蛋白206.40 mg/L。

（二）进一步治疗

1.下一步治疗　为控制糖尿病视网膜病变，患者转入眼科进行下一步处理。眼科专科查体：视力，右眼0.4，左眼0.4。右眼眼睑无红肿，泪点位正、压迫泪囊区未见脓性分泌物，结膜无充血、未见异常分泌物，巩膜无黄染，角膜透明，前房适中，房闪（-），虹膜纹理清晰，色泽正常，瞳孔圆，直径约3 mm，对光反射灵敏，晶状体轻度混浊，视网膜大量微血管瘤及点片状出血，可见较多点片状黄白色渗出、后极部网膜平伏。左眼眼睑无红肿，泪点位正、压迫泪囊区未见脓性分泌物，结膜无充血、未见异常分泌物，巩膜无黄染，角膜透明，前房适中，房闪（-），虹膜纹理清晰，色泽正常，瞳孔圆，直径约3 mm，对光反射灵敏，晶状体轻度混浊，玻璃体轻度混浊，视网膜大量微血管瘤及点片状出血，可见较多点片状黄白色渗出、后极部网膜平伏。眼压：右眼17 mmHg，左眼18 mmHg。双眼眼球位正，大小可，各方向运动不受限。辅助检查：OCT示双眼黄斑水肿，左眼玻璃体黄斑牵拉改变，玻璃体后脱离。诊断：①糖尿病视网膜病变；②黄斑水肿　左眼玻璃体黄斑牵拉综合征。

患者分别于2022年4月18日、2022年7月21日、2022年8月15日在局麻下行双眼玻璃体药物注射术，在双眼玻璃体腔中央后各注入康柏西普注射液0.05 mL。术后眼部专科查体：视力，右眼0.5，左眼0.5。双眼眼睑无红肿，泪点位正、压迫泪囊区未见脓性分泌物，结膜无充血、未见异常分泌物，巩膜无黄染，角膜透明，前房适中，房闪（-），虹膜纹理清晰，色泽正常，瞳孔圆，直径约3 mm，对光反射灵敏，晶状体轻度混浊，玻璃体轻度混浊，眼底视盘边界清楚，色泽正常，黄斑中心凹反光未见，视网膜"豹纹样"改变、后极部网膜平伏，散在出血点。压眼：右眼15 mmHg，左眼17 mmHg。双眼眼球位正，大小可，各方向运动不受限。复查双眼眼底照相：眼底显示欠清，双眼散在出血及渗出（图4-6）。术后复查OCT：眼底见大量散在出血点，黄斑区灰暗。

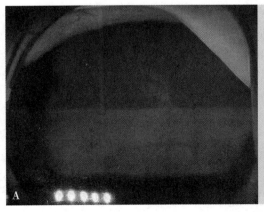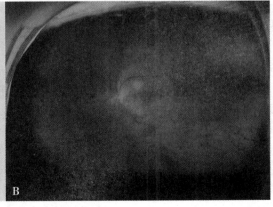

图4-6　术后双眼眼底照相

2. 思维引导   患者 2 型糖尿病并增殖型糖尿病视网膜病变,重度黄斑水肿,内科治疗手段有限,在积极控制血糖、血压、血脂的基础上,眼科进一步行双眼玻璃体腔注入抗血管内皮生长因子。3 次注药后视网膜微血管瘤、出血及渗出得到控制,黄斑水肿得到改善,视力较术前亦有所改善。

三、思考与讨论 »»

糖尿病视网膜病变的主要危险因素包括高血糖或明显血糖波动、高血压、高血脂、糖尿病病程长、糖尿病肾病、妊娠、肥胖、易感基因等。糖尿病视网膜病变的早期诊断、早期治疗可显著减少失明的风险,部分糖尿病视网膜病变(diabetic retinopathy,DR)或糖尿病黄斑水肿(diabetic macular edema,DME)患者可以无症状,因此,医师必须重视且积极开展 DR 筛查并及时管理(图 4-7)。DR 为糖尿病高度特异的慢性并发症之一,但糖尿病患者也是其他眼部疾病早发的高危人群,包括白内障、青光眼、视网膜血管阻塞及缺血性视神经病变等,因此,推荐糖尿病患者首次全面眼部检查在眼科进行,眼部检查项目主要包括视力、眼压、房角、虹膜、晶体和眼底(观察:微血管瘤、视网膜内出血、硬性渗出、棉绒斑、视网膜内微血管异常、静脉串珠、新生血管、玻璃体积血、视网膜前出血、纤维增生等)等。

DR 筛查方法:传统的眼底镜检查包括直接眼底镜、间接眼底镜、裂隙灯附加前置镜等,这些方法简便、快速,不需特殊、昂贵的仪器,受检者容易配合,但是检查需要医师的主观判断,要求有经验的眼科医师采用检眼镜进行散瞳眼底检查,以完成 DR 筛查。7 个标准视野眼底照相技术操作复杂、费时,且常需散瞳下进行;荧光素眼底血管造影需要使用造影剂和眼科专业设备,价格较为昂贵且为有创检查,通常这些检查宜在眼科进行。免散瞳眼底摄片筛查 DR 具有较好的灵敏度和特异度,高质量的眼底照片可以筛查出绝大多数有临床意义的 DR。

DR 筛查时机:我国建议青春期前或青春期诊断的 1 型糖尿病患者,在青春期后(12 岁后)开始检查眼底,青春期后诊断 1 型糖尿病的患者建议在病程 5 年内,必须进行第 1 次 DR 筛查。2 型糖尿病患者则建议在确诊后尽快进行首次全面的眼科检查。已确诊糖尿病的患者,妊娠期间视网膜病变有发生发展的风险,应于计划妊娠和妊娠早期进行全面眼科检查。特别指出,妊娠期确诊糖尿病的患者发生 DR 的风险不增高,因此,孕期不需要进行眼底检查。另外,DR 和糖尿病肾病(diabetic kidney disease,DKD)密切相关,2 型糖尿病诊断 DKD 时需考虑是否伴发 DR,因此,2 型糖尿病伴发微量白蛋白尿或肾小球滤过率下降者,需检查有无 DR。DR 筛查频率:1 型糖尿病患者开始筛查 DR 后建议至少每年复查 1 次,2 型糖尿病无 DR 者推荐每 1~2 年检查 1 次。若已出现 DR,应缩短随访间隔时间。轻度 NPDR 患者每年 1 次,中度 NPDR 患者每 3~6 个月 1 次,重度 NPDR 患者及 PDR 患者应每 3 个月 1 次。糖尿病患者在妊娠后建议在妊娠各期和产后 1 年内监测视网膜病变程度的变化。如果 DR 持续进展,应该交由眼科医师给予更频繁的随访和相应处理。

DR 是可防、可控、可避免致盲眼病中的首位疾病,早期诊断、有效治疗对延缓病变进展、减少视力丧失至关重要。DR 研究组和 DR 早期防治研究组的研究结果证实,DR 患者定期随诊,接受必要、适当的视网膜光凝和玻璃体手术治疗,可以使 90% 的患者避免严重视力下降。

大量证据显示纠正代谢紊乱可改善 DR 状态,降低血糖、降低血压及调节血脂是防治 DR 的基本措施。针对 DR 的内科治疗:①改善微循环、增加视网膜血流量,羟苯磺酸钙能降低血液的高黏滞性,抑制血小板聚集因子的合成和释放,能减轻或阻止视网膜微血管的渗漏,减少血管活性物质的合成,阻止微血管基底膜增厚。临床证据显示其可改善早期 DR,如微血管瘤、出血、硬性渗出。②中医中药治疗,研究显示芪明颗粒、复方丹参滴丸、银杏叶片和复方血栓通胶囊等一些中药对 DR 有辅助治疗作用。眼科治疗:①根据 DR 的严重程度,以及是否合并 DME 来决策是否选择激光治疗,必要时可行玻璃体切除手术。②DME 的治疗方法包括激光治疗、抗血管内皮生长因子治疗和糖皮质激素治疗。

　　综上所述,DR患病率高且危害严重,筛防工作极为重要,早筛早防可减少DR失明风险。未来可通过内科与眼科合作,免散瞳眼底相机的普及、远程读片、人工智能等手段,建立适合我国国情的DR筛查和分级诊疗模式,以期达到延缓DR的发生发展,降低失明率,提高患者生活质量。

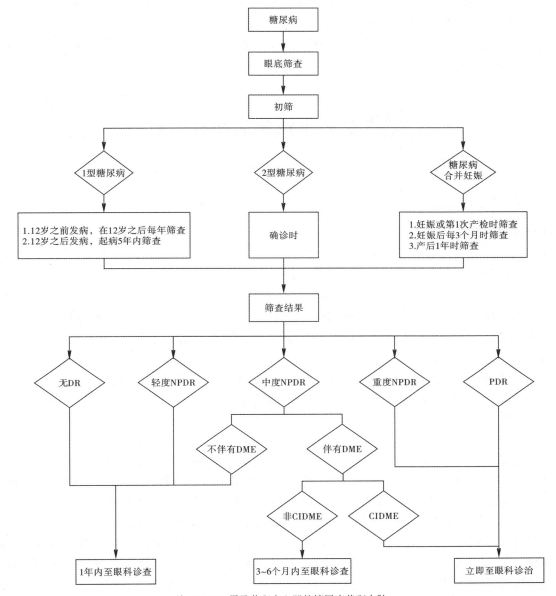

注:CIDME,累及黄斑中心凹的糖尿病黄斑水肿

图4-7　糖尿病视网膜病变筛查流程

四、练习题

1.哪些患者需要进行糖尿病视网膜病变的筛查?

2.糖尿病视网膜病变如何进行临床分级?

3.糖尿病视网膜病变的治疗原则是什么?

五、推荐阅读

[1]陈家伦.临床内分泌学[M].上海:上海科学技术出版社,2011.

[2]HM KRONENBERG,S MELMED,K S POLONSKY,et al.威廉姆斯内分泌学[M].向红丁,译. 11版.北京:人民军医出版社,2011.

[3]中华医学会糖尿病学分会.中国2型糖尿病防治指南(2020年版)[J].中华糖尿病杂志,2021, 13(4):315-409.

案例21　2型糖尿病并肾脏病变

一、病历资料

(一)门诊接诊

患者男性,59岁。

1. 主诉　多饮、多尿10年,双手麻木5年,泡沫尿1年。

2. 问诊重点

(1)明确糖尿病诊断:患者以"多饮、多尿"为首发症状起病,病史10年,慢性病程,关注其有无多食、体重减轻等糖尿病典型症状,及其特点、演变、诊治经过、治疗效果等,既往是否确诊"糖尿病",是否进行分型诊断。

(2)有无糖尿病急性、慢性并发症:需着重关注患者有无急性、慢性并发症相关症状。

(3)有无合并症:需同时关注患者有无糖尿病合并疾病史或相应症状。

(4)治疗方案、疾病控制及进展情况。

3. 问诊内容

(1)诱发因素:有无多食少动、喜食碳水化合物、甜品或油腻食物、肥胖、抑郁焦虑、昼夜节律紊乱等糖尿病诱发因素。患者双手麻木5年、泡沫尿1年,有无外伤、颈椎压迫、药物应用等诱发因素。

(2)主要症状:患者"多饮、多尿"病史10年,有无多食、体重减轻等典型糖尿病症状,需关注上述症状的持续时间、发作缓解特点、进展速度及严重程度,以及是否与血糖控制不佳有关。

(3)伴随症状:①急性病发症症状,原有"三多一少"症状加重,出现恶心、呕吐等消化系统症状,出现脱水表现及意识障碍,需警惕酮症酸中毒等急性并发症。②糖尿病性微血管病变,除泡沫尿外,询问是否存在夜尿增多、下肢及眼睑等部位水肿等,是否存在视物模糊、视力下降等糖尿病视网膜病变症状。③糖尿病性神经病变,询问手足麻木的分布、范围、程度等,有无感觉过敏、痛温觉异常、蚁走感、踩棉花感等周围神经病变症状,以及排汗异常、胃轻瘫、便秘腹泻、神经源性膀胱、体位性低血压及性腺功能异常等自主神经病变症状,以及复视、上睑下垂、瞳孔散大等颅神经病变症状。④糖尿病性大血管病变,是否存在双足厥冷、疼痛、间歇性跛行等下肢动脉硬化闭塞症状,有无头晕头痛、构音障碍、肢体活动障碍等脑血管病相应症状,有无胸闷、胸痛、心悸等心血管病症状。⑤其他伴随症状,是否存在皮肤病变、感染、肌肉萎缩等糖尿病其他相关并发症症状,以及痛风等糖尿病常合并疾病相关症状。

(4)诊治经过:①患者的诊断情况,何时确诊为糖尿病,分型如何,确诊时血常规、尿常规、电解质、肝功能、肾功能、血脂、糖化血红蛋白、胰岛功能测定、糖尿病相关抗体等结果如何,是否进行并发症筛查,是否进行合并疾病筛查。②患者的治疗情况,确诊后是否进行饮食及运动治疗,是否接受糖尿病健康教育,如何进行降糖及并发症治疗(包括药物剂型、药物剂量、用药频次),血糖控制及相应症状改善情况,是否存在低血糖症状,进食后是否好转。

(5)既往史:重点询问糖尿病常伴发的合并症,包括高血压、高脂血症、代谢性肝病、心脏病、脑血管病等;同时应关注需鉴别诊断的疾病,如肾小球肾炎、IgA 肾病、狼疮性肾炎、膜性肾病、肾脏淀粉样变性、药物性肾损伤等。

(6)个人史:有无吸烟史、饮酒史及熬夜、饮食不当等。吸烟可加重糖尿病大血管及微血管并发症发生风险,饮酒可导致高脂血症、脂肪肝,同时可能与药物作用引起低血糖或血糖波动,熬夜、饮食可能导致血糖难以控制。

(7)家族史:有无糖尿病及其并发症、高血压、心脏病、脑血管病等疾病家族史,有无其他家族遗传性疾病。

问诊结果

患者为中老年男性,59 岁,10 年前因"多饮、多尿"就诊于当地医院(日饮水量 3~4 L,尿量与之相当),无多食、乏力、体重下降,无泡沫尿、下肢水肿、夜尿增多,视物模糊,无手足麻木、踩棉花感、痛温觉异常,无视物模糊、视野缺损,无双足发凉、肢端疼痛、间歇性跛行,无头晕、头痛、语言障碍,无胸闷、胸痛、呼吸困难,无心悸、多汗、饥饿感,查空腹静脉血糖 8~10 mmol/L,未行 OGTT 及并发症筛查,诊断为"2 型糖尿病",予"二甲双胍缓释片 0.5 g,2 次/d"治疗,未行饮食及运动治疗,间断监测 FBG 波动在 7~8 mmol/L。5 年前无诱因出现双手麻木,双侧对称呈指套样分布,无双足麻木、踩棉感、痛温觉异常,无排汗异常、食欲缺乏、呕吐,无便秘、腹泻、排尿困难,无体位性低血压、阳痿、早泄,至当地医院诊断为"糖尿病周围神经病",调整方案为"预混重组人胰岛素 30R 早 16 U、晚 14 U,餐前 30 min 皮下注射;二甲双胍缓释片 0.5 g,1 次/d、达格列净片 10 mg,1 次/d",监测空腹血糖波动于 6~7 mmol/L,餐后 2 h 血糖波动于 8~10 mmol/L,院外延续上述方案治疗。1 年前无诱因出现泡沫尿,伴夜尿增多(2~4 次/夜),无尿频、尿急、尿痛,无双下肢、颜面部水肿,于当地医院查尿常规:蛋白(++)、葡萄糖(+++),尿微量蛋白/尿肌酐(ACR)4 067.1 mg/g,HbA1c 7.9%,电解质、肝功能、肾功能等检测结果均未见异常,予以"中药"治疗(具体不详),症状无改善。9 d 前于当地医院复查 ACR 3 873.0 mg/g,为求进一步诊治来医院,门诊以"2 型糖尿病伴多个并发症"收入院。发病以来,患者神志清、精神可,食欲、睡眠可,大小便如上述,1 年内体重下降约 4 kg。既往患高血压病 12 年,血压最高 180/100 mmHg,口服硝苯地平控释片控制血压,血压波动在 130/80 mmHg,发现高脂血症 3 年,应用阿托伐他汀治疗,无心脏病、脑血管病等病史。无手术外伤史,无食物、药物过敏史。吸烟 40 年,约 20 支/d,未戒烟;饮酒 40 年,100 mL/d,戒酒 3 个月。婚育史无特殊。父亲因支气管炎去世,母亲已故,死因不详,1 姐因黑色素瘤去世,2 子、1 女健康状况良好。无糖尿病、高血压等家族史,无遗传性疾病病史。

4.思维引导　患者 10 年前因"多饮、多尿"就诊发现血糖升高,于当地医院诊断为"2 型糖尿病",5 年前出现双手麻木,1 年前出现泡沫尿,于外院查 ACR 明显升高,可能合并糖尿病周围神经病、糖尿病肾病;尽管患者多次调整治疗方案,但未规律监测血糖,未行饮食及运动治疗。因此,入院后需进行"诊疗六步走":①首先评估是否合并糖尿病急性并发症,是否进行胰岛素强化治疗;②血糖稳定后评估 OGTT,明确糖尿病诊断;③随 OGTT 评估进行胰岛素/C 肽释放试验,根据病史、体征、胰岛功能、糖尿病抗体等明确糖尿病分型;④同步进行眼底照相、24 h 尿蛋白测定、肌电图、大动脉彩超等评估,明确糖尿病慢性并发症诊断及程度;⑤同步进行高血压、高脂血症、脂肪肝、骨质疏松等糖尿病合并症评估;⑥综合患者糖尿病分型、胰岛功能、并发症、合并症及前期治疗情况,制订个体化治疗方案。

(二)体格检查

1. 重点检查内容及目的

(1)一般项目:包括血压、身高、体重、BMI、腰围、臀围、腰臀比等测定。

(2)糖尿病急性并发症体征:有无精神萎靡、意识障碍、眼窝深陷、皮肤干燥、烂苹果气味等体征。

(3)糖尿病慢性并发症体征:①眼部,粗测视力,有无眼睑水肿、下垂等。②皮肤,比较双下肢皮温、触诊下肢动脉搏动,观察有无黑棘皮征、皮肤破溃等。③肌肉,四肢肌力、肌张力,有无肌肉萎缩。④神经病变,应用 10 g 尼龙单丝及音叉等进行糖尿病周围神经病的筛查。

体格检查结果

T 36.5 ℃,P 80 次/min,R 20 次/min,BP 125/76 mmHg

H 176 cm,BW 88 kg,BMI 28.41 kg/m²

腰围 99 cm,臀围 105 cm,腰臀比 0.94

神志清楚,自主体位,正常面容,体型肥胖,查体合作。全身皮肤无色素沉着、色素脱失,无黑棘皮征,局部皮肤无破溃、皮疹及皮下出血。粗测双眼视力正常,双侧眼睑无红肿,巩膜无黄染,角膜透明,瞳孔双侧等大等圆,直径约 3 mm,对光反射灵敏。颜面部无水肿,颈软无抵抗,双侧甲状腺未触及。双肺呼吸音清,未闻及干、湿啰音。心率 80 次/min,律齐,各瓣膜听诊区未闻及杂音。腹软,无压痛及反跳痛,肝脾肋下未触及,肝肾区无叩击痛。下腹部无肿块及隆起。双下肢无水肿,四肢肌力 5 级,肌张力正常,无肌萎缩。双上肢针刺痛觉、温度觉过敏,腱反射、压力觉、振动觉均正常,双下肢踝反射、针刺痛觉、温度觉、压力觉、振动觉均正常。

---

2. 思维引导　结合上述体格检查,患者 BMI>28 kg/m²,腰臀比>0.9,提示腹型肥胖;双上肢针刺痛觉、温度觉过敏,考虑神经病变可能性大;进一步完善实验室检查、影像学检查及动态试验明确其糖尿病诊断、分型诊断及慢性并发症情况。

(三)辅助检查

1. 主要内容及目的

(1)常规检查项目:①血常规,明确有无贫血等情况,通过白细胞判断潜在感染情况。②尿常规,明确有无尿酮体、泌尿系统感染,初步判断尿蛋白情况。③血生化(电解质、肝功能、肾功能、血脂),明确有无电解质紊乱,有无肝功能损伤,有无血肌酐、尿酸升高,有无高脂血症。④凝血功能,明确有无血液高凝状态。⑤炎症指标,提示是否存在潜在感染或自身免疫病可能。⑥心电图,明确有无心脏疾病,可进一步行动态心电图及动态血压监测。⑦其他指标,根据患者症状及情况,考虑是否进行血气分析、心损指标、肿瘤标志物、同型半胱氨酸等检测。

(2)糖尿病相关检查:①糖化血红蛋白,可了解 2～3 个月血糖控制情况,有条件可完善果糖胺等检测,明确 2～3 周血糖控制情况。②糖尿病相关抗体检测,了解有无糖尿病相关抗体产生,协助分型诊断,排除胰岛素自身免疫综合征等情况。③OGTT+胰岛素/C 肽释放试验,血糖稳定后评估 OGTT,同时行胰岛素/C 肽释放试验了解胰岛功能,协助分型诊断,为长期方案制订提供依据。④糖尿病肾病,尿微量白蛋白/肌酐、24 h 尿总蛋白及微量蛋白定量。⑤糖尿病视网膜病变筛查,眼底照相作为初步筛查,若有阳性发现,应进一步行 OCT、眼部超声、眼底荧光造影等检查明确病变类型及程度。⑥神经病变筛查,四肢神经电图有助于了解四肢周围神经病变情况,感觉神经定量测定能更好反应末梢神经病变情况,针对糖尿病神经病变的特异性更佳,Sudoscan 通过泌汗功能检测反应自主神经及周围神经病变情况。⑦超声检查,通过心脏、颈部动脉、下肢动脉超声检测,明确有无心脏疾病、外周动脉粥样硬化及大动脉狭窄;完善泌尿系统彩超,评估是否存在泌尿系统结石、残余尿量增多等情况,同时通过肾大小、回声、集合系统、血流灌注等判断肾脏病变情况;同时了解甲状腺、肝胆脾胰等重要脏器情况。⑧骨代谢指标及骨密度,了解患者是否合并维生素 D 缺乏、骨质疏松,结合电解质及甲状旁腺激素(PTH)判断肾病患者严重程度。⑨其他相关检查,糖基化终末产物检测、体脂成分分析、踝肱比(ABI)、趾肱比(TBI)等,可用于糖尿病及其并发症相关筛查,根据实际情况酌情检测。

辅助检查结果

1. 一般项目

(1)血常规:正常。

(2)尿常规:尿糖(+++),蛋白(++),酮体、白细胞、红细胞、管型均(−)。

(3)电解质:钾 4.11 mmol/L,钠 143.0 mmol/L,钙 2.28 mmol/L,磷 1.31 mmol/L。

(4)肝功能:正常,白蛋白 41.2 g/L。

(5)肾功能:Cr 84 μmol/L,Ur 8.10 mmol/L,UA 358 μmol/L,GFR 87.239 mL/(min · 1.73 m^2)。

(6)血脂:TG 3.34 mmol/L,LDL 1.51 mmol/L。

(7)炎症指标:ESR 16.0 mm/h,CRP 23.70 mg/L,PCT 0.23 ng/mL。

(8)肺部 16 层 CT:双肺慢性炎症,右上肺高密度结节,建议定期复查。

(9)动态血压监测:全天收缩压平均值高于正常范围,夜间血压平均值高于正常范围;夜间血压均值下降率显著减小;全天血压动态变化呈反杓型曲线。

(10)传染病、血凝试验、粪常规、心电图、心损指标、血同型半胱氨酸、甲状腺功能等均未见异常。

2. 糖尿病相关检查

(1)HbA1c:8.50%。

(2)糖尿病相关抗体:谷氨酸脱羧酶抗体(GADA)0.63 U/mL,胰岛素抗体(IAA)0.23 COI,胰岛细胞抗体(ICA)0.37 COI,均阴性。

(3)OGTT + C 肽释放试验:结果如下(表4-9)。

表4-9 OGTT + C 肽释放试验

项目	空腹	30 min	60 min	120 min	180 min
血糖(mmol/L)	7.7	17.4	16.2	14.3	12.0
C 肽(ng/mL)	2.37	2.90	3.10	3.39	4.35

(4)尿微量白蛋白/尿肌酐测定:尿肌酐 38.80 mg/dL,尿微量白蛋白 1 940.00 mg/L,尿微量白蛋白/肌酐 4 993.32 mg/g。

（5）24 h尿蛋白定量：24 h尿量3.345 L，24 h尿蛋白总量5.75 g；24 h尿微量白蛋白总量5 251.65 mg。

（6）眼底照相：双眼底视盘边界清晰，眼底可见点状渗出灶，未见明显出血，双侧眼底静脉走行僵硬，动脉显影浅淡，可见血管瘤样改变，A∶V约2∶3（图4-8）。

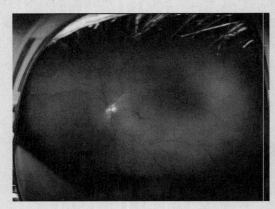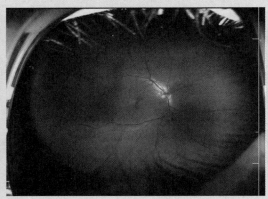

图4-8　双眼眼底照相

（7）感觉神经定量：双侧正中神经感觉过敏，双侧腓浅、腓深神经均无异常。

（8）Sudoscan泌汗神经检测：双手皮肤电导中度降低，提示有外周泌汗神经功能异常，提示糖尿病神经病变；双足皮肤电导正常。

（9）ABI+TBI：左侧ABI 1.24，正常；左侧TBI 0.87，正常；右侧ABI 1.17，正常；右侧TBI 0.94，正常。

（10）糖基化终末产物测定：AGE累积量99.3，重度升高。

（11）骨密度：腰椎骨量减少（T值-1.6），股骨骨量正常（T值-0.1）。骨代谢五项：25-羟基维生素D_3 12.23 ng/mL，N-MID 8.20 ng/mL，其余正常。

（12）超声：泌尿系统，双肾大小正常，包膜光滑，实质回声均匀，集合系统无分离，血流灌注正常，前列腺体积增大并结石，输尿管、膀胱无异常。肾动脉，双肾动脉未见明显异常。下肢动脉，双侧股总动脉粥样硬化斑形成（混合斑），双侧腘、胫后、胫前、足背动脉颗粒样斑块形成，静脉无异常。颈动脉，双侧颈总动脉粥样硬化斑块形成（混合斑），右侧锁骨下动脉粥样硬化斑块形成（混合斑）。心脏：左心室舒张功能下降。甲状腺：甲状腺弥漫性回声改变，右侧叶低回声结节（TI-RADS分级：3级），双侧甲状旁腺区未见异常。

2.思维引导　结合患者病史、体格检查、辅助检查，患者糖尿病诊断成立，分型诊断考虑2型糖尿病可能性大，并发症符合糖尿病肾病4期、非增殖型糖尿病视网膜病、糖尿病周围神经病变、糖尿病周围血管病。

糖尿病肾病（DKD）是指由糖尿病引起的慢性肾脏病（chronic kidney disease，CKD），主要表现为尿白蛋白/肌酐比值（UACR）≥30 mg/g和/或估算的GFR<60 mL/（min·1.73 m²），且持续超过3个月。《中国糖尿病肾病防治指南（2021年版）》中指出，DKD通常是根据持续存在的白蛋白尿和/或GFR下降、同时排除其他原因引起的CKD而做出的临床诊断，在明确DM作为肾损害的病因并排除其他原因引起CKD下，至少具备下列一项者可诊断为DKD：①排除干扰因素的情况下，在3~6个月内的3次检测中至少2次UACR≥30 mg/g或24 h尿白蛋白排泄率（UAER）≥30 mg/24 h（≥20 μg/min）；②GFR<60 mL/（min·1.73 m²）持续3个月以上；③肾活检符合DKD的病理改变。

在 DKD 诊断过程中，需重点关注以下问题：①推荐病程 5 年以上的 1 型糖尿病患者及 2 型糖尿病患者在确诊时进行 UACR 检测和 GFR 评估以早期发现 DKD，以后每年应至少筛查 1 次。②微量白蛋白尿是糖尿病肾病早期的临床表现，也是诊断糖尿病肾病的主要依据，其评价指标为尿白蛋白排泄率或 ACR，ACR 更加稳定且检测方法方便被多部指南及共识所推荐，根据尿白蛋白排泄水平分为正常白蛋白尿、微量白蛋白尿、大量白蛋白尿（见表 4-10）。③虽然蛋白尿在 DKD 诊断中意义重大，但多数糖尿病患者 GFR 下降至 60 mL/（min·1.73 m^2）以下时，尽管尿蛋白正常，肾穿刺病理依旧提示典型糖尿病肾小球病变，临床上称之为正常白蛋白尿糖尿病肾病（NADKD），在 T1DM 合并 DKD 的患者中占 20%～60%，在 T2DM 合并 DKD 的患者中占 10%～60%，此类患者心血管病、终末期肾病及死亡风险均高于一般糖尿病患者，临床诊断过程中不应忽视此类患者，改善全球肾脏病预后组织（KDIGO）指南建议将基于 GFR 和尿蛋白水平的 CKD 分期体系用于 DKD 临床评估，《中国糖尿病肾病防治指南》（2021 年版）亦以此作为 CKD 进展风险分级（图 4-9），并推荐按照风险分级确定随访频率。④糖尿病视网膜病变（DR）是诊断 DKD 的重要依据之一，合并增殖期 DR 对于 DKD 的诊断更具特异性，DR 进展与肾脏病理改变及终末期肾病（end-stage renal disease，ESRD）进展程度相关，但二者并非完全一致的关系。⑤对于 DKD 患者应进行并发症评估，包括血压升高、容量负荷过重、电解质紊乱、代谢性酸中毒、贫血及代谢性骨病等，并且上述并发症亦随肾病进展而逐渐加重；同时应重视心脑血管发病风险、终末期肾衰竭风险及死亡等合并症风险评估。⑥研究发现，部分肾小球及肾小管损害标志物与 DKD 预后密切相关，有助于协助诊断判断预后，可结合实际条件进行测定，如胱抑素 C、β2 微球蛋白、α1-微球蛋白、视黄醇结合蛋白、中性粒细胞明胶酶相关脂质运载蛋白、肾损伤分子 1 等，采用彩超评估肾内血流动力学变化情况，同时排除尿路梗阻、肾动脉狭窄等其他疾病。

表 4-10　尿白蛋白排泄异常的定义

尿蛋白排泄	ACR（mg/g）	24 h 尿白蛋白排泄率（mg/24 h）
正常白蛋白尿	<30	<30
微量白蛋白尿	30～300	30～300
大量白蛋白尿	>300	>300

CKD 分期依据：病因（C）GFR（G）白蛋白尿（A）		白蛋白尿分级		
		A1 正常至轻度升高 <30 mg/g <3 mmol/mol	A2 中度升高 30~229 mg/g 3~29 mmol/mol	A3 重度升高 ≥300 mg/g ≥30 mmol/mol
GFR 分级 mL/（min·1.73 m^2）	G1　正常　　　≥90	1（如有 CKD）	1	2
	G2　轻度下降　60~89	1（如有 CKD）	1	2
	G3a　轻中度下降　45~59	1	2	3
	G3b　中重度下降　30~44	2	3	3
	G4　重度下降　15~29	3	3	4
	G5　肾衰竭　<15	4	4	4

图 4-9　按 GFR 和 UACR 分级的 CKD 进展风险及就诊频率

注：GFR 为肾小球滤过率；UACR 为尿白蛋白/肌酐比值；CKD 为慢性肾脏病；表格中的数字为建议每年复查的次数；背景颜色代表 CKD 进展的风险；绿色为低风险，黄色为中风险，橙色为高风险，红色为极高风险

（转自《中国糖尿病肾病防治指南》（2021 年版））

结合本例患者情况进行分析,患者确诊 2 型糖尿病 9 年后出现泡沫尿,多次测定 ACR、24 h UAER 均明显升高,且持续时间大于 3 个月,肌酐正常、GFR 轻度下降,按照 DKD 分级评为 A3G2,为高风险患者。但该患者呈现以下特点:①蛋白尿增加速度较快;②视网膜病变相对较轻、与肾病进展不平行;③高血压不易纠正,其是否存在其他原因所致肾损伤,需行进一步鉴别诊断。

3. 鉴别诊断   基于上述分析,对患者肾病原因进行鉴别诊断。

辅助检查结果

1. 生化检查

(1)免疫球蛋白、补体、淋巴细胞亚群测定:无异常。

(2)抗核抗体(ANA)+抗可溶性抗原(ENA)酶谱、抗中性粒细胞胞质抗体(ANCA)四项、类风湿小套:无异常。

(3)血清蛋白电泳、血免疫电泳、尿本周蛋白、血尿轻链测定:均无异常。

(4)抗肾小球基底膜抗体:阴性。

(5)抗磷脂酶 A2 受体抗体(anti-PLA2R)、抗 1 型血小板反应蛋白 7A 域(THSD7A)抗体:阴性。

(6)肿瘤标志物、肿瘤异常糖链蛋白(TAP)无异常。

2. 肾组织病理活检   根据患者结果,与肾脏内科协诊后,行肾穿刺活检,病理结果回示如下。

(1)光镜结果:免疫荧光:毛细血管壁、鲍曼氏囊壁及肾小管基底膜线状沉积 IgG(+)、IgA(-)、C3(-)、C1q(-)、κ(-)、λ(-)、PLA2R(-)。

光镜:镜下可见 3 条肾皮质,共计 34 个肾小球。

肾小球:1 个小球硬化,16 个小球缺血硬化,2 个小球缺血皱缩,其余小球系膜细胞和基质轻度至中度增生,局灶节段重度加重,以系膜基质增多相对显著,基底膜增厚,周边毛细血管袢可见瘤样扩张,可见纤维素帽状改变,1 个小球节段硬化伴足细胞增生。

肾小管:上皮细胞空泡、颗粒变性,可见蛋白管型,灶状管腔扩张、细胞地平、刷状缘脱落,灶状萎缩(≤25%)。

肾间质:多灶状单核、淋巴细胞、部分中性粒细胞浸润伴纤维化。

小动脉:管壁增厚,可见玻璃样变性,管腔狭窄。

免疫组化:HBsAg(-)、HBcAg(-)。

病理诊断:主要诊断为符合糖尿病肾病Ⅱb级;次要诊断为缺血性肾损伤。

肾脏病变类型及定量描述:硬化肾小球占 2.9%,缺血硬化肾小球占 47.1%,节段硬化性肾小球占 2.9%,肾间质病变中度。

(2)电镜结果:1 块肾组织、可见 5 个肾小球,2 个小球缺血硬化,1 个小球硬化,其余小球系膜细胞和基质轻至中度增生,以系膜增生为主。

电镜观察:肾小球系膜细胞和基质轻至中度增生,以系膜基质增生为主,基底膜弥漫均质性增厚,节段皱褶,未见电子致密物沉积,上皮足突大部分融合;肾小管上皮空泡变性,溶酶体增多,部分微绒毛脱落,部分萎缩;肾间质少量淋巴单核细胞浸润伴胶原纤维增生。

电镜诊断:(结合光镜)符合糖尿病肾病Ⅱb级。

---

4. 思维引导   基于前述分析,患者需排除 NDKD,因此,寻找 NDKD 诊断线索:①患者免疫球蛋白、补体、淋巴细胞亚群无异常,提示免疫状态异常可能性较小;②进一步完善自身免疫病筛查,结果不支持结缔组织病、血管炎、类风湿关节炎等疾病诊断;③同时进行血清蛋白电泳、血免疫电泳、

尿本周蛋白、血尿轻链测定,排除多发性骨髓瘤、轻链病、肾脏淀粉样变等引起肾损伤;④评估抗肾小球基底膜抗体,排除抗肾小球基底膜病;⑤anti-PLA2R、anti-THSD7A 阴性,不支持膜性肾病诊断;⑥肿瘤标志物、TAP 正常,肿瘤相关性肾损害可能性较小。

DKD 典型的肾小球病理改变包括肾小球基底膜增厚、系膜基质增宽及肾小球硬化;足细胞功能异常及凋亡在白蛋白尿的发生、发展中具有重要作用。2010 年美国肾脏病理协会根据肾脏组织光学显微镜、电子显微镜及免疫荧光染色的改变进行评分,制定了 DKD 病理分级——RPS 分级,将肾小球损伤分为 4 级,适用于 T1DM 和 T2DM 患者(表 4-11)。糖尿病亦可导致肾小管功能和结构的一系列改变,包括管球反馈及转运机制异常、小管上皮细胞肥大、基底膜增厚、刷状缘减少、上皮-间充质转化及萎缩等;肾间质及血管病理改变包括肾间质纤维化、炎症、小动脉玻璃样变性及动脉硬化病变等。根据患者肾穿刺病理光镜及电镜结果,考虑糖尿病肾病诊断成立,病理分级符合Ⅱb 级。

表 4-11　2010 年美国肾脏病理学会 DKD 肾小球病理分级标准

分级	描述	标准
Ⅰ级	单纯肾小球基底膜增厚	光学显微镜下显示无或轻度特异性改变;电子显微镜提示肾小球基底膜增厚:女性>395 nm,男性>430 nm(年龄≥9 岁);病理改变未达Ⅱ、Ⅲ或Ⅳ级
Ⅱa 级	轻度系膜基质增宽	>25% 的肾小球有轻度系膜基质增宽;病理改变未达Ⅲ、Ⅳ级
Ⅱb 级	重度系膜基质增宽	>25% 的肾小球有重度系膜基质增宽;病理改变未达Ⅲ、Ⅳ级
Ⅲ级	结节性硬化(Kimmelstiel-Wilson 病变)	1 个以上结节性硬化(Kimmelstiel-Wilson 病变);病理改变未达Ⅳ级
Ⅳ级	晚期糖尿病肾小球硬化	总肾小球硬化>50%,同时存在Ⅰ～Ⅲ级病理改变

(四)初步诊断

结合患者病史、查体、辅助检查结果,支持以下诊断:①2 型糖尿病伴多个并发症 糖尿病肾病Ⅳ期(KDIGO 分期 A3G2,病理分级Ⅱb 级)、非增殖型糖尿病视网膜病变、糖尿病周围神经病变、糖尿病周围血管病;②高血压病 3 级 极高危;③高脂血症;④骨量减少维生素 D 缺乏;⑤脂肪肝;⑥甲状腺结节;⑦双肺炎症 右肺结节。

二、治疗经过

(一)治疗方案

1. 一般治疗　医学营养治疗、生活方式干预、监测并控制体重。

2. 降糖治疗　入院后继续予以门冬胰岛素 30 注射液,早 16 U 晚 14 U,餐前 5 min 皮下注射,联合口服二甲双胍缓释片(500 mg)1 片、3 次/d,达格列净 10 mg、1 次/d,监测空腹血糖波动在 6～7 mmol/L,餐后血糖波动在 6～10 mmol/L;根据患者情况,加用聚乙二醇洛塞那肽 0.2 mg,1 次/周,皮下注射,阿卡波糖(50 mg)1 片,3 次/d,餐前嚼服,逐步停用胰岛素。

3. 糖尿病肾病　予胰激肽原酶 40 IU,1 次/d 肌内注射改善微循环,予以培哚普利、舒洛地特及中成药(渴络欣胶囊)口服降低尿蛋白。

4. 糖尿病视网膜病变　加用羟苯磺酸钙分散片口服。

5. 糖尿病周围神经病　硫辛酸注射液、甲钴胺注射液营养神经。

6. 糖尿病周围血管病　活血化瘀药物静脉滴注,继续予以阿托伐他汀钙片口服调脂稳定斑块,加用拜阿司匹林抗血小板聚集。

7. 降压治疗　根据血压情况调整降为培哚普利氨氯地平(Ⅲ)治疗。

8. 其他治疗　骨化三醇胶囊(0.25 μg)1 粒,1 次/d。

治疗效果

血糖:患者血糖控制达标,在院期间,监测空腹血糖波动在 5~7 mmol/L,餐后血糖波动在 6~10 mmol/L,3 个月后复查 HbA1c 下降至 7.1%。

血压:院内波动于 120~140/75~90 mmHg,院外偶测血压亦在上述范围。

症状:3 个月后双手麻木症状明显好转,泡沫尿减轻。

尿常规:葡萄糖(+++),酮体(-),蛋白(++)。

血脂:TG 2.01 mmol/L,LDL-C 1.27 mmol/L。

肾功能:Cr 79 μmol/L,UA 292 μmol/L,GFR 93.430 mL/(min·1.73 m²)。

尿微量白蛋白/尿肌酐:尿肌酐 65.30 mg/dL,点式白蛋白 2 710.30 mg/g,尿微量白蛋白 1 769.82 mg/L。

25-羟基维生素 D₃:19.4 ng/mL。

血常规、电解质等均未见异常。

(二)思维引导

患者 2 型糖尿病病史较长,合并多种糖尿病并发症,以糖尿病肾病为著,同时存在多种合并症,需结合患者情况制订个性化治疗方案。

(1)医学营养治疗及生活方式干预:对于糖尿病肾病患者,营养治疗与生活方式干预尤为重要。DKD 患者每天总能量摄入为 104.60~1 025.52 kJ/kg,其中碳水化合物供能占 50%~65%,蛋白质供能占 15%~20%;低优质蛋白饮食可延缓 DKD 进展,因此对于未透析的 DKD 患者,蛋白质摄入量为 0.8 g/(kg·d),而透析患者常存在营养不良,可适当增加蛋白质摄入量至 1.0~1.2 g/(kg·d);高钠摄入会增加高血压、ERSD、CVD 及死亡风险,所以 DKD 患者每日钠摄入量应低于 2.3 g(约等于 6.0 g 氯化钠的钠含量),肾衰竭患者常合并高钾血症、低钙血症、高磷血症,应定期监测、积极处理;生活方式干预主要包括戒烟、限酒及与心肺功能相匹配的有氧运动,对于超重及肥胖的 DKD 患者,应积极控制体重,减少肾病进展及心血管事件风险。该患者饮食及生活不规律、体重超重,存在吸烟、饮酒等不良生活习惯;入院后对患者行糖尿病教育,规范其饮食,控制碳水化合物摄入、植物蛋白、钠盐摄入,同时嘱其规律有氧运动,监测体重变化。

(2)降糖治疗:应根据 DKD 患者的年龄、病程、预期寿命、合并症、并发症、低血糖风险等,制订个体化血糖控制目标。T2DM 合并 DKD 的患者应优先使用具有肾脏获益证据的药物,即 SGLT-2i 及 GLP1-RA。SGLT-2i 通过抑制近端肾小管对葡萄糖的重吸收、促进尿糖排泄而降低血糖,多项大型研究证实其具有独立于降糖之外的肾保护作用,能显著降低肾复合终点风险,同时也能降低心血管事件发生风险;因此,对于合并 DKD 的 T2DM 患者,无论血糖是否达标,若 GFR≥45 mL/(min·1.73 m²),均应使用 SGLT-2i 治疗延缓 DKD 进展,使用时应警惕泌尿系统感染及酮症,定期监测电解质变化。GLP-1RA 以葡萄糖依赖的方式刺激胰岛素分泌,同时具有延缓胃排空、抑制食欲和降低体重的作用,在以心血管事件为主要终点的研究中证实,GLP-1RA 除了具有明确的心血管获益外,还有额外的肾脏获益,且可在 GFR 更低的患者中使用,因此,对于无法使用 SGLT-2i 或使用后血糖仍不达标的 T2DM 患者,应使用 GLP-1RA 延缓 DKD 进展;但应注意胃肠道反应是 GLP-1RA 的常见不良反应,应从小剂量起始,合并甲状腺髓样癌、多发性内分泌肿瘤Ⅱ型及急性胰腺炎病史的患者禁用 GLP-1RA。二甲双胍是 T2DM 首选降糖药物,主要以原形通过肾小管经尿液排出,本身对肾没有损伤,DKD 患者在服用二甲双胍期间应注意监测 GFR,并根据 GFR 及时调整二甲双胍的用量,GFR<45 mL/(min·1.73 m²)时禁忌使用二甲双胍。α-糖苷酶抑制剂在肠道发挥作用,仅很少量吸收入血,一般对轻中度肾功能受损患者无影响,但随着肾功能减低而血药浓度增加,当 GFR<25 mL/(min·1.73 m²)时,禁用阿卡波糖及米格列醇。有研究显示,DPP-4i 能降低尿白蛋白,可作为无法耐受 GLP-1RA 患者的备选用药,其中利格列汀 CKD 患者使用时无需调整剂量,其余 DPP-4i 需根据 GFR 校正剂量。磺脲类胰岛素促泌剂多经肝代谢后由肾排泄,非磺酰脲类促泌剂主要经胆汁代谢,但因上述两种药物具有低血糖风险,较少用于 DKD 患者的治疗。噻唑烷二酮类药物可能增加水钠潴留风险,较少用于 DKD 患者的治疗。所有妊娠期、青少年、儿童 DKD 患者、T1DM 患者和口服药疗效不佳或不能使用口服药物的 T2DM 患者应使用胰岛素治疗,但肾功能不全和 ESRD 患者胰岛素消除减少易引起蓄积,优先选用短效或速效剂型,同时根据血糖监测情况积极调整剂量。本患者院外应用胰岛素联合达格列净及二甲双胍治疗,入院后评估胰岛功能,其胰岛素释放延迟,因此,根据指南推荐,保留达格列净,增加二甲双胍至负荷剂量,同时加用 GLP-1RA 洛塞那肽治疗,给予阿卡波糖降低餐后血糖波动,血糖稳定后逐步停用胰岛素;上述方案有效减少血糖波动,同时积极改善蛋白尿、延缓 DKD 进展,符合患者个体化治疗需求。

(3)糖尿病并发症治疗:研究证实,微循环障碍、纤维蛋白原升高、血小板聚集、炎症及氧化应激等均可促进尿白蛋白进展。因此,在糖尿病肾病治疗中,针对上述因素的药物也可能延缓糖尿病肾病进展。前列腺素 E1 或前列环素衍生物(前列地尔、贝前列腺素钠)、己酮可可碱及胰激肽原酶等药物可调节微循环灌注,改善肾局部血流动力学;羟苯磺酸钙、舒洛地特等药物可降低血液黏稠度、减少血小板聚集,可能在 DKD 治疗中获益;α-硫辛酸等药物可对抗氧化应激,雷公藤总甙等药物能调节免疫,均有改善高糖所致肾损伤的作用;此外,渴络欣胶囊、复方丹参滴丸、金水宝等中成药也在小规模 RCT 研究中展现出肾保护作用。此外,内皮素受体拮抗剂、抗晚期糖基化终末产物 AGE 相关药物的研发及临床试验,对未来糖尿病肾病的治疗带来了新的希望。对于该患者,给予培哚普利强化降压并减少尿蛋白水平,舒洛地特及阿司匹林等改善血流动力,胰激肽原酶等药物改善微循环,辅以肾康注射液、渴络欣胶囊等中成药治疗,同时针对其他并发症采用羟苯磺酸钙、甲钴胺、硫辛酸等药物治疗。

(4)糖尿病合并症治疗:高血压是 CKD、心脑血管疾病发生发展的重要原因,降压治疗对于 DKD 患者至关重要;DM 患者的血压控制在 140/90 mmHg 以下可延缓 CKD 进展,而对于合并 CVD 或 CKD 进展高风险因素(如合并大量白蛋白尿)的患者,血压控制目标为<130/80 mmHg;降压药物首选 ACEI 或 ARB 类药物,其降压同时可有效降低尿蛋白,但应注意肌酐变化及血钾水平;若血压仍未达标,可考虑加用钙通道阻滞剂、利尿剂、α-受体拮抗剂或第三代盐皮质受体拮抗剂(非奈利酮),其中非奈利酮在临床研究中能显著降低主要肾脏复合终点及心血管复合事件发生风险,具有较好的应用前景。DKD 患者易合并脂质代谢紊乱,作为 DKD 患者血脂控制的主要目标 LDL-C 目标值<2.6 mmol/L,如存在 ASCVD 高危风险,LDL-C 应<1.8 mmol/L;他汀类药物应作为 DKD 患者降脂治疗的首选,若 DKD 患者以 TG 升高为主且大于 5.6 mmol/L,则应首选贝特类药物降低甘油三酯水平,若经他汀类药物治疗仍不达标,可加用依折麦布或前蛋白转化酶枯草溶菌素/Kexin 9 型抑制剂(PCSK9i)治疗。有研究显示维生素 D 可能通过激活其受体发挥肾脏保护作用,而 DKD 患者易合并维生素 D 缺乏、骨质疏松风险增加,因此,根据情况进行维生素 D 补充,必要时治疗骨质疏松。有研究显示,DKD 患者血尿酸升高与白蛋白尿增加及 GFR 下降相关,但缺乏大规模临床试验支持,建议将 DKD 患者血尿酸水平控制在正常范围。因此,针对本例患者,采取强化降压、强化降脂的治疗策略,调整降压药物为培哚普利氨氯地平(Ⅲ)联合降压,因 LDL-C 水平达标继续沿用阿托伐他汀降脂,同时加用骨化三醇等纠正维生素 D 缺乏,从而实现糖尿病肾病的个体化综合治疗。

三、思考与讨论 →»

糖尿病肾病(DKD)是指由糖尿病所致的慢性肾脏病,病变可累及全肾(包括肾小球、肾小管、肾间质及肾血管等)。据研究显示,2011年后,我国住院患者中糖尿病相关慢性肾脏病所占比例已超过肾小球肾炎相关慢性肾脏病(0.71%/0.66%),随后两者之间的差距不断增大,目前 DKD 已成为导致 ERSD 的重要原因。因此,对于 DKD 患者的问诊与筛查显得尤为重要。在病史采集与查体过程中,应重点了解患者病程、糖尿病肾病症状、ACR 等重要检查结果及相关体征,以初步判断患者合并 DKD 的可能性。对于病程 5 年以上的 1 型糖尿病患者及 T2DM 患者在确诊时,均应进行 UACR 检测和 GFR 评估以期早期发现 DKD,以后每年应至少筛查 1 次,以评估 DKD 的进展。《中国糖尿病肾病防治指南》(2021 年版)将 DKD 的临床诊断标准界定为,在明确 DM 作为肾损伤的病因并排除其他原因引起 CKD 的情况下,至少具备下列一项:①排除干扰因素的情况下,在 3~6 个月内的 3 次检测中至少 2 次 UACR≥30 mg/g 或 24 h UAER≥30 mg/24 h(≥20 μg/min);②GFR<60 mL/(min·1.73 m²)持续 3 个月以上;③肾活检符合 DKD 的病理改变。确诊 DKD 后应进一步评估眼底病变等糖尿病并发症,同时评估 DKD 合并疾病,包括高血压、电解质紊乱、贫血及代谢性骨病等,以及心脑血管疾病、ESRD 等(图 4-10)。

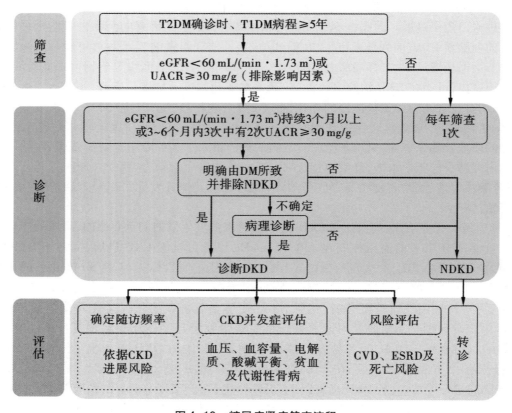

图 4-10 糖尿病肾病筛查流程
(转自《中国糖尿病肾病防治指南》(2021 年版))

需要注意的是,糖尿病患者出现肾病,可能存在以下 3 种情况,即 DKD、糖尿病合并非糖尿病性肾脏病(NDKD)、DKD 与 NDKD 共存,因此,鉴别诊断非常关键。根据指南建议,糖尿病发生肾损伤而伴有以下任一情况时,需考虑 NDKD 的可能性,当出现①~④时,应当进行肾活检以明确诊断:①T1DM 病程较短(<10 年)或未合并 DR;②GFR 迅速下降;③尿白蛋白迅速增加或出现肾病综合

征;④出现活动性尿沉渣(红细胞、白细胞或细胞管型等);⑤顽固性高血压;⑥合并其他系统性疾病的症状或体征;⑦给予 ACEI 或 ARB 治疗后 2～3 个月内 GFR 下降>30%;⑧肾超声发现异常。如出现上述情况,则应考虑合并 NDKD 可能,需进一步排除膜性肾病、肾小球肾炎、结缔组织病、血管炎、肾脏淀粉样变性、肿瘤、乙型肝炎、药物等疾病所致相关肾损害,必要时肾穿刺活检明确诊断。

针对 DKD 患者需制订个体化治疗方案。对于所有 DKD 患者,都应该积极进行糖尿病教育,根据患者情况予以医学营养治疗及生活方式干预,对于超重及肥胖患者应控制体重。血糖控制仍为治疗的重中之重,对于糖化血红蛋白的控制目标应遵循个体化原则进行制订,应尽量选择具有肾获益证据的降糖药物,确诊 DKD 的 T2DM 患者,无论血糖是否达标,若 GFR≥45 mL/(min·1.73 m²),均应使用有充足临床证据的 SGLT-2i 延缓 DKD 进展;对于无法使用 SGLT-2i 或使用后血糖仍不达标的 T2DM 患者,则应使用具有延缓 DKD 进展证据的 GLP1-RA;此外,在应用其他降糖药物时,应注意严格把握药物适应证与禁忌证,根据 GFR 调整药物剂量,同时制订方案时应尽量减少低血糖、心力衰竭等风险。针对肾脏本身的治疗则可予以改善微循环、调节血流动力学、抗炎及抗氧化应激等治疗,中成药物也同样具有一定疗效。合并症的治疗旨在改善可能导致 DKD 进展的危险因素,降低 CVD、ESRD,甚至死亡等不良预后的风险,包括血压(首选 ARB 或 ACEI)、血脂(首选他汀类)、尿酸及维生素 D 等指标的干预。在治疗过程中,应尽量避免应用肾毒性药物。如果进展至 ESRD 阶段,则根据情况考虑肾脏替代治疗,条件许可的情况下可考虑肾移植。

在 DKD 诊治过程中,还应注意长期随访及关键指标的监测,不应忽视多学科协诊的重要作用。对于已经确诊的患者,应根据 GFR 及尿白蛋白水平对患者进行分级,从而制订血肌酐、GFR、UACR、血电解质等指标的监测方案,从而及时评估疾病进展情况、积极调整治疗。同时,本病还需要内分泌代谢科与肾内科、心血管科、神经内科、营养科、病理科等多个科室协作,并开展系统的 DKD 患者自我管理及健康教育。

四、练习题

1. 哪些患者需要进行糖尿病视肾病的筛查? 应进行哪些筛查?
2. 如何按照 GFR 与尿白蛋白进行糖尿病肾病临床分期?
3. 糖尿病肾病的治疗原则是什么?

五、推荐阅读

[1]陈家伦.临床内分泌学[M].上海:上海科学技术出版社,2011.
[2]HM KRONENBERG,S MELMED,K S POLONSKY,et al. 威廉姆斯内分泌学[M]. 向红丁,译. 11 版.北京:人民军医出版社,2011.
[3]中华医学会糖尿病学分会.中国糖尿病肾脏病防治指南(2021 年版)[J].中华糖尿病杂志, 2021,13(8):762-784.

案例22 2 型糖尿病并周围神经病

一、病历资料

(一)门诊接诊

患者女性,53 岁。

1. **主诉**　发现血糖高 15 年,手足麻木 4 个月。

2. **问诊重点**　患者糖尿病病史 15 年,慢性病程,有无多饮、多尿、多食、体重减轻等"三多一少"的典型糖尿病症状。有无糖尿病慢性并发症相应的症状,以及主要症状、伴随症状的特点、疾病演变过程、诊治经过、治疗效果等。

3. **问诊内容**

(1)诱发因素:有无肥胖、少体力劳动、运动减少、抑郁焦虑失眠等糖尿病诱发因素。患者手足麻木 4 个月,有无颈部疼痛、腰部疼痛及活动受限等诱发因素。

(2)主要症状:患者糖尿病病史 15 年,慢性病程,有无多饮、多尿、多食、体重减轻等"三多一少"的典型糖尿病症状。患者手足麻木 4 个月,麻木是单侧还是双侧,麻木从何处开始(双足或是双手),是否呈对称性,麻木是否向近端进展,手足麻木的持续时间,有无缓解时间。

(3)伴随症状:有无心慌、头晕、乏力、手抖、饥饿感等低血糖症状。有无视物模糊、眼痛、眼干、畏光、流泪、复视、飞蚊症等糖尿病视网膜病变的相应症状。有无双足发凉、肢端疼痛、间歇性跛行等糖尿病下肢动脉硬化闭塞症的相应症状。有无头晕、头痛、语言障碍、肢体活动障碍等脑血管病的相应症状。有无心悸、胸闷、胸痛、呼吸困难等心血管疾病的相应症状。有无夜尿增多、泡沫尿、下肢水肿等糖尿病肾病的相应症状及体征。患者手足麻木 4 个月,有无皮肤干燥瘙痒、疼痛(针刺样疼痛、烧灼感)、蚁走感、踩棉花感等伴随症状。有无直立性低血压、静息时心动过速、恶心、呕吐、便秘、腹泻、膀胱尿潴留、性欲减退、无汗、多汗等糖尿病自主神经病变的相应症状。

(4)诊治经过:患者 15 年糖尿病用药情况(何种药物、药物剂量、用药频次),血糖监测情况,用药后相应症状的改善情况。患者 15 年间是否进行了糖尿病相关代谢指标的检查,如糖化血红蛋白、血脂、肝功能、肾功能、胰岛功能测定、糖尿病相关抗体检测,是否进行过糖尿病并发症的筛查:尿微量白蛋白/尿肌酐测定、眼底检查、下肢动脉及颈部动脉血管超声等。患者手足麻木 4 个月,4 个月内是否进行过四肢运动及感觉神经传导速度测定及相应的治疗,治疗效果如何。

(5)既往史:是否合并高血压、心脏病、脑血管病等疾病,2 型糖尿病患者常合并高血压、高脂血症、心血管疾病及脑血管疾病。高血压、高脂血症可加重糖尿病性神经病。

(6)个人史:有无吸烟史、饮酒史。吸烟可加重糖尿病性神经病。

(7)婚姻史:婚姻家庭状况,配偶健康状况。

(8)月经生育史:初潮年龄,月经周期是否规则,月经量多少,是否伴有血块、痛经,绝经年龄。孕产史,有无妊娠糖尿病病史,有无巨大胎儿分娩史,有无产后大出血病史。

(9)家族史:有无糖尿病家族史,起病年龄,血糖控制情况,有无糖尿病并发症。有无高血压、心脏病、脑血管病等疾病家族史。有无其他遗传性疾病家族史。

问诊结果

患者为中年女性,53 岁,退休工人。15 年前体检时发现血糖高,查空腹静脉血糖 8.3 mmol/L,尿糖(+),尿酮体(−),无心慌、头晕、乏力、手抖、饥饿感,无视物模糊、手足麻木、踩棉花感、蚁走感,无双足发凉、肢端疼痛、间歇性跛行,无头晕、头痛、语言障碍、肢体活动障碍,无心悸、胸闷、胸痛、呼吸困难,无夜尿增多、泡沫尿、下肢水肿,未诊治,偶测空腹指尖血糖波动在 8～10 mmol/L。4 个月前开始出现手足麻木,伴乏力,先从双足开始,呈对称性,逐渐向上进展,后逐渐进展到双手,无皮肤干燥瘙痒、疼痛(针刺样疼痛、烧灼感)、蚁走感、踩棉花感等症状,无直立性低血压、静息时心动过速、恶心、呕吐、便秘、腹泻、膀胱尿潴留、性欲减退、无汗、多汗等症状。就诊于郑州市某医院,查空腹静脉血糖 9.2 mmol/L,糖化血红蛋白 14.1%,诊断为"2 型糖尿病并糖尿病周围神经病",予"二甲双胍缓释片 0.5 g,2 次/d 口服,门冬胰岛素 50

早 16 U 晚 14 U 餐前 5 min 皮下注射"，未控制饮食及规律运动，监测空腹指尖血糖波动在 6 ~ 11 mmol/L，餐后指尖血糖波动在 10 ~ 17 mmol/L，同时予甲钴胺胶囊口服，自觉上述症状稍缓解。今为求进一步诊治来医院，门诊查空腹静脉血糖 18.0 mmol/L，以"2 型糖尿病并周围神经病"收入院。发病以来，患者食欲可、睡眠欠佳(入睡困难、易醒)，大小便正常，体重无明显变化。

既往史：无高血压、心脏病病史，无脑血管病病史。无肝炎、结核、疟疾、新型冠状病毒肺炎等传染病病史。无手术外伤史，无食物、药物过敏史。

个人史：生于原籍，久居本地。无吸烟、饮酒史，无特殊不良嗜好。

婚姻史：23 岁结婚，爱人体健，夫妻关系和睦，育有 1 子 1 女。

月经生育史：12 岁经初潮，平素月经规律，月经量中等，无血块、痛经，每次月经持续 5 ~ 7 d，月经周期 28 ~ 32 d，52 岁绝经。孕 2 产 2，均为足月顺产，无妊娠糖尿病病史，无巨大胎儿分娩史，无产后大出血病史。

家族史：父母已故，死因不详。4 兄 1 弟、1 子 1 女健康状况均良好。无糖尿病、高血压、心脏病、脑血管病家族史，无其他遗传性疾病病史。

4. 思维引导　患者 15 年前体检发现血糖升高，未行任何治疗，其间未出现任何糖尿病急性并发症，无糖尿病家族史，2 型糖尿病诊断成立。15 年间患者未行任何治疗，亦未规律监测血糖，血糖控制情况不详。因未控制血糖，4 个月前开始出现手足麻木，考虑糖尿病周围神经病可能性大。患者进一步需完善四肢运动及感觉神经传导速度测定明确手足麻木的原因，亦需进行糖尿病其他慢性并发症的筛查，如血脂、肝功能、肾功能、尿蛋白测定、心电图、血压监测、眼底检查、肝超声、颈部动脉及双下肢动脉血管超声、泌尿系统超声及残余尿量测定等。体格检查的重点：血压、腰围、臀围、腰臀比、BMI、有无下肢皮肤色素沉着及皮肤破溃，糖尿病周围神经病的临床筛查(10 g 尼龙单丝、音叉)、有无眼睑及下肢水肿、四肢肌力肌张力等。

(二)体格检查

1. 重点检查内容及目的　患者 2 型糖尿病病史 15 年，体格检查的重点，应在血压、腰围、臀围、腰臀比、BMI 等的测定，以及糖尿病慢性并发症的体征筛查，如有无眼睑及双下肢水肿，有无下肢皮肤色素沉着及皮肤破溃，四肢肌力、肌张力，有无肌萎缩。应用 10 g 尼龙单丝、音叉、叩诊锤等进行糖尿病周围神经病的筛查。

体格检查结果

T 36.1 ℃，P 88 次/min，R 22 次/min，BP 102/73 mmHg

H 154 cm，BW 56 kg，腰围 83 cm，臀围 89 cm，腰臀比 0.91，BMI 23.61 kg/m²

发育正常，营养中等，体型正常，神志清楚，自主体位，正常面容，查体合作。全身皮肤无色素沉着、色素脱失，局部皮肤无破溃、皮疹及皮下出血。双眼眼球无突出，结膜无出血，巩膜无黄染，瞳孔圆，直径约 3 mm，对光反射灵敏。颜面部无水肿，颈软无抵抗，双侧甲状腺未触及。双肺呼吸音清，未闻及干、湿啰音。心率 88 次/min，律齐，各瓣膜听诊区未闻及杂音。腹软，无压痛及反跳痛，肝脾肋下未触及，肝肾区无叩击痛。下腹部无肿块及隆起。双下肢无水肿，四肢肌力 5 级，肌张力正常，无肌萎缩。10 g 尼龙单丝、音叉、叩诊锤：双侧膝反射正常，双侧踝反射减弱，针刺觉、温度觉均减弱，压力觉、振动觉均正常。

2. 思维引导　患者体格检查提示血压正常,体型正常,双侧膝反射正常,双侧踝反射减弱,针刺觉、温度觉减弱,压力觉、振动觉正常,提示患者存在糖尿病周围神经病变。需进一步进行四肢神经及传导速度测定明确周围神经受损程度。需进一步完善实验室检查(血脂、肝功能、肾功能、尿蛋白测定)及物理检查(心电图、四肢神经电图、眼底检查)、影像学检查(肝超声、颈部动脉及双下肢动脉血管超声、泌尿系统超声及残余尿量测定)明确有无其他糖尿病慢性并发症。

(三)辅助检查

1. 主要内容及目的

(1)血常规、尿常规、大便常规:明确有无贫血、有无泌尿系统感染、尿蛋白、尿酮体。

(2)生化(血脂、肝功能、肾功能、电解质),明确有无高脂血症、肝损伤,有无血尿酸、血肌酐升高,有无电解质紊乱。

(3)糖化血红蛋白:明确入院前 2~3 个月血糖控制情况。

(4)OGTT+C 肽释放试验、糖尿病相关抗体检测:进行胰岛功能评估,有无糖尿病相关抗体产生。

(5)尿微量白蛋白/尿肌酐、24 h 尿蛋白定量:明确有无糖尿病肾病。

(6)眼底照相:明确有无糖尿病视网膜病变。

(7)心电图:明确有无心脏疾病。

(8)心脏超声、腹部超声、颈部动脉超声、下肢动脉超声:明确有无心脏疾病,有无脂肪肝、泌尿系统结石、残余尿量增多,有无外周动脉粥样硬化及血管狭窄。

(9)四肢神经肌电图:明确周围神经受损程度。

辅助检查结果

(1)血常规、大便常规、肾功能:均未见异常。

(2)尿常规:葡萄糖(+++),酮体(-),蛋白(-)。

(3)生化:TC 5.21 mmol/L,TG 1.41 mmol/L,LDL-C 3.76 mmol/L,HDL-C 0.77 mmol/L,其余未见异常。

(4)糖化血红蛋白:HbA1c (NGSP 单位)11.7%,HbA1c (IFCC 单位)105.00 mmol/mol。

(5)糖尿病相关抗体:GADA 2.40 U/mL,IAA 0.13 COI,IGA 0.35 COI。

(6)OGTT+C 肽释放试验:见表 4-12。

表 4-12　OGTT+C 肽释放试验

项目	空腹	30 min	60 min	120 min	180 min
血糖(mmol/L)	6.3	9.2	9.5	9.5	7.7
C 肽(ng/mL)	1.69	1.78	2.20	2.78	4.54

(7)尿微量白蛋白/尿肌酐测定:尿肌酐 4.2 mmol/L,点式白蛋白 114.32 mg/g,尿微量白蛋白 52.70 mg/L。

(8)24 h 尿蛋白定量:24 h 尿量 2.78 L,蛋白(±),24 h 尿蛋白总量 0.23 g,24 h 尿白蛋白总量 0.17 g。

(9)免散瞳眼底照相:右眼眼底可见散在点状出血灶,左眼眼底可见散在点片状出血灶及黄白色病灶(图 4-11)。

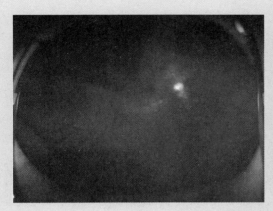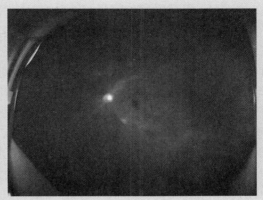

图4-11　(免散瞳眼底照相)

(10)超声:脂肪肝,左侧颈总内中膜不均匀性增厚,右侧锁骨下动脉移行处内中膜不均匀性增厚,左侧颈总动脉斑块形成,双侧股、腘、胫后、腓动脉小硬斑。

(11)心电图:正常范围心电图。

(12)四肢神经肌电图:四肢被检神经周围运动及末梢感觉传导功能异常。

2.思维引导　一般认为以下5项检查中如果有2项或2项以上异常则诊断周围神经病。①神经传导速度(nerve conduction velocity,NCV)有2项或2项以上减慢;②振动觉异常;③温度觉异常;④踝反射消失;⑤足部感觉减退(取足部触觉,采用10 g S-W尼龙单丝8分法)。排除其他骨科和神经科疾病,如颈腰椎病变、吉兰-巴雷综合征等。糖尿病周围神经病诊断后,还需要确定部位,严重性。考虑神经病的弥漫性,判断严重程度文献采用的方法有多种。多伦多临床评分(Toronto clinical scoring system,TCSS)分三个部分:①症状(下肢的疼痛、麻木、针刺感、乏力、走路不平衡及上肢症状),每个症状记1分,无症状则记0分,共6分。②深腱反射(双侧膝反射及踝反射)消失记2分,减弱记1分,存在记0分,共8分。③脚趾的感觉检查(针刺觉、温度觉、轻触觉、振动觉、关节位置觉),消失记1分,存在记0分,共5分;总分为19分。根据以上诊断标准,患者糖尿病周围神经病诊断成立。TCSS评分7分(下肢麻木、乏力、上肢麻木各记1分,双侧踝反射减弱记2分,针刺觉、温度觉减弱各记1分,共计7分)。

结合患者其他相关化验检查结果,患者目前除糖尿病周围神经病外亦存在糖尿病视网膜病变、糖尿病肾病、糖尿病周围血管病。患者糖尿病病程较长,长期血糖控制不佳,导致了多种糖尿病慢性并发症的出现。

(四)初步诊断

分析上述病史、查体、辅助检查结果,支持以下诊断:①2型糖尿病伴多个并发症,糖尿病周围神经病、糖尿病视网膜病变、糖尿病肾病Ⅲ期、糖尿病周围血管病;②混合性高脂血症;③脂肪肝。

二、治疗经过

1.初步治疗

(1)胰岛素持续皮下输注控制血糖,根据血糖监测情况,及时调整胰岛素剂量。

(2)血糖控制达标后调整为:德谷门冬双胰岛素注射液早17 U晚12 U餐前皮下注射,联合利格列汀二甲双胍(2.5 mg/850 mg)1片2次/d口服,监测空腹血糖波动在5~6 mmol/L,餐后血糖波动在 4 ~ 8 mmol/L。

（3）糖尿病周围神经病：硫辛酸注射液静脉滴注,甲钴胺胶囊、依帕司他胶囊口服。

（4）糖尿病视网膜病变：在积极控制血糖的基础上,加用羟苯磺酸钙胶囊口服。

（5）糖尿病肾病：厄贝沙坦片口服。

（6）糖尿病周围血管病：活血化瘀药物静脉滴注,予阿托伐他汀钙片口服调脂稳定斑块。

2. 思维引导　患者糖尿病病史较长,胰岛功能较差,且其伴发多种糖尿病并发症,最终降糖方案为胰岛素联合口服降糖药。胰岛素解决了胰岛素分泌不足的问题；二甲双胍减少肝葡萄糖输出、减轻胰岛素抵抗；利格列汀作为 DPP-4 酶抑制剂,使内源性 GLP-1 水平升高,GLP-1 以葡萄糖浓度依赖的方式增加胰岛素分泌、抑制胰高糖素分泌来降低血糖。对于患者的糖尿病周围神经病,在积极控制血糖、血压、血脂的基础上,应用抗氧化应激、营养神经、醛糖还原酶抑制药等药物。对于糖尿病肾病、糖尿病视网膜、糖尿病周围血管病,在积极控制血糖、血压、血脂的基础上,加用改善上述病变的药物,坚持低盐、低脂、低蛋白、优质蛋白糖尿病饮食,规律用药,监测血糖,定期复查,延缓病变进展。

治疗效果

（1）血糖：患者血糖控制达标,监测空腹血糖波动在 5 ~ 6 mmol/L,餐后血糖波动在 4 ~ 8 mmol/L。

（2）症状：3 个月后手足麻木较前明显缓解,复查四肢神经肌电图四肢被检神经周围运动及末梢感觉传导功能较 3 个月前明显改善。

（3）复查生化、尿常规、尿微量白蛋白/尿肌酐：血脂,TC 3.7 mmol/L,TG 1.4 mmol/L,LDL-C 1.7 mmol/L,HDL-C 0.91 mmol/L。尿常规：葡萄糖(-),酮体(-),蛋白(-)。尿微量白蛋白/尿肌酐：尿肌酐 2.61 mmol/L,点式白蛋白 76.2 mg/g,尿微量白蛋白 40.1 mg/L。

三、思考与讨论

糖尿病远端对称感觉运动性多神经病变是临床最常见的类型。一般临床过程是随着糖尿病病程的延长,足趾前端开始,双足对称性的出现疼痛、麻木,并逐步向近端发展,当麻木发展到膝关节附近,双手手指开始出现症状。这种疾病发展过程,往往因为年龄、合并心血管和老年退化性疾病如颈腰椎病变的参与,在临床上可能存在非常大的差别。也正是由于这些因素,糖尿病患者下肢的麻木疼痛等症状可以是非对称性的,或以某侧为主,也可以只有手部症状。神经系统的临床表现以感觉过敏和感觉缺失为主,其中感觉过敏几乎在糖尿病早期就存在。由于支配皮肤汗腺的自主神经受损,大多数患者皮肤干燥角化,造成瘙痒；皮肤代谢异常,使神经末梢受损,往往导致患者有蚁走感、针刺样疼痛。当这种神经末梢的损伤由于长期代谢控制差、其他因素参与如心理负担过重、感染或心血管疾病等,导致代谢进一步异常加重,使神经末梢即神经感受器发生剧烈改变,可产生病理性疼痛。这种疼痛,大多较轻,局限于下肢居多,少数情况下,如短期内血糖剧烈波动,可导致全身性疼痛,疼痛程度也可以很严重。感觉缺失实际上是糖尿病最多见的临床表现。由于温度、触觉、振动包括疼痛感觉逐步下降,到一定程度,患者就会出现麻木,开始以麻为主,更严重以木为主。糖尿病患者用计算机感觉定量检测,约 90% 糖尿病患者感觉功能下降,约 50% 患者临床有表现,约40% 仅在就诊时专科检查发现。

由于糖尿病周围神经病受累的范围广,严重程度又非常的不均一,且不具备特征性改变,因此诊断糖尿病周围神经病需要仔细的临床和仪器检查,根据检查结果做综合分析。多数国家的糖尿病诊疗指南均明确提出对初诊的 2 型糖尿病患者以及 5 年以上的 1 型糖尿病患者,每年均应做周围神经病检查。检查的内容主要包括以下方面。末梢对称性多神经病变检查项目包括:浅感觉、振动觉、10 g 尼龙单丝压力觉及踝反射。1 种以上的检测项目结合可检测出超过 87% 的糖尿病周围神经病变。10 g 尼龙单丝压力觉丧失及振动觉减退提示足部溃疡的可能性。在临床症状不典型,或体格检查有提示时,为进一步明确是否存在周围神经病变,需要借助一些仪器检查。①神经电生理在早期患者仅表现为以小纤维损害为主的症状时,周围神经传导检查基本正常。最早出现的异常是 H 反射潜伏期延长或消失,继之出现腓肠神经和腓浅神经感觉神经波幅降低或消失。随着病情加重,可出现腓总神经和胫神经运动神经传导动作电位波幅降低,传导速度减慢,F 波潜伏期延长。由于传导速度的减慢是由于代谢因素导致快传导纤维的轴索损害,而非脱髓鞘改变,所以,传导速度减慢程度不会达到脱髓鞘病变那样严重。当病情进展到一定程度时,很多患者会出现上肢嵌压性病变,可以合并有一侧或双侧腕管综合征,以及一侧或双侧尺神经在肘部的损害。上述神经电生理改变多表现为对称性。②末梢感觉定量检查 10 g 尼龙单丝、开-关或定时方法的振动测试是一种感觉量化的检查,对触觉和振动觉检查较好。对温度觉、痛觉检查,目前多用计算机辅助评价(computer-assisted sensory evaluation,CASE)。四肢的这些感觉定量检查,全部耗时过长,除科研外难以在临床实际操作,可根据糖尿病周围神经病变的特点,选择足部仅作冷感觉、热感觉和振动觉,经对比分析后与全面检查结果一致。③神经活检主要部位在腓肠神经,糖尿病神经干的损伤表现为脱髓鞘病变、轴索变性和神经纤维数量的减少,主要用于科研。④表皮内神经末梢检查利用皮肤打孔器,取得直径 3 mm 深达真皮层的组织,对神经纤维进行免疫组织化学染色,利用荧光显微镜,计算表皮神经纤维数量变化。糖尿病患者皮肤内神经纤维数量较正常对照人群同部位皮肤内的数量显著减少。

糖尿病周围神经病的治疗到目前为止,所有的努力仍是在试验性的治疗。考虑神经病变是长期代谢紊乱的结果,联合治疗是目前的趋势。①血糖控制:改善糖尿病的所有并发症,首先需要严格控制血糖。②阻断高血糖对神经的进一步损害:针对高血糖对细胞组织损伤机制的药物,包括抗氧化剂、醛糖还原酶抑制药等,治疗时选择 1~2 种。在血糖短期内波动较大的患者,推荐用抗氧化剂。③改善末梢血循环:所有改善血流的药物,都可以根据患者具体情况选用。④改善神经元、神经纤维的营养代谢,促进神经修复这一类药物包括 B 族维生素、维生素 C 和修饰后的维生素 B_{12};一些血清或其他物质的小分子非蛋白质提取物如神经节苷脂、神经妥乐平;此外还有神经生长因子等。

四、练习题

1. 糖尿病周围神经病的诊断标准是什么?
2. 如何判断糖尿病周围神经病的严重程度?
3. 糖尿病周围神经病的治疗方法有哪些?

五、推荐阅读

[1]陈家伦.临床内分泌学[M].上海:上海科学技术出版社,2011.
[2]中华医学会糖尿病学分会.中国 2 型糖尿病防治指南(2020 年版)[J].中华糖尿病杂志,2021,13(4):315-409.

2 型糖尿病并糖尿病足

一、病历资料

(一)门诊接诊

患者女性,63 岁。

1. **主诉**　发现血糖高 20 年,左足红肿 5 d。

2. **问诊重点**　血糖高 20 年,合并左足红肿 5 d,临床最大的可能为糖尿病足。糖尿病足的基本定义是糖尿病患者踝关节远端的皮肤及其深层组织破坏,常合并感染和/或下肢不同程度的动脉闭塞症,严重者累及肌肉和骨组织。足溃疡和坏疽往往是神经病、压力改变、血循环障碍和并发感染等多种因素共同作用的结果。根据病变性质,糖尿病足溃疡分为神经性溃疡、缺血性溃疡和混合性溃疡。问诊时应注意询问病程中患者有无糖尿病下肢动脉闭塞及神经病变症状,如下肢麻木、发凉、静息痛、间歇性跛行等。重点应当询问足部红肿的诱因、演变过程、诊治经过及治疗效果等。询问有无吸烟史、高血压、冠心病及脑血管病史及相关表现。

3. **问诊内容**

(1)诱发因素:糖尿病足的发生常有一定的诱因,如外伤、烫伤、水疱、鞋内异物、不合适的鞋袜(如过紧的鞋袜、新鞋摩擦、光脚走路等)、足癣、嵌甲、水肿、搔抓、足部皲裂、足部畸形等。

(2)主要症状:2 型糖尿病多起病缓慢,病情相对较轻,初期可无明显的"三多一少"症状,常于体检或出现慢性并发症症状后发现血糖升高;皮肤红肿常为皮肤与软组织感染(SSTI)的炎症表现,分为三大类,即手术部位感染、非坏死性 SSTI 和坏死性 SSTI。非坏死性 SSTI 包括丹毒、脓疱病、毛囊炎、单纯性脓肿及复杂脓肿,单独用抗生素或进行引流治疗有效;坏死性 SSTI 包括蜂窝织炎、筋膜炎、肌炎、坏疽,需要外科手术干预,包括除抗生素治疗以外的坏死组织的引流与清创。此外,出现足部红肿时,还应与痛风相鉴别。

(3)伴随症状:①有无下肢凉、静息痛、间歇性跛行,是判断患者是否合并下肢动脉闭塞性病变的重要临床依据,有利于溃疡性质的判断。下肢发凉可以为缺血症状,也可为神经病的症状,通过触摸下肢皮温可对其辨别。间歇性跛行是指在行走一段路程后,小腿腓肠肌、足部酸痛、痉挛性疼痛,如继续行走,疼痛更为严重,而被迫停步,稍微休息后疼痛能缓解,可继续行走;跛行时间(从开始行走到出现疼痛行走的时间)和跛行距离(从开始行走到出现疼痛行走的距离)越来越短,说明下肢缺血越来越严重。随病变进展,可出现静息痛,肢体疼痛在安静休息时出现持续性或间歇性加重,严重时出现夜间和白昼持续疼痛与感觉异常。②有无肢体麻木、皮肤针刺感、蚁行感、袜套感、痛温觉丧失、腹泻便秘交替、排汗异常等。神经病是糖尿病足发生的重要危险因素。运动神经病影响了足部肌肉的牵张力,使足部肌肉萎缩并改变了足底受力部位,导致足畸形,如爪形趾、锤状趾等。感觉神经受损,保护性感觉丧失,使足部对外界压力、异物或冷热反应性和抵御能力下降而易受伤,形成溃疡。自主神经病使患者皮肤泌汗功能减弱,从而出现足部皮肤干燥皲裂,易引发细菌感染。运动神经、感觉神经及自主神经病可以分别或共同成为糖尿病足发生的危险因素,影响糖尿病足的预后。③有无胸闷、胸痛、头晕。心血管疾病是 2 型糖尿病患者的主要死因,评估患者的心脑血管状态,对于患者治疗方案的选择、预后的评估非常重要。④有无发热、寒战。如有,常提示创面感染严重。是否有发热还与患者全身状况相关,营养状态差、极度衰竭患者,即使创面感染严重,可能也难以出现发热等全身炎症反应。需排查有无足部以外其他部位感染的症状，如咳嗽、咳痰、膀胱刺激征、腹痛、腹泻等。⑤有无下肢疼痛、关节变形。糖尿病痛性神经病变与下肢动脉闭塞均可引起疼痛。当足部红肿合并有关节疼痛时，应注意痛风性关节炎可能，患者常有高尿酸血症病史，或同一关节/多关节反复红肿热痛发作，疼痛为持续性，性质较为剧烈，严重时可出现皮肤破溃，并有豆渣样白色物质排出，关节双源 CT 可见绿色痛风石。急性沙尔科（Charcot）关节病可有足踝部红肿热痛急性炎症表现，关节局部有轻到中度疼痛或不适，慢性 Charcot 关节主要表现为足部畸形、足弓塌陷，可能伴有皮肤溃疡、骨髓炎等，标志性畸形是中足塌陷，被描述为"摇椅足"。

（4）诊治经过：是否用药，何种药物，剂量如何，效果如何，利于指导本次药物治疗选择；曾做过哪些检查，结果如何，是否使用抗生素，何种抗生素，效果如何，有利于对足部炎症程度、有无骨髓炎的判断，指导抗生素的经验性选择。

（5）既往史：老年人多有多种基础疾病，应当询问患者有无高血压、冠心病、脑血管疾病病史或表现，如头晕、胸闷、心前区疼痛等，有利于了解患者有无伴发某些疾病或合并糖尿病大血管并发症等情况；有无高尿酸血症、痛风史，痛风急性期可出现关节的红肿热痛。

（6）个人史：因血糖控制与饮食、运动关系密切，吸烟易导致大血管病变，所以需要询问有无吸烟、饮酒史，饮食嗜好、运动习惯、睡眠如何等。

（7）家族史：糖尿病有家族遗传倾向，所以需要询问有无糖尿病家族史。

问诊结果

患者女性，63 岁，农民，2 年前因"脑梗死"行"锁骨下动脉狭窄支架植入术"，2 年前心电图显示"陈旧性心肌梗死"。无吸烟、饮酒史，有糖尿病家族史，父亲患有糖尿病，饮食规律，但未遵循糖尿病饮食，未规律运动，睡眠可。20 年前体检发现血糖高，诊断为"2 型糖尿病"，先后给予口服二甲双胍与胰岛素治疗，血糖控制差。10 年前出现双下肢发凉，无静息痛、间歇性跛行，无肢体麻木。5 d 前长时间行走后左足第 5 趾外侧缘出现一直径约 1.5 cm 水疱，自行用针刺破后有淡黄色清亮液体流出，未进一步处理，仍每日行走，随后出现左足第 5 趾红肿，水疱表皮剥脱，有渗血、渗液，有少量脓性分泌物，伴左足皮温增高，无疼痛、体温升高，当地医院给予输液治疗（具体用药不详），左足局部消毒包扎，未清创，左足红肿范围逐渐扩大，脓性分泌物增多，遂来医院就诊。

4. 思维引导　患者发现血糖高 20 年，左足水疱破溃后出现左足红肿 5 d。患者成人起病，症状隐匿，多次测血糖高，无自发酮症倾向，有糖尿病家族史，以上病史提示患者糖尿病诊断明确；10 年前出现双下肢发凉，2 年前出现"脑梗死、陈旧性心肌梗死"，提示存在大血管病变；患者长期血糖控制差、有周围神经病变、患足红肿、皮温升高，无疼痛，不排除存在急性 Charcot 关节，需进一步完善查体明确；患者无尿酸升高病史，无关节疼痛，破溃处未见痛风石排出，可排除痛风急性发作。5 d 前长时间行走后出现左足水疱，水疱破溃后出现左足红肿、脓性分泌物、皮温增高，以上病史提示糖尿病足感染。患者有下肢发凉，查体时要重点关注下肢动脉搏动强弱（腘动脉、胫后动脉、足背动脉）、远端皮温有无降低；患者糖尿病病史长，长时间行走后发现足部水疱，无明显疼痛，水疱破溃后仍可继续行走，提示存在痛觉丧失，查体时注意下肢神经系统查体：触觉、痛觉、温度觉、振动觉、位置觉、膝反射、踝反射等；左足红肿、有脓性分泌物，查体时注意观察红肿范围、创面描述、局部皮温、趾端皮温、有无臭味，创面有无骨质暴露。

(二)体格检查

1. 重点检查内容及目的 考虑患者糖尿病诊断明确,此次因足部感染入院,应当注意下肢查体。对于 50 岁以上的糖尿病患者,应该常规进行下肢动脉病变(LEAD)的筛查,以全面评估下肢血管状况。具体筛查路径见图 4-12。有无下肢缺血体征,如皮肤菲薄、肌肉萎缩、皮温下降、色素沉着、股动脉杂音、肢端动脉(腘动脉、胫后动脉、足背动脉)搏动减弱或消失;动脉搏动消失往往提示患者有严重的大血管病变,全面的踝部动脉搏动触诊及股动脉杂音听诊检查,对于诊断或排除下肢动脉病变的准确率高达 93.8%;若双下肢踝部动脉搏动正常,以及听诊未发现股动脉杂音,则排除下肢动脉病变的特异性和阴性预测值分别高达 98.3% 和 94.9%。有无神经病变体征,通过 10 g 尼龙丝测触觉、音叉测振动觉、大头针测痛觉、金属棒测温度觉、膝反射、踝反射等检查,判断足踝部保护性感觉是否存在。足踝部的生物力学异常表现,包括拇外翻、拇囊炎、骨突出、槌/锤状趾、爪行趾、Charcot 关节和趾甲畸形等;足踝部任何关节活动范围受限。皮肤的全面检查,包括皮温,是否干燥、皲裂、变色、硬结、水肿、真菌感染、胼胝等。测量双足是否有温差,Charcot 关节患者双足温差明显,患足有正常甚至更丰富的足动脉血流,足背动脉搏动增强;抬高下肢后足部肿胀及红肿是否消失,如消失考虑急性 Charcot 关节,反之则支持感染性疾病;有无下肢水肿,单侧肢体还是双侧,水肿的范围及程度如何,是凹陷性还是非凹陷性,单侧肢体的水肿需排除下肢静脉血栓及局部感染,双下肢水肿常见于心源性、肝源性、肾源性水肿,低蛋白血症等。对足溃疡的评估需准确反映溃疡的部位、大小、深度、颜色、组织坏死情况、创面分泌物、溃疡周围炎症反应的范围、骨暴露或骨探查情况,特别要重视深部潜行的窦道或组织间隙的探查;如有臭味提示存在厌氧菌感染;如有骨质暴露提示存在骨髓炎。既往有陈旧性心肌梗死、脑梗死病史,注意查心率、血压、心脏大小、有无病理征;还应注意测量体温。

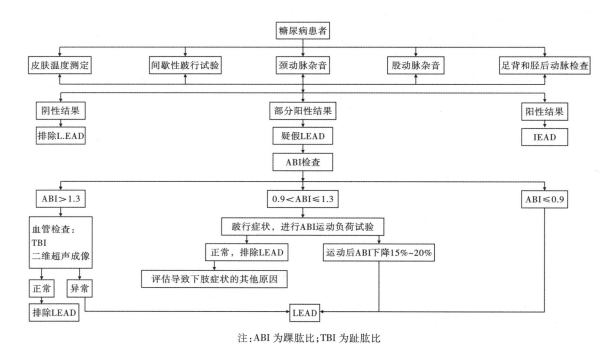

注:ABI 为踝肱比;TBI 为趾肱比

图 4-12　糖尿病下肢动脉病变(LEAD)的筛查流程

体格检查结果

T 36.5 ℃,P 78 次/min,R 18 次/min,BP 130/80 mmHg,BMI 24.2 kg/m²

发育正常,营养良好,神志清楚,精神一般。颜面部无水肿。双肺呼吸音清,未闻及干、湿啰音,心尖搏动正常,心浊音界正常,心率 78 次/min,律齐,各瓣膜听诊区未闻及杂音,无心包摩擦音。腹平软,肝脾肋下未触及。右足皮肤完整,无水肿,皮温低;左足踝以下、足背及第 5 趾红肿、皮肤菲薄、足背皮温升高,第 1～4 趾端皮温低、第 5 趾肿胀、可触及波动感,外侧可见一直径约 1 cm 皮肤破溃,有较多脓性分泌物,可探及脓腔,第 5 趾甲床附近皮肤瘀斑,皮下可见脓液,挤压后有较多脓液流出,可闻及恶臭味(图 4-13)。抬高下肢后左足红肿无明显改善。双侧腘动脉搏动可触及,双侧足背动脉及胫后动脉搏动未触及。双下肢痛温觉、触觉明显减退,双侧膝、踝反射减弱,双侧巴宾斯基(Babinski)征阴性。

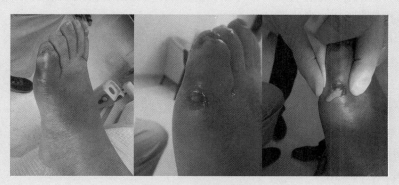

图 4-13　入院时创面情况

2. 思维引导　患者经上述检查有下肢动脉缺血的症状,下肢远端皮温低,双侧足背动脉及胫后动脉搏动未触及,提示下肢动脉闭塞,需进一步完善踝肱指数、下肢动脉 CTA,明确下肢动脉病变程度;双下肢痛温觉、触觉明显减退,保护性感觉丧失,患者对外界的反应性和防御能力下降而易受伤。患足足背动脉搏动无增强,抬高下肢后左足红肿未消失,暂不考虑 Charcot 关节;左足红肿、有脓性分泌物,提示存在足部软组织感染,应监测炎症指标,完善足部 X 线及磁共振,了解软组织感染范围及有无骨髓炎和深部脓肿,辅助糖尿病足进行分级(表 4-13)。创面分泌物及组织细菌培养及药敏试验,对于明确病原菌种类、指导抗生素的选择、尽快控制感染具有重要指导意义。

表 4-13　糖尿病足 Wagner 分级

分级	临床表现
0	高位足,有发生足溃疡危险因素存在,但无溃疡
1	皮肤表浅溃疡,无感染
2	较深的溃疡,常合并软组织炎,无脓肿或骨的感染
3	深部溃疡,伴有脓肿或骨髓炎
4	局限性坏疽(趾、足跟、足背)
5	大部分或全足坏疽

（三）辅助检查

1. 主要内容及目的

（1）血常规、CRP、PCT：进一步证实足部感染，评估抗感染治疗效果。

（2）足部 X 线或足部 MRI：明确足部感染情况及有无骨髓炎深部脓肿。

（3）踝肱指数：评估下肢动脉病变严重程度。

（4）下肢动脉 CTA：明确下肢动脉病变的部位及程度。

（5）神经肌电图：评估周围神经病变严重程度。

（6）分泌物或组织细菌培养及药敏试验：明确病原菌种类，以针对敏感菌调整抗生素。

（7）心电图：明确是否有心肌缺血、心律失常等。

（8）眼底照相、尿微量白蛋白：评估眼底及肾微血管并发症。

（9）糖化血红蛋白、血糖：明确近 3 个月血糖控制水平、目前血糖波动情况，指导降糖方案。

（10）血脂：评估是否合并脂代谢紊乱。

（11）肝肾功能、电解质：是否合并肝肾功能的损害、低蛋白血症、内环境紊乱。

辅助检查结果

1. 常规检查

（1）血常规+CRP：WBC 16.38×10^9/L，N% 84.6%，L% 7.9%，RBC 4.05×10^{12}/L，Hb 121 g/L，PLT 450×10^9/L，CRP 72 mg/L。

（2）PCT：1.69 ng/mL。

（3）肝肾功能及电解质：总蛋白 70.6 g/L，白蛋白 38 g/L，球蛋白 31.7 g/L，转氨酶、胆红素均正常；肾功能、电解质均正常。

（4）血脂：CHOL 4.87 mmol/L，TG 2.62 mmol/L，HDL-C 1.21 mmol/L，LDL-C 2.41 mmol/L。

（5）心电图：窦性心律，前壁心肌梗死，部分导联 ST-T 异常。

（6）糖化血红蛋白 12.7%；随机血糖 32 mmol/L。

（7）尿微量白蛋白 12 mg/L。

2. 影像学检查

（1）左足正斜位片：左足骨皮质完整，部分骨质密度减低，骨小梁稀疏，部分骨质增生。

（2）踝肱指数：左侧 0.72，右侧 0.60。

（3）下肢动脉 CTA：腹主动脉、双侧髂总动脉、双侧髂内动脉硬斑，管腔轻度狭窄；双侧股深动脉软硬斑，管腔轻度狭窄；双侧股浅动脉、双侧腘动脉软硬斑，管腔轻中度狭窄；双侧胫前动脉硬斑，管腔中重度狭窄；左侧足背动脉粗细不均，局部显影纤细、浅淡。

（4）神经肌电图：四肢多发周围神经传导异常。

（5）眼底照相：右眼可见出血和渗出。

3. 病原学检查

（1）创面分泌物涂片：可见革兰氏阳性球菌。

（2）创面组织细菌培养及药敏试验：咽峡炎链球菌，对青霉素、头孢曲松、头孢噻肟、头孢吡肟、阿莫西林、美罗培南、利奈唑胺、左氧氟沙星均敏感。

2.思维引导　根据患者有糖尿病病史,左足红肿、破溃、流脓 5 d,炎症指标高,提示存在糖尿病足感染,未见骨质暴露,足片未见骨质破坏,暂不考虑骨髓炎。糖尿病患者 LEAD 患病率高,其诊断依据包括:①符合糖尿病诊断;②下肢动脉狭窄或闭塞的临床表现;③如果患者静息 ABI ≤ 0.90,无论患者有无下肢不适的症状,应该诊断 LEAD;④运动时出现下肢不适且静息 ABI ≥0.90 的患者,如踏车平板试验后 ABI 下降 15% ~20% 或影像学提示血管存在狭窄,应该诊断 LEAD;⑤患者超声多普勒、CTA、MRA 和 DSA 检查下肢动脉有狭窄或闭塞病变;⑥如果患者静息 ABI<0.40 或踝动脉压<50 mmHg 或趾动脉压<30 mmHg,应该诊断严重肢体缺血。患者有下肢发凉及肢端皮温下降,胫后动脉及足背动脉搏动消失,ABI<0.9,下肢动脉 CTA 证实存在下肢动脉多发狭窄,支持下肢动脉硬化闭塞症的诊断。痛温觉及触觉减退,神经肌电图检查支持糖尿病周围病变的诊断。左足无疼痛、无痛风石排出,不考虑急性痛风性关节炎。无足部创伤史,足踝部无畸形,患足足背动脉搏动无增强,抬高下肢后左足红肿未消失,足片未见骨关节影像学改变,不考虑急性 Charcot 关节。

(四)初步诊断

分析上述病史、查体及辅助检查结果,支持以下诊断:①2 型糖尿病足病,Wagner 分级 3 级;②2 型糖尿病伴视网膜病变,周围神经病变,周围血管病变;③下肢动脉硬化闭塞症;④冠心病,陈旧性心肌梗死;⑤陈旧性脑梗死;⑥低蛋白血症。

二、治疗经过

(一)初步治疗

1.综合治疗

(1)低盐低脂糖尿病饮食,胰岛素泵控制血糖。

(2)前列地尔注射液 10 μg 2 次/d 静脉注射;注射用胰激肽原酶 40 U 1 次/d 肌内注射。

(3)硫辛酸注射液 0.6 g 1 次/d 静脉滴注;甲钴胺片 0.5 mg 3 次/d 口服。

(4)拜阿司匹林片 100 mg 1 次/d 口服。

(5)阿托伐他汀片 20 mg 1 次/d 睡前口服。

2.抗感染治疗　注射用头孢唑肟注射液 2.0 g 每 12 h 1 次静脉滴注;奥硝唑氯化钠注射液 0.5 g 每 12 h 1 次静脉滴注。

3.外科手术治疗　急诊切开清创。

4.思维引导　患者入院时糖化血红蛋白及随机血糖均较高,合并感染状态,应给予胰岛素强化降糖;患者左足红肿,有脓性分泌物,炎症指标高,提示足部感染严重,糖尿病足诊断明确,结合糖尿病足病原菌谱变迁及指南,故经验性选择三代头孢菌素如头孢唑肟。创面可闻及臭味,提示合并有厌氧菌感染,联用奥硝唑。患者下肢凉,胫后动脉及足背动脉搏动消失,踝肱指数低,CTA 示下肢动脉多发狭窄与闭塞,结合既往心肌梗死、脑梗死病史,故给予前列地尔扩血管、胰激肽原酶改善微循环、拜阿司匹林抗血小板聚集、他汀稳定斑块。痛温觉及触觉减退,神经肌电图证实存在周围神经病变,给予硫辛酸抗氧化应激、甲钴胺营养神经。患者左足感染时间短、进展快,局部红肿、皮温升高,瘀斑,有波动感,结合《中国糖尿病足防治指南》2019 版糖尿病足感染紧急手术的适应证:对于存在脓肿、气性坏疽或坏死性筋膜炎的足部感染,应紧急予以相应的外科处理,故给予紧急扩创术,同时取组织行细菌培养+药敏试验,明确病原菌类别。

治疗效果

(1)症状:3 d后左足红肿明显减轻,脓性分泌物明显减少。

(2)查体:左足仍有红肿,但范围及程度较入院时减轻,第5趾外侧及背侧可见长约5 cm、宽2.5 cm不规则手术创面,深达骨膜,大片肌腱暴露,仍有腐肉及脓性分泌物。双侧足背动脉及胫后动脉搏动未触及(图4-14)。

(3)血糖:平稳下降,空腹 7.0～8.3 mmol/L,餐后2 h 9.4～13.5 mmol/L。

(4)辅助检查:血常规示 WBC $12.1×10^9$/L,N% 73.9%;CRP 34.39 mg/L。创面组织细菌培养及药敏试验:咽峡炎链球菌,对青霉素、头孢曲松、头孢噻肟、头孢吡肟、阿莫西林、美罗培南、利奈唑胺、左氧氟沙星均敏感。

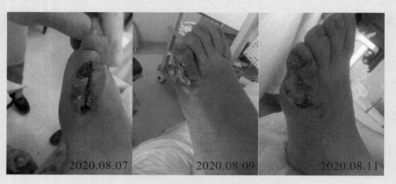

图4-14　入院后第1周创面情况

(二)病情变化

入院后第4天,清创后创面皮缘出现变黑,清除后仍有新的组织变黑。创面有较多液化坏死组织。

1.病情变化可能原因及应对

(1)考虑:创面感染加重? 皮肤缺血坏死?

(2)检查:复查炎症指标,请血管外科会诊。

检查结果及会诊意见

(1)血常规:WBC $10.65×10^9$/L,N% 69.2%,CRP 30.65 mg/L。

(2)会诊意见:患者肢端皮温低,足背动脉及胫后动脉搏动消失,踝肱指数低,CTA 示下肢动脉多发狭窄,考虑创面边缘变黑与下肢缺血有关,建议转入血管外科行下肢动脉介入处理。

2.思维引导　炎症指标呈逐步下降趋势,创面炎症情况逐步改善,排除感染加重导致的创面变化。不同性质的足溃疡处理原则不同。合并严重缺血的足溃疡,应该积极改善血供,为溃疡清创创造条件;如果供血良好而感染严重,在彻底有效清创的前提下积极控制感染;对于神经性足溃疡且感染较轻的患者,可给予减压鞋垫和/或减压鞋穿戴,以促进溃疡的早日愈合。任何存在感染、坏死组织的创面都需要有效清创,但要严格把握清创时机,因过早或过迟清创都不利于伤口恢复:如对于干性坏疽可待坏疽范围局限,与周围正常组织分界清楚时再行处理;对于湿性坏疽应及时切开引流以达到创面减压的目的;当合并下肢血管病变时应避免清创时造成更大范围的组织坏死,可在充分改善下肢血运后再行清创;对于存在脓肿、气性坏疽或坏死性筋膜炎的足部感染,应紧急予以相应的外科处理。患者下肢缺血严重,但入院时有紧急清创的指征,经扩创减压后,感染情况得到改善,创面进展得到控制后,应当积极改善下肢动脉血供。经与患者及家属沟通后,于入院后第5天转入血管外科,行左下肢动脉造影+球囊扩张术。

治疗2周后

(1)症状:下肢变暖。

(2)查体:左足红肿消退,第5趾外侧及背侧可见长约5 cm、宽2.5 cm不规则手术创面,基底肉芽组织红润,部分肌腱暴露,有少量液化坏死的组织,无创面变黑。双侧足背动脉及胫后动脉搏动未触及,左足皮温正常(图4-15)。

(3)辅助检查:血常规,WBC 9.79×10^9/L,N% 63%,CRP 6.37 mg/L。

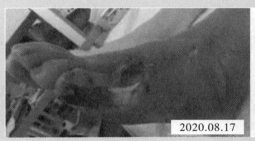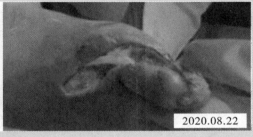

图4-15　入院后第2周创面

(三)进一步治疗

1.治疗措施　患者清创后创面较大,深达骨膜,肌腱及肌肉组织暴露,虽已行介入处理改善下肢血供,但创面仍愈合缓慢,且长时间创面暴露增加感染风险,建议应用封闭式负压引流,促进创面愈合。征得患者及家属同意,先后2次行创面封闭式负压引流治疗。

治疗4周后

(1)查体:创面清洁,肉芽组织呈鲜红颗粒状,触之有血,肉芽填满创面,骨组织被肉芽组织完全覆盖,仍有少部分肌腱暴露,无异常分泌物(图4-16)。

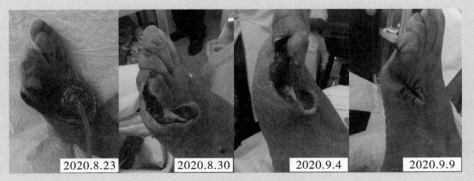

图4-16　住院第4~5周创面情况

(2)辅助检查:血常规,WBC 6.45×10^9/L,N% 61.5%,CRP 4.29 mg/L。

2.思维引导　患者经过多次清创后,创面坏死组织被彻底清除,深部脓肿得到充分引流,骨及创面感染得到有效处理,足部血液循环得到有效改善,全身营养状态逐步好转,创面进入修复期。修复期处理原则:为创面生长提供良好的环境和条件,促进成纤维细胞的增殖和基底肉芽组织快速增长使创面进入上皮化期,加速创面愈合。创面修复期采用治疗方法较多,但应针对不同时期创面特点选择相应的治疗方案,以提高疗效缩短病程。

封闭式负压引流采用含有引流管的泡沫辅料覆盖或填充创面,再用生物半透膜对其进行封闭,使其成为一个密闭空间,最后把引流管连接负压源,使创面形成一个可控的负压环境。封闭式负压引流可以引流渗液、为创面提供湿性愈合环境、密闭环境可以减少创面感染,负压改善创面血供,促进肉芽组织生长,加快创面愈合。创面封闭式负压引流治疗的适应证包括:①Wagner 2～3级溃疡;②Wagner 4～5级溃疡经改善血供和手术治疗后形成的创面;③作为其他创面修复方法(血小板凝胶治疗、生物基质材料、自体皮瓣移植、异体脱细胞真皮植皮等)治疗前的基础治疗;④采用自体皮瓣移植、异体脱细胞真皮植皮后辅助治疗,以提高植皮成功率。

通过2次创面负压引流治疗,患者的创面感染得到控制,创面肉芽组织生长良好,停用奥硝唑,给予左氧氟沙星0.5 g 1次/d口服,缝合部分创面,院外定期创面消毒换药,5周后创面逐渐愈合(图4-17)。

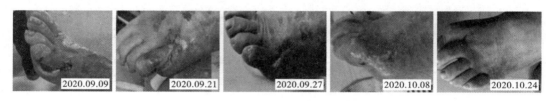

图4-17　院外创面情况

三、思考与讨论 》》》

患者有20年的糖尿病病史,近期长时间行走后出现左足水疱,破溃后创面不愈合,并出现左足红肿、流脓,炎症指标高,足片未见骨质破坏,以上均支持糖尿病足诊断。应与急性Charcot关节鉴别,Charcot关节常表现为关节肿胀、畸形和不稳定,常有外伤史,抬高下肢后肿胀和红肿消失,骨关节影像学有特殊改变;应与痛风性关节炎鉴别,痛风性关节炎常有长期高尿酸血症史或反复同一关节、多关节红肿热痛急性炎症表现,疼痛为持续性,性质剧烈,难以忍受,皮肤破溃后可见豆渣样痛风石排出,双源CT可见关节痛风石沉积。患者存在下肢发凉,足背动脉及胫后动脉搏动消失,踝肱指数低于0.9,下肢动脉CTA见多发狭窄与闭塞,下肢动脉硬化闭塞症诊断明确。当糖尿病足感染合并下肢缺血时,原则上应当改善下肢血运后再行清创,但患者足部感染进展快,局部红肿明显、皮温升高,瘀斑,有波动感,有紧急清创指征,故在抗感染、扩血管等治疗的同时行急诊扩创术,术后在炎症指标下降、创面感染情况好转的情况下,出现创面皮缘变黑,此时应考虑是否有创面感染加重、皮肤缺血坏死等,创面感染加重会出现创面坏死组织、异常分泌物增多,炎症指标升高,观察创面情况、复查炎症指标可排除。糖尿病足合并下肢血管病变时,清创后正常组织暴露,可产生新的组织坏死,此时应当积极处理下肢缺血,改善下肢血供,患者急诊扩创后未能及时处理下肢动脉病变,造成创面皮缘变黑,应当在急诊扩创后及时转入血管外科处理下肢动脉病变。在彻底清创、感染控制、血运重建后,创面进入修复期,可以通过多种治疗方式促进创面愈合。封闭式负压引流能够减轻炎症、改善创面血供、促进肉芽组织生长,加快创面愈合。

四、练习题

1. 糖尿病足如何根据感染程度分级？

2. 糖尿病合并不同类型的溃疡,如糖尿病合并静脉性溃疡、糖尿病 Charcot 关节、糖尿病合并痛风结石性溃疡等,应当如何鉴别？

3. 糖尿病足溃疡紧急清创的指征包括哪些？

五、推荐阅读

[1]中华医学会糖尿病学分会,中华医学会感染病学分会,中华医学会组织修复与再生分会.中国糖尿病足防治指南(2019 版)[J].中华糖尿病杂志,2019,11(2):92-108.

[2]《多学科合作下糖尿病足防治专家共识(2020 版)》编写组.多学科合作下糖尿病足防治专家共识[J].中华烧伤杂志,2020,36(10):986.

[3]中国微循环学会周围血管疾病专业委员会糖尿病足学组.糖尿病足创面修复治疗专家共识[J].中华糖尿病杂志,2018,10(5):305-309.

案例 24　2 型糖尿病合并难治性泌尿道感染

一、病历资料

(一)门诊接诊

患者男性,49 岁。

1. **主诉**　口渴、多饮、多尿 14 年,尿频、尿急、尿痛 2 个月。

2. **问诊重点**　口渴、多饮、多尿为 2 型糖尿病常见症状,尿频、尿急、尿痛为泌尿道感染常见症状,问诊时应注意主要症状及伴随症状特点、疾病演变过程、诊治经过、治疗效果等。

3. **问诊内容**

(1)诱发因素:有无血糖控制不佳(甜食摄入过多、应激与药物等)、尿路梗阻、肾病等诱发因素。

(2)主要症状:口渴、多饮、多尿常见于糖尿病、尿崩症、精神性烦渴等,通过饮水量、尿量和精神心理因素鉴别 3 种疾病。膀胱刺激征常见于泌尿系统感染、前列腺增生、肾结核、泌尿系统结石、膀胱肿瘤等,同时应询问尿频、尿急、尿痛的性质有何特点,是生理性还是病理性;有无持续性,泌尿系统感染和膀胱肿瘤多为持续性尿频,泌尿系统结石多为间断性尿频。患者病程达 14 年,询问疾病演变过程、本次病情加重的特点,尿液的性质与量有无变化。

(3)伴随症状:有无手足麻木,若有手足麻木表明有神经病变或损伤,应考虑糖尿病周围神经病变;有无尿中泡沫增多,尿中泡沫增多提示糖尿病肾病;有无视物模糊、飞蚊症,若有此症状,应考虑糖尿病视网膜病变。有无发热及体温的高低情况,发热提示存在泌尿系统感染、结核或肿瘤,高热常见于急性肾盂肾炎,而膀胱炎、泌尿系统结核与膀胱肿瘤则体温正常或仅有低热;如有午后盗汗、乏力、食欲缺乏,应考虑泌尿系统结核;如有腰痛,应考虑肾盂肾炎、泌尿系统结石;如有会阴部疼痛,应考虑前列腺增生;有无血尿,全程血尿提示膀胱肿瘤,终末血尿提示泌尿系统结石、肾结核;如有尿流突然间中断,应考虑膀胱结石堵住出口、后尿道结石嵌顿等;有无尿线细,若有尿线细表明尿路狭窄,应考虑前列腺增生、肿瘤、结石。

（4）诊治经过：有无口服或注射药物，用何种药物与使用药物的具体剂量，效果如何。

（5）既往史：询问患者有无泌尿系统感染的病史，明确是复杂性泌尿系统感染还是复发性泌尿系统感染。

（6）个人史：患者的生活习惯是否健康，是否嗜酒嗜烟，是否重视个人卫生问题。

（7）家族史：如糖尿病等有家族遗传倾向。

问诊结果

患者为中年男性，吸烟 10 年余，已戒烟 5 年，无嗜酒、无精神创伤史。1 弟患糖尿病，确诊年龄 43 岁。无其他家族性遗传病史。患者于 14 年前出现口渴、多饮、多尿，夜尿 3～4 次/d，当地医院测随机血糖 20 mmol/L，诊为"2 型糖尿病"。不规则口服"消渴丸、二甲双胍"治疗，偶测空腹血糖，波动于 10～12 mmol/L。1 年前出现对称性双足背麻木，无泡沫尿、视物模糊。2 个月前出现尿频、尿急、尿痛伴排尿困难，症状持续。无发热、盗汗、腰痛、会阴部疼痛，无血尿、尿线细、尿流中断，当地医院诊断为"泌尿系统感染"，经抗感染药物治疗 9 d 后症状缓解，停药 3 d 后再次出现尿频、尿急、尿痛，伴排尿困难，发热 40 ℃。为求进一步诊治入医院。发病以来，患者神志清、精神尚可，食欲欠佳，睡眠正常，大便正常，小便如上述，体重 14 d 内减轻约 10 kg。

---

4. 思维引导　患者糖尿病病史 14 年，尿频、尿急、尿痛 2 个月，抗感染药物治疗后缓解，停药后复发。前列腺增生中年男性多发，尿线细可伴会阴部疼痛，与上述症状不符，查体时注意有无膀胱区膨隆、压痛及固定浊音，直肠指检是否有前列腺腺体增大；该患者无低热、盗汗等结核中毒症状，无血尿，查体时注意有无肋脊点压痛，肾超声检查可帮助甄别有无肾结核；该患者无尿流中断，注意泌尿系统超声有无高回声后方伴声影，如无高回声后方伴声影可排除泌尿系统结石；该患者无肉眼血尿，膀胱肿瘤可有膀胱区压痛、叩击痛，膀胱超声可证实是否有膀胱肿瘤。糖尿病患者合并泌尿系统感染的发生率明显高于非糖尿病患者，且易反复感染，可能的原因如下：①高血糖使中性粒细胞的游走、吞噬、杀菌能力降低，细胞免疫等多种防御功能缺陷，无法有效杀灭细菌；②尿路细胞因子减少，细菌对尿路上皮细胞的黏附力增加；③血糖控制不佳时，尿中含大量葡萄糖，给细菌生长繁殖提供可乘之机。患者糖尿病病史 14 年，平素血糖控制不佳，当地医院使用抗感染药物治疗后有效，停药后再次出现尿路刺激征，且为高热，泌尿系统感染可能性较大。

（二）体格检查

1. 重点检查内容及目的　患者泌尿道感染的可能性大，应注意腹部体征。有无泌尿系统感染体征，如上输尿管点或肋腰点、肋脊点压痛，肾区压痛、叩击痛。另上述体征亦可出现在引起尿路刺激征的其他病因，如肾区叩击痛、输尿管点压痛提示可能有泌尿系统结石，肾结核多为肋脊点压痛。此外，还应注意导致尿路刺激征和诱发泌尿系统感染的尿路梗阻疾病的体征，如膀胱肿瘤可见膀胱区压痛、叩击痛；前列腺增生可见膀胱区膨隆、压痛及固定浊音，直肠指检可见前列腺腺体增大。

体格检查结果

T 37.6 ℃，R 22 次/min，P 92 次/min，BP 120/80 mmHg

H 174 cm，BW 67 kg，BMI 22.13 kg/m²

发育正常，营养中等，体型肥胖，神志清楚，自主体位，正常面容，表情自如，查体合作。全身皮肤黏膜无皮疹、出血点、皮下结节。全身浅表淋巴结未触及。甲状腺未触及。心、肺无异常。

腹软,无压痛、反跳痛、绞痛。肝脾肋下未触及,左肾区轻压痛、叩击痛,右肾区无压痛、叩击痛,双侧输尿管点无压痛,双侧肋腰点、肋脊点无压痛,膀胱区无膨隆,无压痛、叩击痛及固定浊音,直肠指检前列腺表面规则,未及腺体增大。四肢活动自如,双下肢无水肿,双侧足背动脉搏动正常。生理反射存在,病理反射未引出,其余查体正常。

2.思维引导　经上述检查有泌尿系统感染体征——左肾区轻压痛、叩击痛,但仍需与泌尿系统结石鉴别。行血常规、尿常规、血尿细菌学检查等寻找泌尿系统感染的证据,且男性泌尿系统感染常与各种原因导致尿路梗阻(泌尿系统结石、膀胱肿瘤、前列腺增生等)引发的膀胱排空能力减退有关,因此,泌尿系统及前列腺超声尤为重要。

(三)辅助检查

1.主要内容及目的

(1)血常规:证实感染性疾病。

(2)尿常规:为泌尿系统感染提供证据。

(3)血、尿细菌培养加药敏试验检查:明确诊断有无泌尿系统感染,查找致病源并针对敏感菌选择抗感染药物。

(4)HbA1c:评估近期的平均血糖水平。

(5)OGTT+C 肽释放试验:确切了解胰岛 β 细胞的功能、判断病情严重程度及指导降糖方案选择。

(6)肝肾功能、电解质:了解有无肝功能和肾功能异常,有无内环境紊乱。

(7)神经电生理:明确是否合并糖尿病性神经病。

(8)眼底检查:明确是否合并糖尿病视网膜病变。

(9)泌尿系统及前列腺超声检查:有无肾疾病,了解尿路情况,及时发现引起尿路感染反复发作的不利因素。若肾包膜不规则,肾实质内回声增强,可见斑片状或团块状强回声,提示肾结核;若泌尿系统有高回声且后方伴声影提示泌尿系统结石;若膀胱内壁增厚并向膀胱内突出的肿块,提示膀胱肿瘤;若前列腺不同程度增大,被膜光滑平整或移行区内出现增生结节,提示前列腺增生。

辅助检查结果

(1)血常规:WBC 17.6×10^9/L,N% 79.3%,L% 13.1%,Hb 126 g/L。

(2)尿常规:亚硝酸盐(+),隐血(+),葡萄糖(+++),白细胞(+),白细胞计数1 272.48/μL,细菌 67.32/μL。

(3)血、尿细菌培养加药敏试验:检查血培养示大肠埃希菌(+);药敏试验示大肠埃希菌、超广谱β-内酰胺酶(+),对"哌拉西林/他唑巴坦、亚胺培南、厄他培南、头孢替坦、阿米卡星、呋喃妥因"敏感;尿培养示无细菌生长。

(4)HbA1c 9.4%。

(5)OGTT+C 肽释放试验:见表 4-14。

表 4-14　OGTT+C 肽释放试验

指标	0 min	30 min	60 min	120 min	180 min
血糖(mmol/L)	8.3	12.1	17.3	18.4	10.8
C 肽(ng/mL)	0.81	1.25	1.53	2.80	1.19

(6)肝肾功能及电解质:均无异常。

(7)神经电生理:四肢被检神经周围运动及末梢传感神经功能异常。

(8)眼底检查:未见明显异常。

(9)泌尿系统及前列腺超声:肾脏边缘光滑,肾实质内无回声增强,未出现广泛钙化;双侧输尿管、膀胱及前列腺均未见明显异常。

2.思维引导　典型膀胱刺激征,清洁中段尿细菌定量培养≥10^5/mL 即可诊断尿路感染。但给该患者多次进行尿培养均提示无细菌生长,可能与长时间抗感染治疗有关。根据该患者诊断糖尿病 14 年,血糖控制不佳,有尿路刺激征、发热、肾区轻压痛及叩击痛,血培养示大肠埃希菌(+),支持糖尿病合并泌尿系统感染的诊断;经临床症状及神经电生理检查支持 2 型糖尿病并周围神经病变的诊断。肾超声示肾边缘光滑,肾实质内无回声增强,未见广泛钙化,不考虑肾结核;泌尿系统超声示无高回声后方伴声影,不考虑泌尿系统结石;前列腺超声未见明显异常,不考虑前列腺增生;膀胱超声未见明显异常,可排除膀胱肿瘤。

根据有无尿路结构或功能的异常,将泌尿系统感染分为复杂性和非复杂性泌尿系统感染。复杂性泌尿系统感染主要见于泌尿系统解剖和/或结构异常、基础肾病变和全身性病变致机体抵抗力降低的个体,如长期糖尿病病史者,机体抵抗力降低,且可合并肾病变,多为复杂性泌尿系统感染;男性泌尿系统感染常与各种原因导致尿路梗阻引发的膀胱排空能力减退有关,亦多为复杂性泌尿系统感染。该患者中年男性,糖尿病史多年,血糖长期控制不佳,为复杂性泌尿系统感染。

(四)初步诊断

分析上述病史、查体、辅助检查结果,支持以下诊断:①2 型糖尿病并周围神经病;②复杂性泌尿系统感染。

二、治疗经过

(一)初步治疗

1.治疗方案

(1)改变原降糖方案,予"30/70 混合重组人胰岛素",治疗总剂量 30 U/d(0.45 U/kg)。

(2)静脉滴注亚胺培南/西司他丁针 0.5 g 每 8 h 1 次。

(3)院外口服呋喃妥因片 100 mg 1 次/d。

2.思维引导　患者多年来未规律服用降糖药物,血糖控制不佳。糖尿病患者机体抵抗力下降,若血糖控制不理想,极易反复感染,故降糖、抗感染治疗为重中之重。改变降糖方案为"30/70 混合重组人胰岛素"以控制血糖。糖尿病合并泌尿系统感染为复杂性泌尿系统感染,因其入院前已使用抗感染药物治疗 9 d,易产生耐药,且伴随高热状态,根据药敏试验结果选择广谱抗生素"亚胺培南/西司他丁针"控制感染,抑制细菌生长。口服抗生素对由超广谱 β-内酰胺酶导致的菌血症性复杂性泌尿系统感染一般无效,大部分菌属对呋喃妥因仍敏感,故须院外口服呋喃妥因治疗。

治疗效果

(1)症状:治疗 16 d 后神志清,精神可,食欲恢复,尿路刺激征好转,体温正常。

(2)查体:左肾区轻压痛、叩击痛消失。

(3)辅助检查:空腹血糖控制于 4.6~7.2 mmol/L,餐后血糖控制于 6.7~8.1 mmol/L。复查血、尿常规均正常,多次血培养示无细菌生长。

(二)病情变化

患者静脉滴注亚胺培南/西司他丁针16 d,院外继续口服呋喃妥因片2周后自行停药。停药2 d后,再次出现发热,体温波动于38～39 ℃,伴尿频、尿急、尿痛,急诊入院。

1.患者病情变化的可能原因及应对　患者根据药敏试验结果抗感染治疗1个月,尿路刺激征好转、体温正常且血糖控制良好,然而停用抗生素后泌尿系统感染仍再次发作。原因何在?

(1)考虑:神经源性膀胱? 尿路梗阻?

(2)应对:回顾病史,患者有周围神经病的临床表现,神经传导功能异常。糖尿病并神经源性膀胱可造成膀胱排尿功能下降导致尿潴留,使细菌容易经尿道上行至膀胱,甚至输尿管和肾盂,停留在尿道内生长繁殖,导致反复感染。应重点考虑是否同时存在神经源性膀胱,同时仍需考虑是否存在导致尿潴留的其他因素如尿路梗阻。查血常规、尿常规、血尿细菌培养加药敏试验、X线尿流动力学检查,泌尿系统及前列腺超声、CT尿路造影。

检查结果

(1)血常规:白细胞$18×10^9$/L,中性粒细胞百分数80.9%,淋巴细胞百分数10.4%。

(2)尿常规:亚硝酸盐(+),隐血(+),葡萄糖(+++),白细胞(+),白细胞计数$5.35×10^8$/L,细菌$396.66×10^6$/L。

(3)血、尿细菌培养加药敏试验检查:血培养示大肠埃希菌(+),超广谱β-内酰胺酶(+);对“哌拉西林/他唑巴坦、亚胺培南、厄他培南、头孢替坦、阿米卡星、呋喃妥因”均敏感;尿培养示无细菌生长。

(4)X线尿流动力学检查:低平间断尿流率曲线,最大尿流率降低,残余尿量约150 mL。

(5)泌尿系统彩超、CT尿路造影:双肾、输尿管、膀胱及前列腺均未见明显异常;双侧肾盂、肾盏充盈良好,未见明显扩张,双侧输尿管断续显影,膀胱充盈良好。

2.思维引导　患者抗感染治疗停药后再次出现尿路刺激征、发热,尿常规示亚硝酸盐(+),血培养大肠埃希菌(+),提示泌尿系统感染复发。根据泌尿系统感染发生的次数,将6个月内发作≥2次或1年内发作≥3次称为复发性泌尿系统感染。复发性泌尿系统感染常由神经源性膀胱或尿路梗阻导致膀胱排空能力下降诱发。影像尿动力学是评估神经源性膀胱尿路功能障碍及其病理生理改变的“金标准”,X线尿流动力学检查示低平间断尿流率曲线,最大尿流率降低,残余尿量约150 mL,可证实神经源性膀胱;进一步行泌尿系统及前列腺超声、CT尿路造影排除尿路梗阻。最终诊断:①2型糖尿病并周围神经病、自主神经病、神经源性膀胱;②复发性泌尿系统感染。

结合病史和检查结果分析,该患者泌尿系统感染初期仅为复杂性泌尿系统感染,后因神经源性膀胱,病原菌经逆行感染途径引起上尿路感染,并反复迁延,从而演变成复发性泌尿系统感染。根据药敏试验结果予“亚胺培南/西司他丁针0.5 g 每8 h 1次,静脉滴注”,治疗23 d症状改善后停静脉抗感染治疗,院外予“呋喃妥因片100 mg 1次/d”“复方磺胺甲噁唑片200 mg 1次/d”,两种抗生素轮流口服,每7 d 更换1次,持续3个月。同时,训练指导患者每隔2～4 h定时排尿1次并予抗氧化(α-硫辛酸)、营养神经(甲钴胺片)等治疗糖尿病神经病变。

治疗 23 d 后

（1）体温正常、膀胱刺激征消失。

（2）查体：无肾区压痛、叩击痛。

（3）血培养：多次提示无细菌生长。

（4）出院 1 个月内每半个月复查血常规、尿常规、肝功能、肾功能，之后每 1~3 个月复查 1 次上述指标，结果均正常。随访 3 年，无复发。

三、思考与讨论

泌尿系统感染是指各种病原体微生物在尿路中生长、繁殖引起的炎症性疾病。根据有无尿路结构或功能的异常，将泌尿系统感染分为复杂性和非复杂性泌尿系统感染。该患者的病史特点为中年男性，糖尿病并神经源性膀胱，泌尿系统感染反复发作。因长期糖尿病病史且合并神经源性膀胱，诊断复杂性泌尿系统感染；多次出现症状缓解停药后发作，诊断复发性泌尿系统感染。结合病史和检查结果分析，该患者泌尿系统感染初期仅为复杂性泌尿系统感染，后病原菌经逆行感染途径引起上尿路感染，并反复迁延，从而演变成复发性泌尿系统感染。因此，治疗可从复杂性泌尿系统感染和复发性泌尿系统感染两方面入手。

就复杂性泌尿系统感染的治疗而言，其治疗需注意以下几点：口服抗生素对由超广谱 β-内酰胺酶导致的菌血症性复杂性泌尿系统感染一般无效；大部分菌属对呋喃妥因仍然敏感；感染严重或出现菌血症时，考虑静脉应用抗生素，推荐氨基糖苷类药物或联用阿莫西林，或者二代/三代头孢或广谱青霉素或联用氨基糖苷类药物，疗程 7~14 d，视疾病治疗效果可延长至 21 d；抗菌药物的选择及应用时程应根据临床反应、细菌培养和药敏试验结果及时进行修正治疗方案。

就复发性泌尿系统感染的治疗而言，欧洲泌尿外科学会（EAU）推荐长时程低剂量抑菌疗法，将抗菌药物定期交替使用，如治疗过程中，发现另一种细菌感染，则应参考药敏试验结果重新选抗菌药并继续长时程低剂量抑菌治疗。EAU 近年发布的泌尿系统感染指南将长时程低剂量抑菌疗法的证据级别及强度等级逐渐提升，提示长时程低剂量抑菌疗法在复发性泌尿系统感染治疗中越来越得到认可。用药可选方案包括："复方磺胺甲噁唑 200~400 mg 1 次/d"或"呋喃妥因 50~100 mg 1 次/d"或"氧氟沙星 200 mg 1 次/d"每 7~10 d 更换一次口服药物，连用 3~6 个月。妊娠期间可选用"头孢氨苄 125~250 mg 1 次/d"或"头孢克洛 250 mg 1 次/d"口服。当症状消失、尿菌阴性，疗程结束后 2 周及 6 周分别复查尿菌仍阴性则为治愈。复方磺胺甲噁唑中的磺胺甲噁唑和甲氧苄啶两药具有协同抗菌活性，可减少耐药菌株产生，加之价格低、活性强，故适用于泌尿系统感染的长时程疗法。呋喃妥因作用于细菌糖代谢影响其繁殖和生存能力，与其他抗生素作用机制不同，很少产生交叉耐药性；且其在尿中浓度高，长期治疗过程中可持续保持有效抑菌浓度。需注意的是肾功能不全禁用呋喃妥因，故使用过程中要监测肾功能，以便及时调整剂量。综上，我们选用复方磺胺甲噁唑和呋喃妥因进行长时程低剂量抑菌疗法治疗。

除积极控制感染外，神经源性膀胱引起的排尿功能下降可导致泌尿系统感染反复迁延，亦不容忽视。目前针对糖尿病神经源性膀胱治疗措施主要有以下几种：①控制血糖、营养神经、抗氧化等治疗可促进支配膀胱尿道的神经功能恢复；有研究表明，钠-葡萄糖耦联转运体 2 抑制剂造成泌尿系统感染不良事件的发生率高于其他降糖药，故服用此类药物的糖尿病患者更应警惕并发泌尿系统感染，定期随访。②对轻度膀胱尿道功能障碍者进行膀胱行为训练，不论有无尿意均应每隔 2~4 h 定时排尿 1 次，可用挤压（Crede）法压迫下腹部，协助将尿液排尽。③对大量残余尿且有上尿路损伤、定时排尿效果欠佳者可配合间歇性清洁导尿或其他方式排空膀胱。此外,肠道膀胱扩大术、膀胱壁 A 型肉毒素注射术等可提高神经源性膀胱尿道功能障碍者的排尿效果,但远期疗效尚待进一步证实。

该患者的病情演变给临床诊疗以下重要提示:①合并泌尿系统感染的糖尿病患者若并发神经源性膀胱等尿流动力学改变均应警惕复发性泌尿系统感染,应积极筛查是否合并神经源性膀胱,针对药敏试验结果积极抗感染治疗。若有复发性泌尿系统感染应及时采用长时程低剂量抑菌疗法。同时,在此过程中密切随访,观察药物的疗效和不良反应。②控制血糖、营养神经、抗氧化治疗是防治糖尿病神经源性膀胱的基础;改善尿流动力学、避免或减少残余尿量是防治糖尿病神经源性膀胱诱发复发性泌尿系统感染的重要举措。总之,糖尿病合并复发性泌尿系统感染的治疗应遵循早诊断、重预防的原则。临床医生对该疾病认识的提高、以恢复或接近生理排尿为目标的新型药物的研发、治疗手段的不断改进对该类患者的预后和生活质量的保障均有重要意义。

四、练习题 »»

1. 复杂性及复发性泌尿系统感染的定义是什么?
2. 复发性泌尿系统感染的诱因是什么?
3. 复杂性及复发性泌尿系统感染的治疗原则是什么?

五、推荐阅读 »»

[1]陈灏珠,林果为,王吉耀. 实用内科学[M]. 14 版. 北京:人民卫生出版社,2013.
[2]尿路感染诊断与治疗中国专家共识编写组. 尿路感染诊断与治疗中国专家共识(2015 版):尿路感染抗菌药物选择策略及特殊类型尿路感染的治疗建议[J]. 中华泌尿外科杂志,2015,36(4):245-248.

案例 25 高脂血症

一、病历资料 »»

(一)门诊接诊

患者青年男性。

1. 主诉 多饮、多尿 2 年,头晕、乏力 1 周。

2. 问诊重点 多饮、多尿为糖尿病常见症状,头晕、乏力是心脑血管疾病常见症状,问诊时应注意主要症状及伴随症状特点、疾病演变过程、诊治经过、治疗效果等。

3. 问诊内容

(1)诱发因素:有无血糖控制不佳、体力劳动或情绪激动(愤怒、焦虑、过度兴奋),饱食、寒冷、吸烟等诱发因素。

(2)主要症状:①口渴、多饮、多尿,常见于糖尿病、尿崩症、精神性烦渴等,通过口渴严重程度、饮水量、喜好冷饮亦或热饮、尿量和精神心理因素鉴别三种疾病。②头晕、乏力,见于面神经炎、三叉神经压迫、低血糖、贫血、低血钾、甲状腺相关疾病、自主神经紊乱等因素。患者病程 2 年,询问疾病演变过程、本次病情加重的特点。

(3)伴随症状:①有无肢体无力及言语不清,若有肢体无力及言语不清应考虑脑梗死;②如有手足麻木表明有神经病变或损伤,应考虑糖尿病周围神经病;③如有无心前区不适、下肢皮温降低,应考虑糖尿病周围血管病;④有无受凉、感冒病史,如有发热考虑病毒感染、面神经炎;⑤有无心慌、手抖、出冷汗等,如有应考虑低血糖;⑥如有皮肤黏膜苍白、头痛、头晕、耳鸣,应考虑贫血;⑦如有乏力、腹胀、肌无力,腹胀应考虑低血钾;⑧如有心悸、出汗、大便次增多和体重减少应考虑甲亢;⑨如有胸痛并不时地深吸一口气或作叹息样呼吸,应考虑心脏神经症。

(4)诊治经过:有无口服或注射药物,用何种药物与使用药物的具体剂量,效果如何。

(5)既往史:询问患者有无冠心病、脑梗死、脑出血的病史,明确心前区不适病因。

(6)个人史:患者是否有大量抽烟、饮酒史。

(7)家族史:如糖尿病、冠心病、脑梗死等有家族遗传倾向。

问诊结果

　　患者为青年男性,2年前无明显诱因出现多饮、多尿,近期出现头晕、乏力,无高血压病史,无脑血管疾病病史,无肝炎、结核、疟疾病史。无手术、外伤、输血史,无食物药物过敏史。2年前出现多饮、多尿,尿量与饮水量相当,夜尿3~4次/夜,就诊于当地县人民医院,测空腹血糖15 mmol/L,不伴手足麻木、视物模糊,未规律口服"二甲双胍缓释片",未控制饮食与运动治疗,血糖未监测,1周前出现头晕、全身乏力,不伴有视力下降、手足麻木,检查提示葡萄糖10.5 mmol/L,甘油三酯23.52 mmol/L,胆固醇12.09 mmol/L,球蛋白41.9 g/L,丙氨酸转氨酸43.1 U/L,未用药,今为进一步诊治来院,门诊以"①混合性高血脂症原因待查;②糖尿病分型待定;③肝功能异常球蛋白升高查因"收入医院。发病以来,患者神志清、精神可,食欲正常,睡眠正常,大便正常,小便如上所述,体重无减轻。

4.思维引导　患者青年男性,病例特点为长期肥胖,2年前出现多饮、多尿,1周前出现头晕、乏力。首先要考虑是否存在诱发因素或疾病,以及急性并发症。询问起病前是否有饮酒和/或高脂饮食;是否有感染、腹痛、腹泻等病史和症状及特殊用药史;体检时关注是否存在发热、脱水征、异常呼吸气味及神志变化,以初步了解是否存在感染、胰腺炎、糖尿病酮症酸中毒、心脑血管并发症等。

(二)体格检查

1.重点检查内容及目的

(1)注意观察患者体型,是否为腹型肥胖测量身高、腰围、腹围,计算体重指数、腰臀比。

(2)观察患者有无扁平黄色瘤、结节性黄色瘤及结节疹性黄色瘤出现,如有,则应高度怀疑家族性高胆固醇血症或家族性载脂蛋白B-100缺陷症。结节疹性黄色瘤提示严重的高甘油三酯血症。

(3)触诊患者有无肝脾肿大,检查患者关节,结合病史确诊有无游走性多关节炎。

体格检查结果

T 37.3 ℃,R 20 次/min,P 86 次/min,BP 120/80 mmHg

H 174 cm,BW 88 kg,BMI 29.07 kg/m^2

　　发育正常,营养中等,体型肥胖,神志清楚,自主体位,正常面容,表情自如,查体合作。全身皮肤黏膜无皮疹、皮下出血、皮下结节。全身浅表淋巴结未触及。甲状腺无肿大、无压痛、震颤、血管杂音。心、肺无异常。腹部无压痛、反跳痛、绞痛。腹部柔软,肝脾肋下未触及,左肾区轻压痛、叩击痛,右肾区无压痛、叩击痛,双侧输尿管点无压痛,双侧肋脊点无压痛,移动性浊音阴性。四肢活动自如,双下肢无水肿,双侧足背动脉搏动正常。生理反射存在,病理反射未引出,其余查体正常。

2. 思维引导 血脂异常通常没有任何症状，但可导致症状性血管疾病包括冠心病、脑卒中和外周动脉疾病，血浆 TG（>11.3 mmol/L）可引起胰腺炎。血浆 TG 显著升高患者可在躯干、背部、肘部、臀部、膝部和手、足部出现分布广泛的结节疹样黄色瘤。高血脂、高血糖、高血压、肥胖等疾病之间关系密切，互为危险因素，并有相似的病因和危险因素。需要了解日常饮食、运动、工作及睡眠等生活习惯和特点，女性的月经情况；检查是否存在四肢皮肤黄色瘤、毛发分布、性征发育异常等。

完善实验室检查（心电图、血常规、生化、胸部 X 线，超声心动图，运动平板、OGTT、HbA1c 等）及影像学检查，明确诊断。

（三）辅助检查

1. 主要内容及目的

（1）空腹血糖：是否有糖尿病。

（2）血常规：排除有无感染和贫血。

（3）HbA1c：评估近期的平均血糖水平。

（4）尿常规、血气：排除糖尿病酮症酸中毒。

（5）血、尿淀粉酶：排除胰腺炎。

（6）肝功能、腹部彩超：结合既往无肝病史，排除肝硬化。

（7）甲状腺功能：排除甲状腺相关疾病。

（8）心电图、胸片、心脏、颈部血管及四肢血管超声。

辅助检查结果

（1）血常规：WBC $6.19×10^9$/L，RBC $4.98×10^{12}$/L，Hb 156.6 g/L，PLT $201×10^9$/L。

（2）尿常规：酮体（-），蛋白（-）；葡萄糖（++），维生素 C（+），未分类结晶 9/μL。

（3）血气：pH 7.35，CO_2 分压 48.10 mmHg，氧合血红蛋白 93.60%，实际碱剩余 -2.90 mmol/L，标准碳酸氢根 21.80 mmol/L，阴离子间隙 22.50 mmol/L。

（4）凝血酶时间（TT）：13.20 s。

（5）HbA1c 8.1%。

（6）淀粉酶 45.00 U/L，脂肪酶 64.20 U/L。

（7）生化：ALT 53 U/L↑，GGT 239 U/L↑，球蛋白 17.8 g/L↓，TC 7.44 mmol/L↑，TG 55.25 mmol/L↑，HDL 0.77 mmol/L↓；UR 6.60 mmol/L，Cr 81 μmol/L。钾 3.91 mmol/L，钠 139.0 mmol/L，氯 99.6 mmol/L，钙 2.36 mmol/L，磷 1.14 mmol/L 镁 0.95 mmol/L；ALT 68 U/L，GGT 353 U/L，脂肪酶 70.30 U/L。

（8）OGTT+C 肽释放试验：见表 4-15。

表 4-15 OGTT+C 肽释放试验

指标	0 min	30 min	60 min	120 min	180 min
血糖（mmol/L）	8.4	12.8	16.3	19.5	12.1
C 肽（μg/L）	3.45	3.83	6.14	6.89	5.31

（9）胰岛细胞相关抗体：GADA 0.44 IU/mL，IAA 0.04 COI，IGA 0.04 COI。

（10）甲功及相关抗体：FT_3 4.78 pmol/L，FT_4 10.11 pmol/L，TSH 4.440 μIU/mL；TPO-Ab 10.20 IU/mL，TgAb 16.60 IU/mL。

（11）血管超声：心内结构及功能均未见明显异常；甲状腺未见明显异常；双侧颈动脉、椎动脉及锁骨下动脉均未见明显异常；双侧股总、股浅、腘、胫前、胫后、腓、足背动脉均未见异常；肝弥漫性回声改变（脂肪肝）肝左叶低回声（考虑：①血管瘤；②脂肪分布不均）。

2. 思维引导　患者入院前查：甘油三酯 23.52 mmol/L，胆固醇 12.09 mmol/L，可诊断为高脂血症，根据该患者口渴、多饮、多尿 2 年，糖耐量试验符合糖尿病诊断标准。结合患者长期肥胖、不嗜烟酒、有 2 型糖尿病家族史，既往无特殊药物治疗史等。患者年轻起病，如有其他相关症状和体征，可检测自身免疫性指标，排除自身免疫病，另可建议患者一级亲属做血脂分析，进一步排除原发性（家族性）血脂异常，患者最后诊断为：①2 型糖尿病；②混合型高脂血症（继发性）。

（四）初步诊断

分析上述病史、查体、辅助检查结果，支持以下诊断：①2 型糖尿病伴糖尿病性周围血管病；②混合型高脂血症（继发性）。

二、治疗经过

给予胰岛素泵强化降糖，瑞舒伐他汀钙片 20 mg 每晚 1 次，血脂康胶囊 2 粒 2 次/d，抗氧化，改善循环等对症支持治疗。

思维引导：血脂异常治疗主要目的是降低或避免心脑血管疾病、外周血管疾病、胰腺炎等并发症。需要一个长期的控达标治疗。因此，必须个体化地制订患者接受安全有效的长期治行方案。应按以下步骤进行：①心脑血管等并发症危险评估；②确定治疗目标；③治疗药物选择；④治疗前不良反应风险评估和指标检测；⑤治疗后疗效和不良反应监测；⑥治疗方案调整。

2 型糖尿病患者是否需要开始使用调脂药或干预的强度取决于其血脂的水平、所具有的危险因素严重程度、同时具有的危险因素数目，因此，全面评估心血管综合危险度是防治 2 型糖尿病患者血脂异常的前提。

高危人群：①无心血管疾病（CVD），但年龄≥40 岁并有 1 个以上 CVD 危险因素者［高血压、吸烟、肥胖、微量白蛋白尿、早发缺血性心血管病家族史、年龄（男性>45 岁，女性>55 岁）、女性绝经期后等。②无 CVD，年龄<40 岁，但 LDL-C≥2.6 mmol/L（100 mg/d）或合并多个危险因素。

极高危人群：糖尿病合并心脑血管疾病、糖尿病合并颈动脉斑块或狭窄、糖尿病合并周围动脉病变患者，无论其基线 LDL-C 水平如何均属于极高危人群。

治疗效果

（1）症状：患者经降糖、降脂等对症治疗，一周后复查 TG 9.25 mmol/L，HDL 0.77 mmol/L，LDL 3.47 mmol/L。

（2）空腹血糖 6.8 mmol/L，餐后血糖 10.6 mmol/L。

三、思考与讨论

就本例患者的血脂治疗而言，患者年轻，肥胖明显，尿微量白蛋白水平升高，无心脑血管疾病。血脂异常表现为严重混合性高 TG、TC 及 LDL-C 血症，HDL-C 水平降低。属于心血管疾病高危人群。同时 TG 水平重度升高，胰腺炎风险高。因此，在选择治疗方案时，应在胰岛素控制血糖、维持电解质衡和低糖低脂饮食基础上，同时予以调脂药物。

　　在本病例中,可能考虑到患者显著的 TC 和 LDL-C 升高,而 TG<11.3 mmol/L,因而在综合治疗基础上,给予了足剂量的他汀类药物和严密监测。治疗一周后,监测肌酶正常、转氨酶轻微升高,血脂谱改善但 TG 仍大于 4.5 mmol/L。持续足剂量他汀药物和护肝治疗 1 个月以后,可以看到血 TC、TG、LDL-C 和 HDL-C 均得到了显著改善,但同时出现了肌炎。因及时发现和监测,迅速采取综合措施和停药,未带来严重不良后果,提示密切观察病情变化和监测转氨酶、脂酶的重要性。同时应针对患者实际情况和人群差异,适当确定和及时调整他汀类剂量。最近有国外资料将 TG>11.3 mmol/L 作为胰腺炎高风险指标。2013 年《中国 2 型糖尿病防治指南》也建议如果 TG 超过 11.0 mmol/L,可先在生活方式干预的基础上使用降低 TG 的药物如贝特类等,以减少发生急性胰腺炎的风险。国内之前有指南建议 TG>4.5 mmol/L,应首先考虑使用贝特类迅速降低 TG 水平,以预防发生急性胰腺炎。当 TG 水平<4.5 mmol/L 后,再尝试改用他汀类治疗,以降低 LDL-C 水平。因此,对本病例而言,综合治疗基础上,起始使用贝特类治疗可能更合适。但尽管发生率相对较低,贝特类单药治疗也存在肌病不良反应风险,同样需要监测转氨酶和肌酶。另外,在开始调脂药物治疗前,就应检测肌酶。2 型糖尿病患者调脂治疗目标和策略如下。

　　(1)降低 LDL-C:①高危患者,首选他汀类调脂药,LDL-C 目标<2.6 mmol/L;②极高危患者,不论基线 LDL-C 水平如何,立即选用他汀类调脂药,LDL-C 目标<I.8 mmol。如最大耐受剂量的他汀类调脂药治疗后仍未达到上述目标,目标可设为 LDL-C 比基线降低 30% ~ 40%,或合用胆固醇吸收抑制剂等其他调脂药。

　　(2)其他治疗目标:①高 TG 血症,治疗目标是 TG<1.7 mmol/L,强调首先严格控制血糖。TG 在 1.70 ~ 2.25 mmol/L,首先开始治疗性生活方式干预;如 TG 在 2.26 ~ 4.50 mmol/L,应在强化生活方式干预同时开始使用贝特类;如 TG>4.5 mmol/L,首先考虑使用贝特类迅速降低 TG 水平,以预防发生急性胰腺炎。②低 HDL-C 血症,如伴高 LDL-C,首要目标仍是降低 LDL-C;HDL-C 治疗目标:男性>1.0 nmol/L,女性>1.3 nmol/L。可通过强化生活方式干预,或选用贝特类药物。③混合性高脂血症(高 LDL-C+高 TG),强调首先严格控制血糖,强化生活方式干预。首要目标仍是降低 LDL-C,可首选他汀类调脂药;如 LDL-C 已达标,TG 仍 ≥ 2.3 moL 改为贝特类或与他汀类合用;如 TG>4.5 mmoL 时首选贝特类降低 TG,如果 TG<4.5 mmol/L,应降低 LDL-C 水平。

四、练习题

　　1. 血脂紊乱的诱因有哪些?
　　2. 2 型糖尿病合并血脂紊乱的降脂目标是什么?
　　3. 血脂紊乱的治疗原则有哪些?

五、推荐阅读

[1]陈灏珠,林果为,王吉耀. 实用内科学[M]. 14 版. 北京:人民卫生出版社,2013.

[2]中华医学会糖尿病学分会. 中国 2 型糖尿病防治指南(2020 年版)(上)[J]. 中华实用内科杂志,2021,41(8):668-695.

[3]中国成人血脂异常防治指南制订联合委员会. 中国成人血脂异常防治指南[J]. 中华心血管病杂志,2007,35(5):390-419.

案例 26 痛风

一、病历资料

(一)门诊接诊

患者男性,46 岁。

1. 主诉　间断跖趾关节红肿、疼痛 4 年余,再发 3 d。

2. 问诊重点　关节红肿、疼痛为关节炎的常见症状,患者慢性病程,间断急性发作,问诊时应注意询问每次关节红肿疼痛发作有无诱因、疼痛性质、累及的关节位置、发作有无时间规律、每次疼痛发作持续时间、疼痛缓解方式、发作频率、有无其他伴随症状、疾病演变过程、诊疗经过、治疗方法、治疗效果、发作间期有无不适等。

3. 问诊内容

(1)诱发因素:有无饱餐、饮酒、高嘌呤饮食、食物过敏、过度疲劳、紧张、感染、关节物理损伤等。

(2)主要症状:关节红肿疼痛可见于急性痛风关节炎、系统性类风湿关节炎、急性蜂窝织炎、创伤性关节炎、化脓性关节炎、假性痛风、银屑病性关节炎、红斑狼疮等。在问诊时,应询问以下几点。①每次关节疼痛发作前有无前驱症状,如乏力、关节不适等,痛风多无明显前驱表现;疼痛的性质,是刀割样疼痛、咬噬样疼痛还是胀痛。②疼痛的程度,是轻度疼痛还是剧痛,是否影响睡眠、日常生活,疼痛是否进行性加重。③有无昼夜变化,是夜间痛明显还是白天明显,痛风的典型发作常夜间痛多见。④发作累及的关节部位,是单个关节还是多个关节,大关节还是小关节,局部有无红肿、发热感,有无关节活动受限,急性痛风性关节炎初发时多为单关节受累,以第 1 跖趾关节最为常见,其次为足弓、踝关节、膝关节、指间关节、腕关节、肘关节等,局部多有发红、发热。⑤疼痛的缓解方式,是可以自行缓解还是需要药物来缓解;疼痛缓解后有无后遗症状,急性痛风性关节炎初次发作后患者症状常全部消失,关节活动完全恢复正常。⑥患者病程长达 4 年,关节疼痛间断反复发作,疾病的演变过程也是需要详细问诊的,发作频率如何,两次发作之间的间歇期长短在数年间有无变化,每次发作持续时间多久,随着病程进展,每次发作的缓解方式有无差异,每次发作后是否都能恢复正常,数年间受累的关节有无变化,都需要详细问诊,痛风性关节炎随着病程进展间歇期会逐渐缩短,如果没有有效干预,发作频率、发作持续时间都会增加,疼痛缓解需要的时间也会延长。

(3)伴随症状:①有无发热等,若伴有发热一般提示合并感染,不合并感染时一般不发热。②有无泡沫尿,若有泡沫尿提示蛋白尿可能,提示在长期病程中可能出现肾损伤;有无夜尿增多,若有夜尿增多也提示合并肾损伤的可能。③有无肾绞痛、血尿,若有则需考虑尿路结石等。④有无少尿或无尿,若有要考虑合并急性肾功能不全可能。⑤有无高热、寒战,若有要考虑化脓性关节炎可能。⑥有无皮肤病变如红斑、脱屑等,若有则要考虑风湿性关节炎、银屑病性关节炎等,若有心悸等心脏症状也提示要考虑风湿性关节炎。⑦有无厌食、乏力、贫血、盗汗等,若有要考虑强直性脊柱炎等。⑧有无肢体发冷、远端皮肤发黑等,若有提示可能为血管性疾病。

(4)诊治经过:是否去医疗机构就诊过,做过何种检查,是否得到诊断,用过何种药物治疗、药物剂量、服药次数,疗效如何,以利于判断病情及后续治疗时用药的选择。

(5)既往史:一些肿瘤转移或者血液病也可以出现关节痛的症状,在询问既往史时要注意采集相关信息。

（6）个人史：高尿酸血症和痛风是与生活方式相关的疾病，与长期高热量饮食和大量酒精摄入密切相关。高嘌呤饮食（如进食较多黄豆、扁豆、紫菜、蘑菇等蔬菜，红肉、加工肉类、动物内脏、肉汤等禽肉类食品，海鲜、啤酒、炸薯条、精加工粮食、甜食等）、缺乏体育锻炼、长期大量饮酒、长期摄入大量甜味剂或富含果糖的饮料和水果等。

（7）家族史：在询问家族史时，要注意采集有无痛风、肾结石等家族史。

问诊结果

患者为中年男性，职业是公司职员，无糖尿病、心脏病、高血压、脑血管病等病史，无肝炎、结核等传染病史，无恶性肿瘤、血液病病史，无外伤史，无皮肤病史，吸烟史10年，约10支/d，未戒烟，饮酒史10年余，约200 g中等度数白酒/次或1 L啤酒/次，3～4次/周，未戒酒。患者于4年余前在某次大量饮酒后出现右足第1跖趾关节疼痛，伴红肿，夜间疼痛明显，无发热、寒战，无心悸，休息约1周后疼痛缓解，但未进行进一步诊疗。3年余前，再次饮酒、进食海鲜后突然出现左足第1跖趾关节、右踝关节红肿疼痛，休息后好转不明显，于当地医院就诊，化验显示血尿酸560 μmol/L，给予"塞来昔布"口服1周后症状缓解，关节活动正常。但此后未进行规范管理，上述症状又多次发作，无盗汗、肢体发冷、髋部疼痛、皮肤红斑、脱屑，无泡沫尿、腰痛、血尿，无关节晨僵，无反复发热，无腰痛、肉眼血尿、泡沫尿，近3年来发作4次，累及双侧第1跖趾关节、踝关节、右膝关节，每次均需服用抗炎止痛药物才可缓解，症状缓解所需时间1～3周不等。3 d前进食羊肉汤后双足第1跖趾关节红肿疼痛再发，自服布洛芬症状不缓解，在当地医院检查提示血尿酸602 μmol/L，双足X线显示双足软组织肿胀，第1跖趾关节局部可见骨质缺损，给予"依托考昔"抗炎止痛治疗2 d，症状无明显减轻来诊。

---

4. 思维引导　患者有反复发作关节疼痛病史4年余，再发3 d。①创伤性关节炎多有严重的外伤史，该患者与此不符。②该患者无发热、寒战，不支持化脓性关节炎或急性蜂窝织炎，可查血常规及炎症指标来证实，此外在查体时应注意局部皮下软组织是否明显肿胀而非关节本身，注意肿胀的范围是否以关节为中心，蜂窝织炎多局部皮下软组织肿胀明显、肿胀的范围不以关节为中心，关节疼痛、肿胀和触痛往往不明显。③该患者无心脏病史、皮肤病变，注意抗核抗原（ANA）、类风湿因子（RF）、C反应蛋白（CRP）、抗可溶性抗原（ENA）、红细胞沉降率（ESR）、抗环瓜氨酸肽抗体（CCP）等自身免疫病指标有无异常排除风湿性关节炎、类风湿关节炎、银屑病关节炎等。④该患者无髋部疼痛症状，可查HLA-B27、骶髂关节X线等检查排除强直性脊柱炎。⑤该患者反复多发关节疼痛还需注意排除骨性关节炎，骨性关节炎受累关节有晨僵、钝痛、活动后加重，X线检查关节面可见硬化、变形、骨赘等，无尿酸升高。该患者每次关节疼痛发作前多有大量饮酒、进食海鲜等诱因，初次起病累及第1跖趾关节，随后渐累及踝关节、膝关节，发作时化验血尿酸升高，非甾体抗炎药治疗有效，考虑痛风的可能性大，应在查体时重点检查受累关节有无变形、痛风石形成、肾区叩击痛、足背动脉搏动减弱等。

（二）体格检查

1. 重点检查内容及目的　患者痛风、急性痛风性关节炎期的可能性大，应注意关节体征。

（1）有无关节红肿，如关节周围的软组织有无肿胀、局部皮肤颜色、周围边界是否清楚。

（2）关节压痛是否明显，还是软组织压痛明显。

（3）有无关节周围皮温升高。

（4）有无关节活动障碍、关节变形。

（5）注意关节周围皮下有无结节形成，若有则考虑痛风石形成。

（6）有无皮疹、红斑、脱屑，若有则要考虑是否合并其他原因导致的关节炎。

（7）有无肾区叩击痛，若有提示有尿路结石的可能性大。

（8）痛风为代谢性疾病，要同时注意筛查是否合并其他共患的代谢病，查体时要测量血压、身高、体重、体重指数、腰围、臀围、腰臀比，注意是否合并肥胖症、高血压。

体格检查结果

T 36.6 ℃，R 20 次/min，P 99 次/min，BP 130/97 mmHg

H 170 cm，BW 85 kg，BMI 29.4 kg/m²，腰围 108 cm，臀围 95 cm，腰臀比 1.14

神志清，痛苦面容，体型肥胖，无皮疹、脱屑。双足第 1 跖趾关节红肿变形，局部皮温升高，关节触痛明显，伴活动障碍。右踝关节肿胀变形，无压痛，无明显活动障碍，局部皮下可触及花生大小硬结，质地硬，活动度差，无皮肤破溃。其余关节未见明显肿胀、变形、压痛、活动障碍。心率 99 次/min，律齐，心音正常，各瓣膜听诊区未闻及病理性杂音。双肺呼吸音清，未闻及干、湿啰音。无肾区叩击痛。双下肢无水肿，无杵状指（趾）。其余系统查体未见明显异常。

---

2. 思维引导　经上述查体，有关节红肿触痛、局部皮温升高，提示双足第 1 跖趾关节急性痛风性关节炎期；右踝关节肿胀变形，但无压痛、活动障碍，提示经历慢性关节炎期，局部皮下硬结形成提示可疑痛风石形成，可进一步行实验室检查（血清尿酸、红细胞沉降率等）及影像学检查，明确诊断。

（三）辅助检查

1. 主要内容及目的

（1）血清尿酸测定：证实是否存在高尿酸血症。

（2）24 h 尿尿酸测定：评估尿酸排泄情况。

（3）双足、踝、膝关节 X 线：明确关节病变情况，是否符合痛风性关节炎改变。

（4）双源 CT 下肢痛风石显像：明确关节周围有无痛风石形成。

（5）心电图：明确是否有心肌缺血、心律失常等。

（6）综合超声心动图：了解心脏结构，排查有无心脏病变。

（7）血常规：了解有无感染性改变。

（8）尿常规：了解 pH 及有无血尿、蛋白尿等。

（9）红细胞沉降率：判断炎症活动程度。

（10）CRP、PCT：判断是否合并细菌感染及程度。

（11）肝肾功能、电解质：了解是否存在肝肾功能异常、电解质紊乱。

（12）血糖、糖化血红蛋白、血脂：患者存在多种代谢性疾病危险因素，排查有无糖代谢异常、脂代谢异常。

（13）尿蛋白/肌酐比值、尿白蛋白排泄率：明确有无早期肾损伤。

（14）ANA、ENA、CCP、RF、HLA-B27、ANCA：排查是否存在相关自身免疫病。

（15）肝胆胰脾、泌尿系统彩超：了解有无肾脏结构损伤、泌尿系统结石等。

（16）双下肢动静脉血管彩超：了解有无血管性疾病。

辅助检查结果

(1)血清尿酸测定:569 μmol/L(参考值150~440 μmol/L)。

(2)24 h尿尿酸测定:426 mg。

(3)X线:双足第1跖趾关节可见穿凿样改变。

(4)双源CT下肢痛风石显像:右侧第1跖骨远端内侧旁,第2、3跖骨基底部背侧,左侧第1近节趾骨,左侧第1跖骨远端,右踝关节周围,右膝胫骨近端后上方,左膝胫骨近端前后上方,左膝髌骨前绿色结晶标记,考虑痛风石。

(5)心电图:正常。

(6)综合超声心动图:心内结构未见明显异常,左心室收缩功能正常。

(7)血常规:WBC 11.23×10⁹/L, N% 66.8%, N 7.50×10⁹/L, RBC 4.52×10¹²/L, Hb 142 g/L,PLT 226×10⁹/L。

(8)尿常规:尿蛋白(-),隐血(-),尿糖(-),白细胞(-),尿比重1.015,pH 5.6。

(9)红细胞沉降率:40.6 mm/h(参考值0~15 mm/h)。

(10)CRP:0.404 mg/dL(参考值0~0.3 mg/dL)。

(11)PCT:0.12 ng/mL(参考值0~0.5 ng/mL)。

(12)肝肾功能、电解质:均正常。

(13)空腹血糖:4.47 mmol/L(参考值3.5~6.1 mmol/L)。

(14)糖化血红蛋白:5.6%。

(15)血脂:TC 4.43 mmol/L(参考值3.12~6.24 mmol/L),HDL-C 1.19 mmol/L(参考值1.0~1.8 mmol/L),LDL-C 2.19 mmol/L(参考值1.6~3.6 mmol/L),TG 1.56 mmol/L(参考值0.48~1.88 mmol/L)。

(16)尿蛋白/肌酐比值:尿微量白蛋白15.8 mg/L,尿蛋白/肌酐比值16 mg/g。

(17)ANA、ENA、CCP、RF、HLA-B27、ANCA:均正常。

(18)肝胆胰脾、泌尿系统彩超:脂肪肝、肝囊肿、双肾囊肿、双肾多发结石。

(19)双下肢动静脉血管彩超:未见明显异常。

2.思维引导　根据该患者间断反复跖趾关节红肿、疼痛4年余,每次发作前多有大量饮酒、进食海鲜等诱因,血尿酸水平大于420 μmol/L,双足X线表现异常符合痛风性关节炎表现,双源CT痛风石显像阳性,支持痛风的诊断,此次症状再发3 d,符合急性期改变。彩超显示双肾多发结石提示在长期病程中合并了尿酸性结石病的可能;尿微量白蛋白及尿蛋白/肌酐比值升高提示在长期病程中出现肾脏损伤;血常规显示白细胞总数及中性粒细胞比例正常,CRP、PCT正常,不支持化脓性关节炎、蜂窝织炎等细菌感染性疾病;该患者无皮肤病变、反复发热,ANA、ENA、CCP、RF、HLA-B27、ANCA均正常,不支持风湿性关节炎、类风湿关节炎、银屑病关节炎、强直性脊柱炎;双下肢动静脉彩超未见异常不支持血管性疾病。

(四)初步诊断

分析上述病史、查体、辅助检查结果,支持以下诊断:①痛风(急性期);②双肾结石;③双肾囊肿;④脂肪肝;⑤肝囊肿。

二、治疗经过

（一）初步治疗

1. 饮食管理　避免暴饮暴食，限制酒精及高嘌呤（鱼肉、海鲜、动物内脏、蟹黄、火腿、香肠、花生、蘑菇、豆类、豆制品）、高果糖饮食的摄入。鼓励谷类制品、奶制品和新鲜水果、蔬菜的摄入。适量饮水，每日饮水量应在 2 000 mL 以上。

2. 运动管理　痛风急性发作期，需卧床休息，抬高患肢，冰袋等冷敷受累关节，避免受累关节负重。持续至关节疼痛缓解 72 h 后，可逐渐恢复活动。缓解期也应规律运动，避免剧烈运动、防止关节损伤。

3. 去除诱因　避免过度劳累、精神紧张、受寒受潮，禁烟，规律作息，慎用影响尿酸排泄的药物，如利尿剂、阿司匹林等。

4. 药物治疗

（1）终止关节炎急性发作：秋水仙碱口服首次 1 mg/次，此后每 1 h 追加 0.5 mg，24 h 症状无明显减轻，换用泼尼松口服 10 mg/次，3 次/d，12 h 内疼痛缓解。口服泼尼松持续 3 d，关节疼痛明显缓解，调整为秋水仙碱口服 0.5 mg/次，2 次/d。

（2）长期控制慢性高尿酸血症：非布司他片 20 mg/次，1 次/d，2 周后加至 40 mg/次，1 次/d。

（3）碱化尿液：碳酸氢钠片口服 0.5 g/次，3 次/d。

5. 思维引导　患者 4 年来反复发作关节疼痛，发作前均有明确诱因：饮酒、进食海鲜、羊肉汤，有吸烟史、饮酒史 10 年余，应予以饮食管理、运动管理及去除诱因。患者 3 d 前双足第 1 跖趾关节红肿疼痛再发，查体可见关节红肿触痛、局部皮温升高、右踝关节肿胀变形、局部皮下硬结，双足 X 线显示双足软组织肿胀，第 1 跖趾关节局部可见骨质缺损，考虑痛风性关节炎急性发作，在当地给予非甾体抗炎药效果不佳，按照指南推荐，给予一线用药秋水仙碱。因患者服用秋水仙碱治疗无效，换用糖皮质激素泼尼松治疗，考虑到激素不良反应，且为防止激素滥用及反复长期应用增加痛风石风险，疼痛缓解 3 d 后调整为小剂量秋水仙碱口服，预防痛风反复发作。

该患者既往未正规降尿酸治疗，一般对于痛风性关节炎急性发作期患者不建议起始降尿酸治疗，需在症状控制 2～4 周后起始降尿酸药物治疗，但已服用降尿酸药物治疗的患者急性发作期可无须停药。而针对特殊人群，一经确诊应起始降尿酸治疗，包括频发性痛风（急性发作 ≥2 次/年）、痛风石、肾结石、发病年龄 <40 岁、血尿酸水平 >480 μmol/L、存在合并症（肾损害、高血压、缺血性心脏病、心力衰竭）等。该患者近期频繁发作痛风，双源 CT 下肢痛风石显像提示痛风石，且年龄 33 岁、血尿酸 569 μmol/L，故同时给予降尿酸治疗。选择降尿酸药物时，应综合考虑药物的适应证、禁忌证和高尿酸血症的分型。一线用药为别嘌醇、非布司他或苯溴马隆。别嘌醇、非布司他抑制尿酸生成，尤其适用于尿酸生成增多型的患者，是黄嘌呤氧化酶抑制剂，降尿酸效果良好。需要注意的是在中国人群中使用，应特别关注别嘌醇超敏反应，一旦发生致死率高达 30%。非布司他在慢性肾功能不全患者中可以应用，但由于潜在的心血管风险，欧美指南多推荐在别嘌醇不耐受或疗效不佳时使用。但非布司他增加心源性猝死风险在亚裔人群中并无足够的证据，中国指南推荐非布司他为痛风患者的一线降尿酸药物，最大剂量为 80 mg/d，但在合并心脑血管疾病的老年人中应谨慎使用，并密切关注心血管事件。苯溴马隆促进尿酸排泄，特别适用于肾尿酸排泄减少的高尿酸血症和痛风患者，其通过抑制肾近端小管尿酸盐转运蛋白 1，抑制肾小管尿酸重吸收，以促进尿酸排泄。对于 24 h 尿尿酸排泄 >60 mg（3.57 mmol）或有肾结石形成者，有可能造成尿路阻塞或促进尿酸结石形成，故不推荐使用。服用苯溴马隆时还需注意大量饮水（2 000 mL 以上）及碱化尿液。该患者血尿酸高，24 h 尿尿酸排泄显著增多，且合并肾结石，故选用非布司他口服。

　　碱化尿液可降低尿酸性肾结石的发生风险和利于尿酸性肾结石的溶解,已有肾结石的患者,需保持任意时间尿 pH 值在 6.1~7.0,因尿 pH>7 虽然增加尿尿酸溶解度,但却增加了钙盐结石的发生率,因此,推荐高尿酸血症与痛风患者的最佳晨尿 pH 值为 6.2~6.9。常用药物为碳酸氢钠和枸橼酸制剂,碳酸氢钠适用于慢性肾功能不全合并代谢性酸中毒患者,剂量 0.5~1.0 g 3 次/d,不良反应主要为胀气、胃肠道不适,长期应用须警惕血钠升高及高血压。血中碳酸氢根浓度>26 mmol/L 将增加心力衰竭的风险,血碳酸氢根浓度<22 mmol/L,则增加肾疾病的风险,因此,在使用碳酸氢钠碱化尿液过程中,血中碳酸氢根浓度应该维持在 22~26 mmol/L。该患者尿 pH 5.6,且合并肾结石,故给予碳酸氢钠片碱化尿液治疗。

治疗效果(1 周)

(1)症状:关节局部红肿热痛症状缓解。

(2)查体:双足第 1 跖趾关节无红肿,局部皮温正常,关节无压痛,可正常活动。

(3)辅助检查:红细胞沉降率 12 mm/h(参考值 0~15 mm/h),血清尿酸测定 496 μmol/L(参考值 150~440 μmol/L),血碳酸氢根浓度 23 mmol/L,尿 pH 值 6.4。

(二)病情变化

　　治疗第 18 天,患者再次出现左足第 1 跖趾关节疼痛,查体左足第 1 跖趾关节轻度红肿,局部皮温升高,关节压痛阳性。

　　1. 患者病情变化可能原因及应对

(1)原因:急性痛风性关节炎再次发作,化脓性关节炎。

(2)应对:复查血尿酸、血常规、尿常规、红细胞沉降率、降钙素原、肾功能、肝功能。

检查结果

(1)血清尿酸测定:410 μmol/L(参考值 150~440 μmol/L)。

(2)血常规:WBC $9.6×10^9$/L,N% 63.5%,RBC $3.68×10^{12}$/L,Hb 133 g/L,PLT $368×10^9$/L。

(3)尿常规:尿蛋白(−),隐血(−),尿糖(−),白细胞(−),尿比重 1.012,pH 值 6.3。

(4)红细胞沉降率:28 mm/h(参考值 0~15 mm/h)。

(5)PCT:0.26 ng/mL(参考值 0~0.5 ng/mL)。

(6)肝肾功能:均正常。

---

　　2. 思维引导　患者在痛风治疗期间再次出现跖趾关节红肿、疼痛,血常规显示白细胞总数及中性粒细胞比例正常,CRP、PCT 正常,不支持化脓性关节炎。结合既往检查不考虑风湿性关节炎、类风湿关节炎、银屑病关节炎、强直性脊柱炎及血管性疾病。患者有红细胞沉降率增快,追问病史,因关节症状完全缓解担心药物不良反应,于 4 d 前自行停用秋水仙碱,1 d 前有剧烈活动,从而再次诱发痛风性关节炎急性发作。立即给予秋水仙碱 1 mg,此后 0.5 mg/h,12 h 后症状缓解,改为 0.5 mg/次,2 次/d。其余治疗同前。

治疗 2 周后

(1)症状:无关节红肿热痛症状。

(2)查体:左足第 1 跖趾关节无红肿,局部皮温正常,关节无压痛,可正常活动。

(3)辅助检查:红细胞沉降率 10 mm/h(参考值 0~15 mm/h),血清尿酸测定 360 μmol/L (参考值 150~440 μmol/L),血碳酸氢根浓度 25 mmol/L,尿 pH 6.6。

三、思考与讨论

　　该患者间断反复跖趾关节红肿、疼痛 4 年余,每次发作前多有大量饮酒、进食海鲜等诱因,血尿酸水平大于 420 μmol/L,双足 X 线表现异常,双源 CT 痛风石显像阳性,支持痛风的诊断,此次症状再发 3 d,符合急性期改变。给予饮食管理、运动管理、去除诱因、终止关节炎急性发作、降尿酸、碱化尿液等治疗后症状已经缓解,再次出现关节疼痛,此时应重点考虑痛风性关节炎急性发作。因痛风患者开始服用降尿酸药物后,由于血尿酸水平的波动可引起关节内外的痛风石或尿酸盐结晶溶解,导致痛风性关节炎反复发作,国内外指南均推荐首选小剂量(0.5~1.0 mg/d)秋水仙碱预防痛风发作,至少维持 3~6 个月。对秋水仙碱不耐受的患者可使用小剂量非甾体抗炎药(NSAID)作为预防痛风发作的二线药物。而对于秋水仙碱和 NSAID 不耐受或存在禁忌的患者,如慢性肾功能不全,推荐使用小剂量糖皮质激素(泼尼松≤10 mg/d)作为预防痛风发作用药。NSAID 和糖皮质激素长期使用时,需同时口服胃黏膜保护剂,此外应密切关注心血管安全性、肝肾毒性、胃肠道反应及骨质疏松等药物不良反应。该患者在服用降尿酸药物期间私自停用秋水仙碱,且未严格管理生活方式,剧烈运动后致关节炎再次发作,应告知患者及家属如对药物治疗有担心疑问,须及时复诊与医务人员沟通病情,不能自行调整治疗,医护人员应反复向患者强调药物治疗的安全性重要性、可能存在的不良反应及按时复诊的必要性,避免类似情况发生。

四、练习题

　　1.哪些症状体征提示痛风关节炎急性发作?

　　2.降尿酸治疗药物如何选择?

　　3.难治性痛风的定义和治疗原则是什么?

　　4.高尿酸血症与痛风合并慢性肾脏病时降尿酸药物如何选择?

五、推荐阅读

[1]陈灏珠,林果为,王吉耀.实用内科学[M].14 版.北京:人民卫生出版社,2013.

[2]中华医学会内分泌学分会.中国高尿酸血症与痛风诊疗指南(2019)[J].中华内分泌代谢杂志,2020,36(1):1-13.

[3]徐东,朱小霞,曾学军,等.痛风诊疗规范[J].中华内科杂志,2020,59(6):421-426.

案例 27　低血糖症(胰岛素瘤)

一、病历资料

(一)门诊接诊

患者男性,43 岁。

1. **主诉**　阵发性心悸、出汗 2 年,加重 1 周。

2. **问诊重点**　心悸、出汗为非特异性症状,全身多个系统疾病(如心源性、脑血管源性、内分泌系统等)均可表现出现上述症状。如问诊时需仔细辨别有无低血糖症的惠普尔(Whipple)三联征:典型低血糖症状;症状发作时血糖<2.8 mmol/L;进食后低血糖症状迅速缓解。因此,诱因及相关因素、发生速度、发作前后表现、持续时间、缓解方式、伴随症状、相关病史及平素所有用药情况等均要详细询问。

3. **问诊内容**

(1)诱发因素及发作时间:可无明显诱因或运动后诱发,为阵发性,常发生在过夜空腹或餐前,偶尔患者表现为餐后低血糖,但这些患者多数同时存在空腹低血糖的表现。空腹状态是指无食物消化吸收的一段时间,即进餐后 5~6 h 至下次进餐前的一段时间,通常指晚餐后至次日清晨早餐前的一段非进食状态。餐后状态是指开始进餐至进餐后糖类消化吸收的一段时间。

(2)主要症状:①心悸,低血糖时交感神经兴奋出现的心脏收缩力增强引起的一种自觉心脏跳动的不适感或心慌感,为阵发性。②出汗,当出现低血糖时,交感神经系统兴奋,皮肤血管收缩,汗腺分泌增加引起出汗。此时快速口服葡萄糖迅速提高血糖水平,上述症状可在数分钟内快速缓解。

(3)伴随症状:有以下几个方面。

1)其他交感神经过度兴奋表现:颤抖、紧张、焦虑、饥饿、乏力、面色苍白、四肢冰凉等。

2)脑功能障碍的表现:①初期,精神不集中,思维和语言迟钝,头晕、嗜睡、视物不清、步态不稳,可有幻觉、躁动、易怒、行为怪异等精神症状。②进而出现皮质下功能受抑制,出现躁动不安,甚至强制性惊厥、锥体束征阳性。③进一步发展波及延髓,进入昏迷状态,各种反射消失。

3)其他可引起心悸、出汗的疾病症状:①是否伴随心前区疼痛、胸闷,见于冠状动脉粥样硬化性心脏病、心肌炎、心包炎及心脏神经症等。②伴发热:见于感染性疾病、风湿热等。③伴头晕、一过性意识丧失、肢体活动障碍等,可见于短暂性脑缺血发作等脑血管疾病。④伴消瘦、腹泻、体重下降:可见于甲状腺功能亢进症。

4)病因方面相关:①糖尿病伴发低血糖,胰岛素或口服降糖药剂量过大、时间不当或剂型错误;外源性葡萄糖摄入减少(如空腹或误餐);胰岛素敏感性增加(如有效的强化治疗、午夜、运动后、减重);内源性葡萄糖生成减少(如饮酒后);胰岛素清除减慢(如肾功能不全)。②反应性低血糖,反应性低血糖只发生在餐后并为自限性。③腺垂体功能减退症或原发性肾上腺皮质功能减退症所致低血糖,多为空腹低血糖,伴随食欲缺乏、体重下降。腺垂体功能减退症患者可能还存在多轴系激素水平降低所致症状:如贫血、乏力、闭经、性欲减退等。④非胰岛 β 细胞瘤的肿瘤,可见于部分患有巨大间质瘤或其他肿瘤的患者(如肝癌、肾上腺皮质癌、类癌等),一般而言伴随原发疾病症状,低血糖程度往往较重。

(4)诊治经过:本次就诊前已经接受过的检查及其结果,治疗所用药物的名称、剂量、给药途径、疗程及疗效。

（5）既往史：当出现一个症状或体征时，需注意联系既往病史，有可能是疾病的演变所致。如既往糖尿病患者，首先要考虑到药物性低血糖可能。如既往患腺垂体功能减退症或原发性肾上腺皮质功能减退症，除有乏力、食欲缺乏等表现外，也可表现出低血糖症状。如既往患慢性肝疾病，糖异生途径受损可表现出空腹低血糖症状。如既往患慢性肾衰竭，由于胰岛素清除明显减慢等也可表现出低血糖症状。此外，既往心脏病、脑血管病等也可表现出心悸、乏力等症状，对于病因的鉴别诊断也十分重要。

由于少部分胰岛素瘤患者可有遗传综合征，其中最常见的遗传综合征为多发性内分泌肿瘤 1 型（MEN 1 型），占胰岛素瘤病例的 5% ~10%。因此，既往有无腺垂体、甲状旁腺等腺体疾病也需要详细询问。值得注意的是，普通患者对内分泌腺体疾病的概念相对陌生，询问既往史时不可直接询问有无上述疾病，而应询问有无上述疾病的典型临床表现。如原发性甲状旁腺功能亢进症可表现为记忆力减退、便秘、腹胀、骨痛、泌尿系统结石等；如垂体催乳素瘤可表现为闭经、泌乳、头痛、视野缺损等。

（6）个人史：由于饮酒后可能造成内源性葡萄糖生成减少引起低血糖，因此，患者是否有酗酒史，对于疾病病因的鉴别也十分重要。

（7）家族史：胰岛素瘤若为 MEN 1 型的一部分，可能存在家族性遗传倾向。MEN 1 型是一种常染色体显性遗传疾病，其特征为合并出现原发性甲状旁腺功能亢进症、十二指肠胰神经内分泌肿瘤和垂体前叶肿瘤。因此，详细询问该患者的家族史对于疾病的诊断也同样重要。

问诊结果

患者为中年男性，42 岁，无心脏病、脑血管疾病、糖尿病病史，无慢性肝、肾疾病，家族中无类似病史。2 年前无明显诱因晨起出现阵发性心悸、全身大汗，伴头晕、乏力、手抖、四肢冰凉，无嗜睡、视物不清，无幻觉、躁动、意识障碍，无心前区疼痛、胸闷，无腹泻、体重下降、焦虑，无头痛、恶心、呕吐，遂至当地医院测血糖 2.7 mmol/L，诊断为"低血糖症"，给予静脉补充葡萄糖注射液（具体剂量不详）约 5 min 后上述症状缓解。此后上述症状间断发作，2~3 次/月，性质同前，多于晨起、凌晨及餐前出现，测血糖在 2.0~3.5 mmol/L，均于进食或静脉补充葡萄糖后 5~10 min 内缓解。1 周前 23 时左右再次出现头晕、心悸，3 min 后出现意识丧失、呼之不应、小便失禁、面色苍白，无牙关紧闭、口吐白沫、四肢抽搐，急诊至当地医院测血糖 1.6 mmol/L，静脉输注葡萄糖后症状逐渐缓解。今为求进一步诊治来院，门诊以"低血糖症查因"为诊断收入科。自发病来，患者神志清，精神一般，饮食频率增加，睡眠欠佳，体重增加 5 kg。

---

4. 思维引导   该患者突出症状为阵发性心悸、出汗，伴头晕、乏力、手抖、四肢冰凉等低血糖症状；症状发作时多次测血糖低于 2.8 mmol/L；给予静脉补充葡萄糖或进食后上述症状可缓解，符合 Whipple 三联征，可诊断低血糖症。而低血糖症的病因诊断需进一步行体格检查及辅助检查后明确。常见病因包括以下几个方面。

（1）糖尿病相关低血糖：2 型糖尿病早期胰岛素抵抗、胰岛素释放高峰分泌延迟可引起餐前低血糖，但一般低血糖程度较轻；此外，在糖尿病治疗过程中进食减少、降糖药物类型、剂量的不恰当使用均可引起低血糖症。该患者无多饮、多尿、多食、体重下降症状，否认糖尿病病史，且低血糖多发生在空腹及夜间凌晨，低血糖程度较重，不支持糖尿病诊断。查体需要关注有无口唇黏膜干燥、腹型肥胖、足背动脉搏动情况，可行延长 OGTT 及胰岛素释放试验，进一步排除有无胰岛素高峰分泌延迟所致低血糖症。

（2）胰岛素瘤：胰岛素瘤是成人低血糖症的最常见病因，以空腹低血糖最为常见，部分患者可同时有空腹和餐后低血糖发作，往往无特殊体征。典型实验室检测特点为高胰岛素性低血糖：当血糖<3 mmol/L 时，胰岛素≥3.0 mIU/L(18 pmol/L)、C 肽≥0.2 nmol/L(0.6 ng/mL)时，考虑胰岛素介导性低血糖。胰岛素(mIU/L)与血糖(mg/dL)比值(胰岛素释放指数，I：G)>0.3 应怀疑有高胰岛素血症，I：G>0.4，提示胰岛素瘤可能。定位诊断常用影像学检查包括腹部超声、超声内镜、胰腺灌注 CT、胰腺增强磁共振、核素显像等。到目前为止最准确的定位诊断技术为超声内镜，其对胰头和胰体部肿瘤的检出率最大，其优势是可进行细针或粗针穿刺进行细胞学或组织学病理检查；而局限性为依赖于操作者水平，且对胰尾部肿瘤的检出率较低。腹部 CT 与 MRI 是胰岛素瘤定位诊断最常用的诊断工具，而胰腺灌注 CT 的诊断价值更优。

（3）原发性或继发性肾上腺皮质功能减退症：除有低血糖表现外，还可出现食欲减退，甚至出现恶心、呕吐、血压偏低、乏力、体重下降等。若为腺垂体功能减退症所致的继发性肾上腺皮质功能减退症，还可伴随其他轴系功能减退症表现。如贫血、畏寒、便秘、脱发、水肿等继发性甲状腺功能减退症；月经紊乱、闭经、性功能减退等性腺功能减退症等。因此，在查体时需关注有无表情淡漠，面色苍白，颜面、眼睑和手皮肤水肿，声音嘶哑，毛发稀疏或脱落等体征。实验室检查特点为垂体相关激素水平低下。

（4）肝源性、肾源性低血糖：严重肝损害、重症肝炎、肝硬化晚期、肾衰竭晚期等可引起低血糖症。往往有原发病表现，较易鉴别。

（5）非胰岛细胞肿瘤性低血糖：多为恶性肿瘤，引起低血糖的原因为肿瘤产生大量的加工不完全的 IGF-2，与胰岛素受体结合使葡萄糖利用增加，产生低血糖。此类疾病除低血糖表现外，还有肿瘤症状。

（6）自身免疫性低血糖：主要包括胰岛素自身免疫综合征，以及针对胰岛素受体产生抗体的 B 型胰岛素抵抗。临床特点主要为严重胰岛素抵抗，高血糖与低血糖交替。前者往往有巯基类药物使用史，胰岛素抗体一般阳性，后者一般合并自身免疫病如系统性红斑狼疮、干燥综合征等。

（二）体格检查

1.重点检查内容及目的　患者低血糖症诊断明确，依据低血糖症可能的病因进行重点查体。查体项目齐全，全面系统从上而下循序进行，以免遗漏。与现病史相关的项目及阳性体征需要重点描述。

（1）有无口唇黏膜干燥、腹型肥胖、足背动脉搏动减弱等体征。

（2）有无表情淡漠，面色苍白，颜面、眼睑和手皮肤水肿，声音嘶哑，毛发稀疏或脱落等体征。

（3）有无黑棘皮征、多毛、痤疮等体征。

（4）有无腰背部、髋部、肋骨和四肢局部压痛、四肢肌力减弱、肾区叩击痛等体征。

体格检查结果

T 36.5 ℃，R 19 次/min，P 76 次/min，BP 130/80 mmHg

H 170 cm，WB 82.0 kg，BMI 28.37 kg/m²，腰围 93 cm，臀围 91 cm，腰臀比 1.02

体型肥胖，正常面容，表情正常，对答切题，反应可。全身皮肤黏膜无苍白、黄染、痤疮，颈部、腋下、大腿根部无黑棘皮征样改变。毛发分布正常，无多毛、毛发脱落，睑结膜无苍白，口唇黏膜无干燥，无声音嘶哑。肝、脾肋下未触及，肾区无叩击痛，腰背部、髋部、肋骨及四肢无压痛，双侧足背动脉搏动正常，双下肢无水肿，四肢肌力 5 级，肌张力正常，双侧巴宾斯基征未引出。

2. 思维引导　经上述体格检查，患者无消瘦、口唇黏膜干燥、黑棘皮征等体征，无毛发脱落、声音嘶哑、结膜苍白体征，无全身骨骼压痛及肾区叩击痛体征。需进一步完善低血糖症相关病因的实验室检查。最重要的检查为低血糖发作时抽取血清查胰岛素、C 肽及相关升糖激素（胰高血糖素、皮质醇、生长激素、肾上腺素、甲状腺激素）水平，计算胰岛素释放指数（I∶G）。若低血糖未发作，可行 72 h 饥饿试验诱发低血糖。此外，肝肾功能、胰岛素相关抗体、结缔组织病全套、肿瘤标志物等检测也需完善。

（三）辅助检查

1. 主要内容及目的

（1）延长 OGTT（5 h）及胰岛素、C 肽释放试验：在低血糖症状不易发作时行该试验，明确有无胰岛素抵抗、胰岛素高峰分泌延迟所致低血糖。

（2）动态血糖监测或每日多次血糖监测（尤其是餐前及夜间血糖）：以捕捉无症状性低血糖发作。

（3）相关升糖激素测定：胰高血糖素、生长激素、IGF-1、甲状腺素、肾上腺素、皮质醇等。明确有无升糖激素异常所致低血糖症。

（4）降糖激素：胰岛素、C 肽、胰岛素原测定，尤其是低血糖发作时。

（5）饥饿试验：若患者空腹血糖未见明显降低或未观察到自发性低血糖发生，可行 72 h 饥饿试验。试验期间密切监测血糖，及时发现低血糖，在低血糖发作时再次检测相关升糖及降糖激素水平。

（6）肝肾功能：进一步排除有无慢性肝肾功能不全。

（7）胰岛素相关抗体：胰岛素自身免疫综合征是高胰岛素血症性低血糖症的一个少见原因，往往存在胰岛素抗体（IAA）阳性。

（8）结缔组织病全套、炎症指标：B 型胰岛素抵抗往往合并自身免疫病如系统性红斑狼疮、干燥综合征等，行该检查进一步排除。

（9）肿瘤标志物：非胰岛细胞肿瘤性低血糖往往见于某些恶性肿瘤，须完善检查进一步排除。

（10）MEN 1 型相关内分泌腺体激素检测：甲状旁腺素、降钙素、胃泌素-17、垂体前叶激素（ACTH-COR 节律、催乳素、促性腺激素等）。

辅助检查结果

（1）糖化血红蛋白4.2%。延长 OGTT（5 h）、胰岛素释放及 C 肽释放试验结果如下（表4-16）。

表4-16　延长 OGTT（5 h）、胰岛素释放及 C 肽释放试验

时间	0.5 h	1 h	2 h	3 h	4 h	5 h
血糖（mmol/L）	4.1	9.2	8.3	5.1	3.7	2.1
胰岛素（μIU/mL）	10.2	48.3	42.1	36.5	22.0	26.5
C 肽（ng/mL）	1.46	3.12	3.52	3.46	2.50	3.18

（2）ACTH-COR 节律：见表 4-17。

表 4-17　ACTH-COR 节律

项目	08:00	16:00	00:00
ACTH(pg/mL)	25.30	17.20	8.40
COR(μg/dL)	16.20	11.00	2.85

24 h 尿游离皮质醇：355 nmol/d（参考值 73～372 nmol/d），尿量 2.0 L。

（3）甲状腺功能测定：FT_3 4.10 pmol/L（参考值 3.28～6.47 pmol/L），FT_4 8.92 pmol/L（参考值 7.9～18.4 pmol/L），TSH 1.60 μIU/mL（参考值 0.56～5.91 μIU/mL）。

（4）性激素测定：FSH 10.37 mIU/mL（参考值 0.95～11.95 mIU/mL），LH 5.79 mIU/mL（参考值 1.14～8.75 mIU/mL），E_2 30.00 pg/mL（参考值<11～44 pg/mL），P 0.17 ng/mL（参考值< 0.1～0.2 ng/mL），T 6.78 ng/mL（参考值 1.42～9.23 ng/mL），PRL 17.59 ng/mL（参考值 3.46～19.40 ng/mL）。

（5）生长激素 2.06 ng/mL（参考值 0.01～5.00 ng/mL），IGF-1 136.80 ng/mL（参考值 81～ 225 ng/mL）。

（6）去甲肾上腺素 2.13 nmol/L（参考值 0～5.17 nmol/L），肾上腺素 0.28 nmol/L（参考值 0～0.34 nmol/L），3-甲氧基去肾上腺素 0.35 nmol/L（参考值 0～0.71 nmol/L），3-甲氧基肾上腺素 0.38 nmol/L（参考值 0～0.42 nmol/L）。

（7）低血糖发作时相关激素测定：见表 4-18。

表 4-18　低血糖发作时相关激素测定

发作次序	指尖血糖 mmol/L	静脉血糖 mmol/L	胰岛素 μU/mL	C 肽 ng/mL	胰高血糖素 pg/mL	生长激素 ng/mL	皮质醇 μg/dL	I:G
1	2.5	2.31	24.0	5.46	191.07	3.18	17.35	0.57
2	2.2	2.14	27.5	5.77	211.36	2.17	20.67	0.75

（8）肝肾功能：ALT 15 U/L（参考值 0～40 U/L），AST 17 U/L（参考值 0～40 U/L），GGT 29 U/L（参考值 0～58 U/L），TBil 4.50 μmol/L（参考值 0～25 μmol/L），Urea 3.70 mmol/L（参考值 2.2～8.2 mmol/L），Cr 56 μmol/L（参考值 20～115 μmol/L），UA 290 μmol/L（参考值 200～440 μmol/L），GFR 109.915 mL/(min·1.73 m^2)[参考值 90～120 mL/(min·1.73 m^2)]。

（9）胰岛素相关抗体：GAD-Ab 0.33 IU/L（参考值 0～1 IU/L），IAA 0.23 COI（参考值 0～ 1 COI），ICA 0.34 COI（参考值 0～1 COI）。

（10）结缔组织病全套：抗核抗体 1:100(-)，抗双链 DNA 抗体(-)，抗 SSA 抗体(-)，抗 SSB 抗体(-)。

（11）C 反应蛋白 12.5 pg/mL（参考值 0～18 pg/mL），ESR 12.0 mm/h。

（12）肿瘤标志物：甲胎蛋白（AFP）2.72 ng/mL（参考值 0～10 ng/mL），癌胚抗原（CEA）

1.04 ng/mL(参考值 0～5 ng/mL),糖类抗原 125(CA125) 16.30 U/mL(参考值 0.01～35.00 U/mL),糖类抗原 19-9(CA19-9) 5.42 U/mL(参考值 0.01～37.00 U/mL),糖类抗原 72-4(CA72-4) 5.86 U/mL(参考值 0～6.9 U/mL)。

(3)其他激素测定:甲状旁腺素 24.93 pg/mL(参考值 15～65 pg/mL),降钙素 12.5 pg/mL(参考值 0～18 pg/mL),胃泌素-17 2.72 pmol/L(参考值 1～7 pmol/L)。

2.思维引导　根据上述检查,延长 OGTT 及胰岛素、C 肽释放试验无胰岛素抵抗及分泌高峰延迟,不支持 2 型糖尿病早期所致低血糖。垂体前叶激素水平均在正常范围,不支持腺垂体功能减退症或肾上腺皮质功能减退症所致低血糖症。肿瘤标志物、结缔组织病、胰岛素相关抗体均阴性,不支持非胰岛细胞肿瘤性低血糖及自身免疫性低血糖症。在低血糖发作时,胰岛素分泌不适当升高,I∶G>0.4,提示胰岛素瘤可能。此时,需进一步进行定位诊断。约 99% 的胰岛素瘤均位于胰腺实质,仅有低于 1% 的可能性出现在胰腺外。常用的影像学检查包括超声内镜、胰腺 CT、MRI、核素显像等。胰腺灌注 CT 及胰腺 MRI 平扫+增强是临床中最常用于胰岛素瘤定位诊断的影像学工具。此外,若胰岛素瘤定位诊断明确,还需要完善甲状旁腺、甲状腺彩超,垂体 MRI、双侧肾上腺 CT 等检查,排查有无多发性内分泌肿瘤可能。

(四)影像学检查

1.主要内容及目的

(1)胰腺灌注 CT:用于胰岛素瘤定位诊断。

(2)胰腺 MRI 平扫+增强:用于胰岛素瘤定位诊断。

(3)垂体 MRI 平扫+增强:用于筛查有无垂体瘤。

(4)甲状旁腺、甲状腺彩超:用于筛查有无甲状旁腺腺瘤、甲状腺髓样癌。

(5)双侧肾上腺 CT 平扫+增强:用于筛查有无肾上腺腺瘤。

影像学检查结果

(1)胰腺灌注 CT:胰腺灌注后胰体尾部爆满,可见一结节状高灌注区,突出于轮廓,直径约 2 cm,余胰腺实质内未见异常强化灶,胰管未见扩张。

(2)胰腺 MRI 平扫+增强:胰腺体尾交界处后方可见结节状稍长 T_2 信号向后突出,DWI 高 b 值弥散受限,呈高信号。静脉注入对比剂后增强扫描:胰腺体尾交界处后方可见结节状稍长 T_1 信号向后突出,动脉期可见强化,延迟期呈等信号,直径约 13 mm,胰管未见明显扩张。综上,符合胰岛细胞瘤改变(图 4-18)。

(3)垂体 MRI 平扫+增强:垂体高度约 6 mm,其信号未见明显异常,垂体后叶高信号可见,垂体柄无偏移,视交叉无上抬。印象:垂体 MRI 平扫及增强未见明显异常。

(4)甲状腺及甲状旁腺彩超:甲状腺大小形态正常,实质回声均匀,CDFI 未见异常血流信号。双侧甲状旁腺区未见明显异常。

(5)双侧肾上腺 CT 平扫+增强:左侧肾上腺内侧支略增粗,增强扫描后未见明显强化;右侧肾上腺大小、形态、密度均未见明显异常,增强未见明显异常强化。

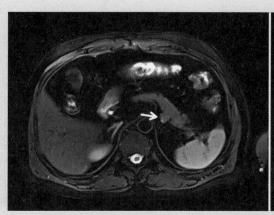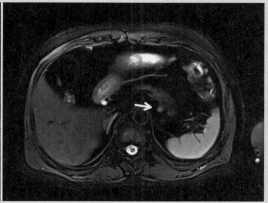

图4-18　胰腺MRI平扫+增强

2.思维引导　约90%的胰岛素瘤均为散发、良性、单发、直径不超过2 cm。该患者胰腺灌注CT及胰腺MRI平扫+增强均提示单发占位,胰岛素瘤可能。垂体、甲状旁腺、肾上腺、胃肠道影像学及相关激素测定均未见异常,暂不支持多发性内分泌肿瘤Ⅰ型诊断,初步诊断为胰岛素瘤。胰岛素瘤的治疗首选手术,因此,需要联系肝胆胰外科会诊,明确手术指征。

（五）初步诊断

分析上述病史、查体、实验室及影像学检查结果,支持诊断:①低血糖症;②胰岛素瘤。

二、治疗经过 ▸▸▸

1.相关治疗　转入肝胆胰外科行胰腺肿物切除术,术中见胰腺体尾部有一直径约2 cm的肿物,与周围组织粘连,触诊质地中等,瘤体呈樱桃红色。肿物切除前测血糖4.6 mmol/L,肿物切除后升高至8.6 mmol/L。术后病理肉眼所见:肿物约1.8 cm×1.2 cm×0.8 cm,肿物切面灰白灰红质软到中,界不清;病理诊断:（胰体尾）神经内分泌瘤,G1,免疫组化:AE1/AE3（+）,Syn（+）,CgA（+）,CD56（+）,Insulin（+）,β-Catenin（膜+）,Ki-67（1%+）,P53（部分+）,Glucagon（-）。

2.思维引导　该患者低血糖症胰岛素瘤诊断明确。手术切除是治疗胰岛素瘤的首选手段。手术切除胰岛素瘤术后如何判断是否完整切除肿瘤,术后如何判断是否治愈? 若切除肿瘤后30 min以内静脉血糖较切除前升高幅度超过1.67 mmol/L（30 mg/dL）,考虑肿瘤完整切除。首次手术切除胰岛素瘤后至少6个月完全没有症状及低血糖,提示临床治愈。胰岛素瘤术后3个月、6个月、12个月,以后每年1次随访,随访内容包括病史采集与体格检查、血糖、胰岛素、C肽及胰腺CT或胰腺MRI。

治疗效果随访

（1）症状:阵发性心悸、出汗、意识丧失等低血糖症状消失。

（2）辅助检查:术后3个月HbA1c 5.5%,空腹血糖4.3 mmol/L,空腹胰岛素3.02 μU/mL,空腹C肽1.02 ng/mL。术后1年HbA1c 5.7%,空腹血糖4.9 mmol/L,空腹胰岛素4.10 μU/mL,空腹C肽1.22 ng/mL。胰腺MRI平扫+增强:胰头部信号均匀,胰管未见扩张,胰体尾部信号稍欠均匀,腹膜后无肿大淋巴结。静脉注入对比剂后增强扫描未见明显异常强化信号。

三、思考与讨论 »»

患者为中年男性,有典型 Whipple 三联征表现:存在低血糖症状;症状发作时血糖<2.8 mmol/L;进食后低血糖症状迅速缓解。因此,低血糖症诊断明确。患者在血糖低于 2.8 mmol/L 时血清胰岛素>3 mU/L,C 肽>0.6 ng/mL,I∶G>0.4,可诊断为高胰岛素性低血糖症。

高胰岛素性低血糖常见原因包括糖尿病患者外源性使用胰岛素、促泌剂或早期 2 型糖尿病胰岛素高峰分泌延迟所致低血糖、胰岛素瘤、胰岛素自身免疫综合征、B 型胰岛素抵抗等。此外,仍需排查是否合并升糖激素缺乏性疾病,如原发性或继发性肾上腺皮质功能减退症、生长激素缺乏症、胰高血糖素缺乏及肾上腺素缺乏等。该患者的低血糖发作时间多为凌晨、空腹及餐前,且延长 OGTT 及胰岛素释放试验不支持糖尿病诊断。ACTH-COR 节律、生长激素、IGF-1、甲状腺激素、胰高血糖素、肾上腺素等均无异常,不支持合并升糖激素缺乏所致低血糖,因此,初步诊断胰岛素瘤可能,低血糖症诊断流程图 4-19。

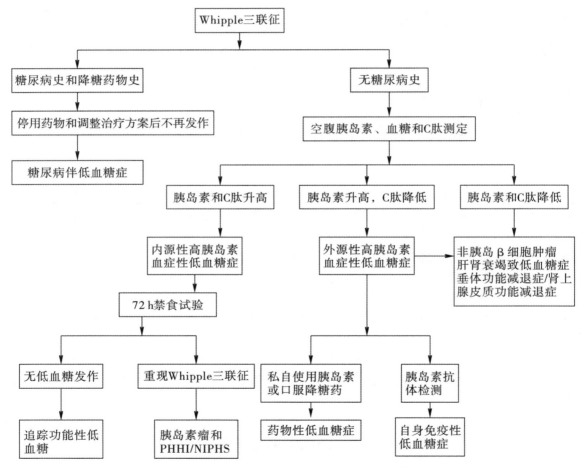

注:PHHI,婴儿持续性高胰岛素血症性低血糖症;NIPHS,非胰岛素瘤性胰源性低血糖综合征

图 4-19　低血糖症诊断流程

胰岛素瘤的定位诊断常选择胰腺灌注 CT、胰腺 MRI、超声内镜等影像学工具,若上述影像学检查难以定位,可考虑进行多核素显像检查。多核素显像与影像学所提供信息的侧重点有所差别。CT 及 MRI 等影像学检查主要提供形态学信息及准确定位,而多核素显像主要提供病变的功能信

息,后者对于神经内分泌肿瘤的定位诊断有良好的补充作用。多核素显像中68Ga-Exendin4-PET/CT对胰岛素瘤定位的敏感性极高,有研究显示其敏感性可高达100%。胰腺血管造影术、选择性动脉钙刺激试验也有助于胰岛素瘤的定位诊断,但由于两者均属于有创检查,对检查操作者的要求较高,目前临床极少使用。

该患者行胰腺灌注CT及胰腺MRI平扫+增强均提示胰体尾部异常信号,考虑胰岛素瘤可能。遂转科至肝胆胰外科行胰腺肿物切除,术后病理及免疫组化均支持胰岛素瘤诊断。术后随访1年未再出现低血糖症状,血糖、胰岛素及C肽水平均在正常范围,胰腺MRI未见复发征象。由于少数胰岛素瘤属于多发性内分泌肿瘤1型(MEN 1型)的一部分,尤其是起病年龄轻,有家族史、多发病灶的患者更需警惕MEN 1型的可能。经多次排查,该患者垂体、甲状旁腺、甲状腺、肾上腺相关激素水平及影像学检查均无异常,目前无其他腺体受累证据,建议此后继续随访。

四、练习题

1. 什么是Whipple三联征?
2. 低血糖症常见病因有哪些?
3. 胰岛素瘤常用定位诊断有哪些?

五、推荐阅读

[1]葛均波,徐永健,王辰.内科学[M].9版.北京:人民卫生出版社,2020.
[2]夏维波,李玉秀,李梅.协和内分泌科大查房[M].北京:中国协和医科大学出版社,2021.
[3]夏维波,李玉秀,朱蕙娟.协和内分泌疾病诊疗常规[M].北京:中国协和医科大学出版社,2021.
[4]廖二元.内分泌代谢病学[M].4版.北京:人民卫生出版社,2019.

案例28 特殊类型糖尿病(MODY)

一、病历资料

(一)门诊接诊

患者女性,24岁。

1. **主诉** 血糖高9个月。

2. **问诊重点** 血糖是临床上最常见的检测手段,是诊断糖尿病和糖代谢异常的主要方法,也是内分泌系统疾病中最常见的异常化验结果之一。常见的血糖测定包括静脉血浆血糖、血清血糖、毛细血管血糖、全血血糖,临床上以测定静脉血浆葡萄糖为标准。除此之外,问诊的重点应注意做这项检查的诱因;是否存在相关的症状和体征;如何治疗及效果等。

3. 问诊内容

(1)诱发因素与起病情况:多无明显诱因,常见起病因素有健康体检、感染或应激等,起病多缓慢。少数情况下,同2型糖尿病。

(2)主要症状:早年发病是特点,初起病时多无代谢失控引起的临床表现,极少数情况下也会出现典型的"三多一少"。但不同类型具有各自特点:有出生巨大儿表现、脂代谢紊乱,但甘油三酯水平降低,提示MODY1;仅空腹血糖水平升高常提示MODY2;临床表现类似1型,且尿糖高早于血糖考虑 MODY3；有肥胖和高胰岛素血症，伴发热、腹痛、腹泻，合并胰腺外分泌功能障碍者，提示 MODY4；存在肾、胰腺或女性泌尿生殖系统畸形，提示 MODY5；有小脑发育不全、视力、听力或认知障碍，合并有超重或肥胖，但血清胰岛素水平低，考虑 MODY6；随病程进展，血糖波动大，有宫内发育迟缓，考虑 MODY7；有胰腺外分泌功能受损，无肥胖，考虑 MODY8。

（3）病情的发展与演变：详细问空腹血糖和餐后血糖情况，通常会经历空腹血糖受损或糖耐量降低，OGTT 检查结果存在多样化，缓慢进展，多在诊断后 2～5 年内无须胰岛素来控制血糖，病程长者需要胰岛素或出现糖尿病特有的慢性并发症。

（4）伴随症状：问诊重点，主要用来进行鉴别诊断。①有无高血压、血脂异常、代谢综合征、多囊卵巢等，以鉴别 2 型糖尿病。②有无典型"三多一少"或酮症酸中毒表现，以鉴别 1 型糖尿病。③有无严重黑棘皮征、多毛或皮下脂肪萎缩，以鉴别严重胰岛素抵抗相关的糖尿病。④有无视神经萎缩、神经性耳聋、尿崩症、性腺发育异常及神经系统表现等，以鉴别伴糖尿病的遗传综合征。⑤有无怕热、多汗、手抖、突眼等以鉴别继发于甲亢的糖尿病；有无满月脸、水牛背、腹部紫纹等，以鉴别继发于皮质醇增多症的糖尿病；有无面貌粗陋、手足厚大、皮肤粗厚表现或相关病史提示继发于肢端肥大症相关糖尿病。⑥有无反复腹痛，胰腺外分泌功能障碍或有相关病史者提示胰腺外分泌疾病所致继发性糖尿病。

（5）诊治经过：从发现血糖高到本次就诊前接受过的诊断性检测及结果，是否接受过治疗及使用过的药物名称、剂量、时间和疗效。

（6）既往史：主要了解与血糖高可能相关的既往所患疾病，用以了解血糖高是否为其他疾病病情演变中所出现的临床表现。

（7）个人史：出生时的体重，是否存在宫内发育延缓。

（8）家族史：常染色体显性遗传，所以一般都有明显的糖尿病家族史，且外显率较高，表现为每一代直系亲属内均有糖尿病患者。父母、同胞及子女中半数可为患者，且同一代家族成员中男女患者各半。

问诊结果

患者女性，24 岁，9 个月前体检测血糖 6.9 mmol/L，后多次复测血糖，波动在 6～7 mmol/L，无"三多一少"，无怕热、多汗、腹痛及腹泻，无颈部皮肤发黑、听力和视力障碍等，至医院查 OGTT+胰岛素释放测定，时间 0、30、60、120、180 min；血糖（mmol/L）6.00、8.80、10.40、8.30、7.30；胰岛素（uU/mL）4.5、17.90、30.10、42.10、15.20，建议行饮食与运动治疗，但空腹仍高，多在 7.2 mmol/L 以下。3 d 前查空腹血糖 6.6 mmol/L，空腹 C 肽 1.16 ng/mL，糖化血红蛋白 6.5%。

足月生产，出生时体重 2.5 kg，父亲 52 岁，患"糖尿病"3 年，间断口服"二甲双胍、格列美脲、阿卡波糖"，目前口服"阿卡波糖片 50 mg 1 次/d，三餐前嚼服"。1 个月前复查糖化血红蛋白 6.14%，空腹血糖 5.66 mmol/L。

---

4. 思维引导　患者最突出的临床表现是血糖高，病程 9 个月，第一次 OGTT+胰岛素释放试验提示患者葡萄糖符合 2 h 血糖 9.30 mmol/L，介于 7.8～11.1 mmol/L，故诊断葡萄糖耐量受损，建议生活方式干预。但病情演变过程中，患者生活方式干预效果并不好，3 d 前的进一步检查提示病情似乎有"进展"，糖化血红蛋白 6.5%，达到了糖尿病的诊断标准。所以问诊重点是：患者是否存在一些容易发生血糖高的易感因素？糖尿病的发生是环境和遗传因素双重作用的结果，常见的环境因素有肥胖、高脂血症、不良的生活方式等。遗传因素有单基因和多基因，患者父亲有糖尿病病史。这

些在患者糖尿病的发生中扮演什么角色呢？

（二）体格检查

1. 重点检查内容及目的 患者糖尿病诊断明确，根据目前血糖，重点在于分型诊断，所以体格检查的重点应在于哪些异常体征与分型有关。

（1）体重指数：是衡量标准体重的常用指标，$BMI = 体重(kg)/身高^2(m^2)$。成年男性 BMI 多在 20～25，小于 21 为消瘦，25～27 之间为超重，大于 27 为肥胖；成年女性 BMI 在 20～24，小于 20 为消瘦，24～26 之间为超重，大于 26 为肥胖。在判断消瘦方面，由于许多低体重并非某种疾病患者，所以医学上又将体重体育正常的情况分为两种程度，低于标准体重的 10% 为低体重，低于标准体重的 20% 才称为消瘦；同样，体重过高也分为超重和肥胖两个水平，超过标准体重的 10% 为过重，超过标准体重的 20% 为肥胖。

（2）腰围：成年男性大于 85 cm，女性大于 80 cm 为腹型肥胖，是 2 型糖尿病的高危因素。

（3）黑棘皮征症：以皮肤角化过度、色素沉着的天鹅绒样斑块，严重者可以形成乳头状瘤，好发于颈部、腋下、腹股沟等皮肤的皱褶部位。在内分泌科主要见于高胰岛素血症、胰岛素抵抗相关的疾病：2 型糖尿病、多囊卵巢综合征、A 型和 B 型胰岛素抵抗综合征等。

（4）脂肪萎缩：人体脂肪组织按主要生理功能分为以下 2 种。①主要参与物质代谢与能量平衡的脂肪组织，如皮下（躯干、臀部、肢体）、腹腔内（网膜、肠系膜及后腹膜）、胸腔内（胸骨后、心外、上纵隔）、骨髓腔内和脂肪细胞外（肌肉内和肌肉间、肝内）。②参与保护器官防卫压力等机械伤害的脂肪组织，如头皮下、硬膜外、眶内、颊舌、肾盏区和关节周围。脂肪萎缩可表现为全身性或局部性脂肪组织萎缩甚至消失，并伴局部脂肪异常积聚及脂肪过多，分为先天性和获得性脂肪萎缩。与胰岛素抵抗、代谢综合征及严重慢性高胰岛素血症有关。

（5）眼：眼的检查包括四部分，视功能、外眼、眼前节和内眼。先天性视力异常常见于 Wolfram 综合征。

（6）听力：有秒表听力检查和音叉试验。秒表听力检查是一种简便的听力测试方法，秒表的声音音调及强度固定，以测试耳听到表声的距离与正常耳能听到的表声的距离的比值作为判断听力的依据，能大致表示高频（3 000～8 000 Hz）听力受损的程度。音叉试验由 5 个不同频率的音叉组成，即 C_{128}、C_{256}、C_{512}、C_{1024} 和 C_{2048}，其中 C_{256} 和 C_{512} 最常用，有林纳试验（Rinne test，RT）、韦伯试验（Weber test，WT）和施瓦巴赫试验（Schwabach test，ST）。若听力有异常，在分型诊断里常提示线粒体糖尿病。

（7）第二性征发育情况：乳房和外阴发育情况，了解是否有性发育异常所导致的血糖异常。

体格检查

T 36.4 ℃，P 78 次/min，R 19 次/min，BP 125/75 mmHg

H 160 cm，BW 45 kg，腹围 66 cm，BMI 17.58 kg/m²

发育正常，营养中等，全身皮肤无黄染、无脂肪萎缩，黑棘皮病阴性，粗测听力、视力正常，甲状腺未触及，乳房发育正常，心肺听诊无异常，腹部无膨隆、紫纹，四肢肌力、肌张力正常。

---

2. 思维引导 经过上述查体，无典型的肥胖症和黑棘皮症，所以不支持 2 型糖尿病，听力、视力及第二性征发育均正常，不支持伴糖尿病的遗传综合征；甲状腺和血压正常，不支持其他内分泌疾病所致的继发性糖尿病；但 BMI 提示低体重，下一步的辅助检查应重点在于区分 1 型糖尿病。

(三)辅助检查

1. 主要内容及目的

(1)一般检查:如肝功能、肾功能、血脂等,进一步了解是否合并其他代谢指标异常。

(2)糖化血红蛋白(HbA1c):评估血糖控制的金标准,对于分型的价值主要用于暴发 T1DM 的识别。HbA1c<8.7% 是暴发性 T1DM 的必备诊断条件之一。

(3)甲状腺功能及抗体:明确低体重、血糖高是否与甲状腺疾病有关,另外由于 1 型糖尿病常伴桥本甲状腺炎,可通过甲状腺抗体(TPO-Ab、TgAb)初步了解是否有自身免疫因素参与。

(4)胰岛自身抗体:胰岛自身抗体是反映胰岛 β 细胞受到自身免疫攻击的关键指标。常用的胰岛自身抗体包括谷氨酸脱羧酶抗体(GADA)、胰岛素自身抗体(IAA)、蛋白酪氨酸磷酸酶自身抗体(IA-2A)和锌转运体 8 抗体(ZnT8A),用于临床诊断自身免疫性 T1DM。所有已知的抗体中,GADA 的敏感性最高,建议将其作为糖尿病免疫分型诊断的首要检测指标。尽管如此,在我国新诊 T1DM 人群中,GADA 阳性率仅为 70.2%,故临床上常需联合检测其他抗体提高 T1DM 的诊断率;推荐采用国际公认的放射配体法,以及国际认证的酶联免疫吸附测定(ELISA)检测胰岛自身抗体。

(5)OGTT+胰岛素+C 肽释放试验:胰岛功能的主要临床评价指标为血清 C 肽,这是区分糖尿病类型的重要参考。应警惕 T1DM 或影响胰岛发育及分泌的单基因糖尿病可能;刺激后 C 肽>600 pmol/L 时,提示胰岛功能尚可,诊断 T2DM 可能性大。用 C 肽水平来反映胰岛 β 细胞功能需注意:①血糖对于 C 肽有较大影响,一般建议将血糖控制在 5~10 mmol/L 时进行 C 肽的检测。②过低的血糖或过高的血糖水平均会抑制内源性胰岛素分泌,导致 C 肽测值偏低,低估患者的胰岛功能。勿根据单次 C 肽结果对胰岛功能下定论,必要时可重复检测。

辅助检查结果

(1)生化:ALT 35 U/L,AST 15 U/L,Urea 7.50 mmol/L,Cr 53 μmol/L,UA 148 μmol/L,TG 0.33 mmol/L,TC 4.85 mmol/L,LDL-C 2.64 mmol/L。

(2)糖化血红蛋白(HbA1c):外院已查,见病史。

(3)甲状腺功能及抗体:TPO-Ab 11.90 IU/mL,TgAb 11.00 IU/mL,FT$_3$ 4.09 pmol/L,FT$_4$ 10.16 pmol/L,TSH 0.810 μIU/mL。

(4)OGTT+胰岛素+C 肽释放试验:见表 4-19。

表 4-19　OGTT+胰岛素+C 肽释放试验

时间	0 min	30 min	60 min	120 min	180 min
血糖(mmol/L)	6.9	8.3	11.6	8.8	6.6
胰岛素(μU/mL)	1.90	8.30	11.00	14.80	9.70
C 肽(ng/mL)	0.76	1.56	2.48	4.04	3.11

(5)胰岛自身抗体:GADA 1.08 IU/mL,IAA 0.25 COI,ICA 0.13 COI,均正常。

(6)尿常规:蛋白(-),葡萄糖(-)。

---

2. **思维引导**　一般检查进一步验证患者无其他代谢异常,甲状腺功能正常排除甲状腺功能亢进症导致的低体重和血糖异常;糖尿病抗体阴性排除 1 型糖尿病,胰岛功能测定类似于以往结果,空腹血糖高和餐后血糖均高,但达不到糖尿病的诊断标准,进一步分析糖耐量结果,发现口服葡萄糖

负荷后血糖上升幅度不多,分别为 2.3 mmol/L 和 1.9 mmol/L,加上起病年龄在 25 岁以下,一级亲属父亲有糖尿病,且父亲平时血糖控制也理想,故考虑特殊类型糖尿病中的 MODY。下一步建议患者及家系进行基因检测验证。

（四）补充辅助检查

1. 基因检测　基因检测是确诊单基因糖尿病的金标准,建议对疑诊单基因糖尿病的患者进行基因检测。常用的基因检测方法有第一代测序技术和第二代测序技术。第一代测序技术是测序的金标准,又称为 Sanger 测序或双脱氧末端终止法,具有准确度高、灵敏度高和快速简易等优点,常应用于单个突变位点的验证或常见突变位点的筛查。第二代测序技术,能对几十万到几百万条 DNA 分子进行并行序列测定,根据检测目的和范围的不同,可分为全基因组、全外显子和靶向基因测序等,其中拷贝数变异检测（CNV-seq）是一种以发现基因组中存在的 CNVs 为目的的低深度全基因组测序。目前第二代测序技术已广泛应用于各种遗传病的检测。通常基因检测针对的是核基因组,仅在疑诊线粒体糖尿病情况下,推荐检测线粒体基因组。

2. 思维引导　患者青年起病,体型偏瘦、起病年龄小于 25 岁,无糖尿病的“三多一少”症状,血糖异常表现为空腹高血糖,OGTT 提示糖负荷 2 h 后血糖上升幅度在 3 mmol/L 以下,加上胰岛细胞自身抗体阴性、胰岛 β 细胞功能持续存在,一级亲属中类似的糖尿病家族史,故考虑特殊类型糖尿病中的青少年的成人起病型糖尿病（maturity onset diabetes of the young, MODY）。目前发现的 MODY 致病基因有 14 种,确诊需要基因诊断,故对该患者进行基因验证（图 4-20）,结果患者 GCK 基因第 386 位氨基酸由甘氨酸变成精氨酸提示 MODY 2,来源于父亲。

补充辅助检查结果

该患者基因检测结果见图 4-20。

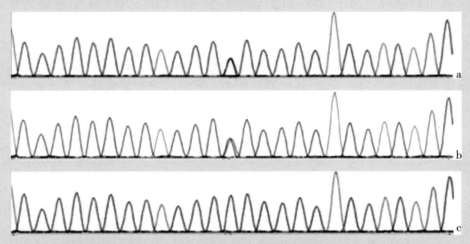

a. 申请人为 GCK 基因 c.1156G>A（p. Gly386Arg）杂合变异导致的相关疾病的可能性大
b. 患者父亲为 GCK 基因 c.1156G>A（p. Gly386Arg）杂合变异导致的相关疾病的可能性大
c. 患者母亲 GCK 基因 c.1156G>A（p. Gly386Arg）无变异

图 4-20　基因检测结果

（五）初步诊断

青少年的成人起病型糖尿病（MODY 2）。

二、治疗经过

1. 健康饮食　定期复查糖化血红蛋白。

2. 思维引导　因为 GCK 基因突变者血糖仅轻度增高且无症状，HbA1c 水平接近正常上限及发生糖尿病并发症的风险很低，所以患者的高血糖很少需要药物治疗，一年检测一次 HbA1c 水平即可。

治疗效果

多次复查 HbA1c 均在 6%~7%；无不适。

三、思考与讨论

遗传和环境因素是促致糖尿病发生的两大致病因素，两者对个体的分别或相互作用，最终导致胰岛 β 细胞分泌胰岛素功能缺陷和/或致周围组织胰岛素作用敏感性降低（胰岛素抵抗）这两个最终病理生理结局而致血糖增高。对致病因素源头认识的积累，目前发现有近百种致糖尿病病因。而 MODY 即属于其中致病因素明确的一类。

MODY 是一种常染色体显性遗传方式在家系内传递的早发型糖尿病，其临床表现类似 2 型糖尿病。目前通用的 MODY 型糖尿病的诊断标准有 3 点：①家系内至少三代直系亲属内均有糖尿病患者，且其传递符合常染色体显性遗传规律。②家系内至少有一个糖尿病患者的诊断年龄在 25 岁或以前。③糖尿病确诊后至少在 2 年内不需要使用胰岛素控制血糖。

MODY 基本病理生理机制是原发性胰腺 β 细胞缺陷而非胰岛素抵抗，目前发现至少 14 种不同的基因突变，其中肝细胞核因子（HNF）1α、葡萄糖激酶（GCK）、HNF4α 突变最为常见，占所有 MODY 的 90% 以上（表 4-20）。存在种族差异，我国最常见的亚型是 MODY 2 和 MODY 3。MODY 2 由 GCK 基因突变所致，GCK 作为胰腺 β 细胞的葡萄糖浓度感受器，是葡萄糖刺激胰岛素分泌的限速酶。GCK 突变导致胰岛 β 细胞 GCK 活性降低，引起 β 细胞葡萄糖磷酸化减少，葡萄糖敏感性降低、葡萄糖浓度与胰岛素分泌的剂量-效应关系右移。肝 GCK 突变导致肝糖原合成减少、肝糖输出增加，从而引起空腹血糖水平轻度升高。多在 5.5~8.0 mmol/L，大约 50% 的女性携带者可能有妊娠糖尿病。少于 50% 的携带者，通常为肥胖或年龄偏大者可有明显的糖尿病，但仅约 2% 携带者需用胰岛素治疗。患者糖尿病微血管并发症（视网膜病和蛋白尿）患病率要比其他 MODY 亚型及 2 型糖尿病患者低。

MODY 2 妊娠的管理非常重要，MODY 2 家系成员的出生体重与胎儿及其父母的 GCK 突变状态有关。如果胎儿和其母亲均携带 GCK 突变，母体血糖浓度升高可以刺激胎儿正常分泌胰岛素，其出生体重亦可正常；如果胎儿并不携带突变基因，母体高血糖会导致胎儿胰岛素分泌增加，其出生体重可增加约 500 g；如果胎儿的 GCK 突变是遗传自父亲，母亲血糖水平正常，则胎儿胰岛素合成减少，可导致其出生体重下降约 500 g。

MODY 由于发病机制相对明确，临床诊疗更容易实现精准治疗。虽然一般不需要药物治疗，但应明确是否存在胰岛素抵抗或合并其他类型糖尿病。对存在胰岛素抵抗的 MODY2 建议药物干预，新一代的降糖药物 SGLT-2i 作用于肾小管 SGLT-2，避开了因 GCK 突变所致的 β 细胞功能受损，有文献报道可以降低 MODY 2 的空腹血糖。葡萄糖激酶激动剂（glucokinase activators，GKA）也是良好的候选药物，但需要更多关于 GKA 的深入研究来证实。

表 4-20　不同 MODY 的基因突变特点

MODY 亚型	致病基因	患病率	临床特征	治疗
MODY1	HNF4A	较常见	一过性新生儿低血糖常见,约一半出生时为巨大儿,对磺脲类药物敏感	磺脲类药物、DPP-4i
MODY2	GCK	常见	空腹血糖和糖化血红蛋白轻度升高,通常无症状,易在妊娠期发现	饮食干预
MODY3	HNF1A	常见	肾糖阈降低,对磺脲类药物敏感,hs-CRP 水平降低	磺脲类药物、GLP-1RA 和 DPP-4i
MODY4	PDX1/IPF1	罕见	纯合子表现为胰腺不发育	饮食干预、口服药物、胰岛素
MODY5	HNF1B	少见	泌尿生殖系统畸形、胰腺内外分泌腺均受损、肝肾功能受损、神经精神系统异常	胰岛素
MODY6	NEU-ROD1	罕见	部分患者可能发生酮症酸中毒,另有部分患者则体型肥胖	口服药物、胰岛素
MODY7	KFL11	非常罕见	不详	口服药物、胰岛素
MODY8	CEL	非常罕见	同时存在胰腺内外分泌功能缺陷	口服药物、胰岛素
MODY9	PAX4	非常罕见	不详	饮食干预、口服药物、胰岛素
MODY10	INS	罕见	常见于新生儿糖尿病,极少数表现为 MODY	口服药物、胰岛素
MODY11	BLK	非常罕见	常伴有肥胖	口服药物、胰岛素
MODY12	ABCC8	罕见	常见于新生儿糖尿病极少数表现为 MODY,对磺脲类药物敏感	口服药物、胰岛素
MODY13	KCNJ11	非常罕见	常见于新生儿糖尿病极少数表现为 MODY,对磺脲类药物敏感	口服药物(磺脲类药物首选)、胰岛素
MODY14	APPL1	非常罕见	不详	饮食干预、口服药物、胰岛素

四、练习题

1. 糖尿病如何分类?

2. 青少年的成人起病型糖尿病的主要临床特征有哪些?

3. MODY2 如何治疗?

五、推荐阅读

[1]项坤三.特殊类型糖尿病[M].上海:上海科学技术出版社,2011.

[2]中国医师协会内分泌代谢科医师分会.糖尿病分型诊断中国专家共识[J].中华糖尿病杂志,2022,14(2):120-139.

[3]欧阳钦.临床诊断学[M].北京:人民卫生出版社,2005.

[4]秦贵军.郑州大学内分泌疑难病研讨会十年集萃[M].郑州:郑州大学出版社,2018.

第五部分　骨代谢疾病

案例 29　原发性骨质疏松症

一、病历资料

(一)门诊接诊

患者女性,55 岁。

1. **主诉**　间断腰背疼痛 5 年,反复骨折 1 年,加重 3 d。

2. **问诊重点**　腰背痛是由多种原因引起的一组常见临床综合征。腰背部的组织,自外向内包括皮肤、皮下组织、肌肉、韧带、脊椎、肋骨、脊髓膜和脊髓等,上述任何一种组织的病变都可引起腰背痛。问诊时注意起病方式、疼痛部位和性质、加重与减轻因素、既往史,以及职业等。患者为中老年女性,闭经 10 年,5 年来间断腰背疼痛,1 年来反复骨折。根据患者年龄、闭经,首先应考虑绝经后骨质疏松症,但应与代谢性骨病、腰椎间盘突出症、骨关节病、肿瘤骨转移等相鉴别。在问诊中应对主要症状、伴随症状、疾病演变过程、诊治经过、治疗效果进行鉴别。

3. **问诊内容**

(1)起病方式:急性起病还是慢性起病,急性腰背痛常见原因是外伤,比如生活中突然用力搬运重物、高处跌落、体育运动中的意外,可造成棘上韧带损伤,脊柱压缩性骨折,急性腰扭伤,从而出现腰背痛。慢性腰背痛起病隐匿,时轻时重,常见于骨质疏松症、脊柱关节炎、强直性脊柱炎、腰骶部肌肉劳损、脊柱肿瘤、胰腺癌、慢性前列腺炎等。

(2)诱发因素:有无外伤,负重、突然姿势改变等动作是否出现腰痛加重,绝经年龄,有无使用糖皮质激素、质子泵抑制剂、抗凝药物、抗惊厥药等。

(3)主要症状:①腰背部疼痛,要询问疼痛诱因、与外伤、活动间的关系,骨痛的时间、具体部位、疼痛性质,有无其他关节疼痛、红肿、皮疹、晨僵、活动障碍,疼痛是否对称,加重和缓解因素;②骨折,具体问诊骨折部位、诱因,是否为脆性骨折,骨折愈合情况;③身高变短,如果身高较年轻时变短超过 3 cm,提示椎体可能存在压缩性骨折。

(4)伴随症状:①有无活动受限,骨软化患者常表现为活动时剧烈骨痛,尤其是身体负重部位,翻身、上举等活动受限,身高变矮。②有无口渴、多饮、多尿、尿中排石、反酸、胃灼热感:原发性甲状旁腺功能亢进症常出现高钙血症的表现,累及消化系统、泌尿系统、心血管系统、精神系统。③有无体重增加、脸变圆红、满月脸、水牛背、锁骨上脂肪垫、皮肤紫纹、皮肤瘀斑等:皮质醇增多症患者会有上述表现。④女性有无闭经、溢乳:高催乳素血症或者性腺功能减退症患者会有上述表现。⑤有无贫血、骨痛、高钙血症、肾功能下降:多发性骨髓瘤会有上述表现。⑥有无关节红肿疼痛、变形、皮肤皮疹、口腔溃疡、脱发、龋齿、肾结石等:肾小管酸中毒、类风湿关节炎、系统性红斑狼疮、强直性脊柱炎等风湿免疫疾病会有上述表现。⑦有无乏力、体重减轻：需排除肿瘤骨转移。⑧有无便秘、腹痛、腹胀、食欲缺乏：严重的腰椎压缩性骨折可能会导致腹部脏器功能异常，引起便秘、腹痛、腹胀、食欲缺乏等不适。⑨有无下肢抽搐：低钙、低维生素 D 水平可引起肢体抽搐。⑩有无跌倒史：平地走路出现摔倒，是骨质疏松症骨折的危险因素。⑪有无经常腹泻：腹泻会影响肠道对维生素 D 的吸收，是骨质疏松症危险因素。

(5) 诊治经过：本次就诊前已经接受过的检查及其结果，治疗所用药物的名称、剂量、给药途径、疗程及疗效。

(6) 既往史：是否有皮质醇增多症、原发性甲状腺功能亢进症、性腺功能减退症、糖尿病、甲状腺功能亢进症等内分泌系统疾病，是否有风湿免疫性疾病、胃肠道疾病、血液系统疾病、神经肌肉疾病、慢性肝肾及心肺疾病等。

(7) 个人史：注意询问每天日晒时间、是否喝牛奶、补充钙剂、每天户外运动时间，有无吸烟、饮酒史，是否过量饮用咖啡、碳酸饮料，是否服用某些药物。

(8) 家族史：父母亲有无骨质疏松症、骨折病史。对于年轻的骨质疏松症患者，需要排除继发性骨质疏松症和代谢性骨病比如成骨不全、骨软化等。成骨不全是最常见的单基因遗传性骨病，以骨量低下、骨骼脆性增加和反复骨折为主要特征，由重要的骨基质蛋白 I 型胶原编码基因及其代谢相关基因突变所致。

问诊结果

患者女性，55 岁，5 年前无明显诱因出现腰背疼痛，弯腰时疼痛加重，未诊治。1 年前弯腰时再次出现腰痛，至当地医院查磁共振提示 L_2 椎体骨折（未见单），给予"迪巧片每日 1 片、膏药外敷"，症状逐渐好转。7 月余前晨起做家务时再次出现腰痛，至当地医院就诊查磁共振提示 T_{12} 骨折（未见单），休息后好转。5 个月前至当地医院查腰椎骨密度：骨质疏松（未见单）。3 月余前至当地医院查腰椎 MRI：①T_{12} 椎体压缩骨折；②L_2 椎体许莫氏结节；③腰椎骨质增生。3 d 前无明显诱因再次出现腰痛，较前加重，至当地市骨科医院查腰椎 MRI：T_{10}、T_{12}、L_2 椎体压缩性骨折。今为进一步治疗至医院，门诊以"重度骨质疏松症"收入院。自发病以来，患者食欲正常，平素不喝牛奶，近 1 年开始每日饮牛奶 250 mL 左右，很少户外活动，睡眠差，大小便正常，精神正常，体重近 3 个月内增加 5 kg。身高变短 4 cm。

4. 思维引导 该患者主要临床表现为腰背疼痛、脆性骨折，骨密度示骨质疏松。对于骨质疏松症患者，需要排除继发性骨质疏松症和代谢性骨病。需与下列疾病进行鉴别。①原发性甲状旁腺功能亢进症：表现为口渴、多饮、多尿、反酸、烧心等，实验室检查为高钙、低磷、高 PTH，甲状旁腺超声及 MIBI 显像示甲状旁腺占位。②皮质醇增多症：表现为满月脸、水牛背、锁骨上脂肪垫、腰围增加、皮肤紫纹、皮肤瘀斑等，实验室检查为 ACTH-COR 节律消失，24 h 尿游离皮质醇升高，小剂量地塞米松抑制试验不能被抑制。根据血 ACTH 水平、大剂量地塞米松抑制试验、垂体及肾上腺影像学检查进一步明确皮质醇增多症定位。③骨软化症，主要表现为骨痛、活动受限、身高变矮，X 线表现为椎体双凹变、骨盆畸形、假骨折线形成，实验室检查包括血钙、血磷、碱性磷酸酶、24 h 尿钙、25-羟基维生素 D_3、血气分析、尿常规等，需进一步明确病因。④肾疾病，例如，肾小管酸中毒等会导致高尿钙，需完善血气分析、电解质等。⑤骨肿瘤，尤其是多发性骨髓瘤及骨转移癌。肿瘤引起的腰背疼痛常呈持续性。部位模糊，休息不能改善，夜间可能加重。多发性骨髓瘤表现为骨痛、高血钙、贫血、肾功能不全，球蛋白升高，血清蛋白电泳可见异常蛋白，血浆免疫固定电泳可见 M 蛋白，尿本周蛋白阳性,骨髓穿刺可确诊。⑥腰椎间盘突出症:疼痛特点为卧床轻,站立重,弯腰轻,直腰重,咳嗽、喷嚏、排便等腹压增加时疼痛加重,常伴单腿放射痛、下肢麻木。⑦糖尿病:1型糖尿病骨密度降低,骨折风险增加,2型糖尿病骨密度可正常、骨量减少或骨质疏松,但骨折风险增加。⑧使用影响骨代谢的药物:如糖皮质激素、质子泵抑制剂、抗癫痫药物、芳香化酶抑制剂、促性腺激素释放激素类似物、抗病毒药物、噻唑烷二酮类药物和过量甲状腺激素等。

（二）体格检查

1. 重点检查内容及目的　需要鉴别骨痛是代谢性骨病或者继发性骨质疏松症,注意有无贫血貌、皮肤干燥,有无巩膜发蓝,有无口唇干燥、口腔溃疡、牙釉质发育不良、牙齿排列不齐、早脱落、猖獗龋,有无肾区叩击痛,有无关节韧带松弛,有无漏斗胸,有无"X"或者"O"形腿,有无脊柱侧弯、后凸,有无骨骼压痛,有无活动受限,重点关注部位是背部、脊柱、髋部、胸肋骨和四肢。有无关节的红肿热痛等。

体格检查结果

T 36.5 ℃,R 21 次/min,P 74 次/min,BP 146/79 mmHg

H 158 cm,BW 65 kg,BMI 26.04 kg/m^2

无贫血貌。巩膜不蓝。甲状腺未触及肿大。心肺腹查体(-)。胸廓、双下肢无畸形。胸廓挤压痛、骨盆压痛(-)。双肾区叩击痛(-)。无脊柱侧弯、后凸畸形,T_{12}、L_2椎体棘突有压痛及叩击痛。腰椎过伸试验阴性。纵轴叩击痛阴性。直腿抬高试验阴性。

---

2. 思维引导　经上述体格检查,患者T_{12}、L_2椎体棘突有压痛及叩击痛,近期在外院做过椎体磁共振检查,提示T_{10}、T_{12}、L_2椎体压缩性骨折。需要进一步完善相关检查,比如骨密度,血常规,尿常规,肝肾功能,血钙、磷和碱性磷酸酶水平,甲状腺功能,血清蛋白电泳,血浆免疫固定电泳,骨代谢指标,24 h尿电解质等进一步明确骨质疏松症原因。

（三）辅助检查

1. 主要内容及目的

（1）血常规:排除有无贫血、白血病等血液系统疾病。

（2）尿常规:排除有无肾小管酸中毒等。

（3）肝、肾功能:排除有无肝、肾疾病。

（4）血钙、磷和碱性磷酸酶水平。

（5）甲状腺功能:是否为甲状腺功能亢进症。

（6）血清蛋白电泳:有助于明确是否多发性骨髓瘤。

（7）尿钙、钠、肌酐:原发性甲状旁腺功能亢进症、皮质醇增多症会出现高尿钙,高尿钙、高尿钠是骨质疏松症的危险因素。

（8）骨转换标志物:有助于鉴别原发性和继发性骨质疏松症、判断骨转换类型、预测骨丢失速率、评估骨折风险、了解病情进展、选择干预措施,监测药物疗效及依从性等。原发性骨质疏松症患者的骨转换标志物水平往往正常或轻度升高。如果骨转换标志物水平明显升高,需排除高转换型继发性骨质疏松症或其他疾病的可能性,如原发性甲状旁腺功能亢进症、畸形性骨炎及某些恶性肿瘤骨转移等。

（9）血气分析:了解有无肾小管酸中毒。

（10）24 h尿游离皮质醇:了解有无皮质醇增多症。

（11）胸腰椎侧位 X 线片：了解有无椎体压缩性骨折。

（12）骨扫描：可鉴别是否为代谢性骨病（骨软化、甲状旁腺功能亢进症、畸形性骨炎、骨纤维异常增殖症等）、肿瘤骨转移或者多发性骨髓瘤。

辅助检查结果

（1）血常规：无异常。

（2）尿常规：无异常。

（3）肝肾功能：无异常。

（4）血钙 2.25 mmol/L，血磷 1.15 mmol/L，碱性磷酸酶 87 U/L。

（5）血气分析：正常。

（6）骨代谢指标：甲状旁腺素 58.42 pg/mL，总 I 型胶原氨基酸端延长肽 61.10 ng/mL，25-羟基维生素 D_3 15.60 ng/mL，骨钙素 19.60 ng/mL，β胶原特殊序列测定 0.93 ng/mL。

（7）24 h 尿电解质：24 h 尿量 2.0 L，其余结果如下（表5-1）。

表5-1　24 h 尿电解质

项目	钾/(mmol/24 h)	钠/(mmol/24 h)	氯/(mmol/24 h)	钙/(mmol/24 h)	磷/(mmol/24 h)
结果	27.62	72.00	83.20	2.08	12.18
参考值	25.6~100.0	130~217	110~250	2.5~7.5	16.1~42.0

（8）甲状腺功能：见表5-2。

表5-2　甲状腺功能

项目	FT₃/(pmol/L)	FT₄/(pmol/L)	TSH/(μIU/mL)
结果	4.37	15.77	0.87
参考值	3.28~6.47	7.9~18.4	0.56~5.91

（9）性激素六项：见表5-3。

表5-3　性激素六项

项目	LH/(mIU/mL)	FSH/(mIU/mL)	E₂/(pg/mL)	T/(ng/mL)	P/(ng/mL)	PRL/(ng/mL)
结果	16.24	36.54	<10.00	0.22	0.10	7.31
参考值(绝经期)	10.39~64.57	26.72~133.41	<28	0.11~0.57	<0.1~0.2	5.18~26.53

（10）ACTH-COR 节律：见表5-4。

表5-4　ACTH-COR 节律

项目	8:00	4:00	0:00
ACTH(pg/mL)	50.50	14.90	24.20
COR(μg/dL)	19.90	8.28	12.90

(11)血清蛋白电泳、尿本周蛋白电泳、血浆免疫固定电泳:均阴性。

(12)双能 X 射线吸收法(DXA)骨密度:见表5-5。

表5-5   DXA 骨密度

项目	BMD(g/cm^2)	T 值
$L_1 \sim L_4$	0.530	−4.7
股骨颈	0.453	−3.6
全髋	0.561	−3.1

2.思维引导   患者为 55 岁女性,主要表现为腰背部疼痛,身高变矮,多发椎体脆性骨折,骨密度降低,考虑骨质疏松症。只有排除继发性骨质疏松症,才能诊断为原发性骨质疏松症。进一步完善继发性骨质疏松症的筛查,未发现继发性骨质疏松症病因,考虑为原发性骨质疏松症。患者存在闭经早,维生素 D 缺乏,平素不喝牛奶,很少户外活动,这些均是骨质疏松症的危险因素。

(四)初步诊断

分析上述病史、查体、辅助检查结果,支持以下诊断:①严重骨质疏松症 T_{10}、T_{12}、L_2 椎体压缩性骨折;②维生素 D 缺乏。

二、治疗经过

1.治疗方法   ①给予碳酸钙、骨化三醇补充钙剂及活性维生素 D,给予唑来膦酸 5 mg 每年静脉滴注抑制骨吸收、增加骨密度、降低骨折风险。②嘱患者高钙饮食,每日户外运动半小时,避免跌倒,警惕骨折。

治疗效果

经过治疗后,患者腰背疼痛、乏力好转,生活耐力提升,无新发骨折发生,未出现跌倒。

2.思维引导   骨质疏松症的治疗,包括调整生活方式、骨健康基本补充剂,以及抗骨质疏松药物。调整生活方式包括:①加强营养,均衡膳食。建议摄入富含钙、低盐和适量蛋白质的均衡膳食,推荐每日蛋白质摄入量为 0.8 ~ 1.0 g/kg 体重,并每天摄入牛奶 300 mL 或相当量的奶制品。②充足日照:建议上午 11 时到下午 3 时间,尽可能多地暴露皮肤于阳光下晒 15 ~ 30 min。③规律运动:运动可改善机体敏捷性、力量、姿势及平衡等,减少跌倒风险。运动还有助于增加骨密度。适合于骨质疏松症患者的运动包括负重运动及抗阻运动,以减少跌倒和骨折风险。④戒烟。⑤限酒。⑥避免过量饮用咖啡。⑦避免过量饮用碳酸饮料。⑧尽量避免或少用影响骨代谢的药物。骨健康基本补充剂包括钙剂和维生素 D。钙剂:充足的钙摄入对获得理想骨峰值、减缓骨丢失、改善骨矿化和维护骨骼健康有益。《中国居民膳食营养素参考摄入量》(2013 版)建议,成人每日钙推荐摄入量为 800 mg(元素钙),50 岁及以上人群每日钙推荐摄入量为 1 000 ~ 1 200 mg。维生素 D:充足的维生素 D 可增加肠钙吸收、促进骨骼矿化、保持肌力、改善平衡能力和降低跌倒风险。《中国居民膳食营养素参考摄入量》(2013 版)建议,成人推荐维生素 D 摄入量为 400 IU/d;65 岁及以上老年人推荐摄入量为 600 IU/d;可耐受最高摄入量为 2 000 IU/d。维生素 D 用于骨质疏松症防治时,剂量可为 800 ~ 1 200 IU/d。抗骨质疏松药物分为抗骨吸收和促进骨形成,或双重作用。抗骨吸收药物包括雌激素、雷洛昔芬、双膦酸盐、地舒单抗等,促进骨形成药物包括特立帕肽、阿巴洛肽、罗莫佐单抗等。目前国内上市的促骨形成药物只有特立帕肽。

根据2020年《AACE/ACE临床实践指南:绝经后骨质疏松症诊断和治疗》,绝经后妇女骨质疏松症可根据高危和极高危的特征进行分层,患者的分层决定了初始药物的选择和治疗的时间。极高骨折风险定义为骨质疏松症患者合并以下任意一条危险因素:①近期发生脆性骨折(特别是24个月内发生的脆性骨折);②接受抗骨质疏松症药物治疗期间仍发生骨折;③多发性脆性骨折(包括椎体、髋部、肱骨近端或桡骨远端等);④正在使用可导致骨骼损害的药物如高剂量糖皮质激素(≥7.5 mg/d 泼尼松龙超过3个月)等;⑤DXA测量骨密度T值<-3.0;⑥高跌倒风险或伴有慢性疾病导致跌倒史;⑦FRAX® 计若未来10年主要骨质疏松骨折风险>30%或髋部骨折风险>4.5%为极高的骨折风险。确诊骨质疏松症但不存在极高骨折风险的患者为高骨折风险患者。对于极高骨折风险和高骨折风险患者,可选择唑来膦酸、地舒单抗、特立帕肽、阿巴洛肽、罗莫佐单抗。该患者既往12个月内出现骨折且为多发椎体骨折,骨密度T值<-3,属于极高骨折风险,由于唑来膦酸为广谱抗骨吸收药物,增加骨密度,降低椎体、非椎体、髋部骨折风险。因此,给予每年静脉使用一次的唑来膦酸治疗。

三、思考与讨论

骨质疏松症的主要临床表现为腰背部疼痛,甚至全身疼痛,身高变矮,容易出现骨折。目前骨质疏松症的诊断包括基于临床诊断和基于骨密度的诊断。对于绝经后女性、50岁及以上男性,建议参照WHO推荐的诊断标准,基于DXA测量结果,骨密度T值≤-2.5SD为骨质疏松,骨密度T值≤-2.5SD合并脆性骨折是严重骨质疏松症。如髋部或椎体发生脆性骨折,不依赖于骨密度测定,临床上即可诊断骨质疏松症。而在肱骨近端、骨盆或前臂远端发生的脆性骨折,即使骨密度测定显示低骨量($-2.5<$T值<-1.0),也可诊断骨质疏松症。只有排除继发性骨质疏松,才能诊断为原发性骨质疏松症。进一步完善继发性骨质疏松症的筛查,未发现继发性骨质疏松病因,考虑为原发性骨质疏松症。根据2020年《AACE/ACE临床实践指南:绝经后骨质疏松症诊断和治疗》,绝经后妇女骨质疏松症要进行高危和极高危的分层,患者的分层决定了初始药物的选择和治疗的时间。该患者既往12个月内出现骨折、多发椎体骨折,骨密度T值<-3,属于极高骨折风险,因此给予每年静脉使用一次的唑来膦酸治疗。唑来膦酸是常用的骨吸收抑制剂,具有广谱抗骨质疏松作用,可增加椎体、非椎体,以及髋部的骨密度,降低椎体、非椎体、髋部骨折风险。钙剂及维生素D作为骨健康基本补充剂需要长期服用,定期复查血钙、血磷、碱性磷酸酶、骨代谢指标、24 h尿钙、骨密度等。

四、练习题

1.骨质疏松症的主要临床表现有哪些?
2.骨质疏松症的鉴别诊断有哪些?
3.原发性骨质疏松症的治疗方法有哪些?

五、推荐阅读

[1]孟迅吾,周学瀛.协和代谢性骨病学[M].北京:中国协和医科大学出版社,2021.
[2]王吉耀,葛均波,邹和建.实用内科学[M].16版.北京:人民卫生出版社,2022.

案例30　**原发性甲状旁腺功能亢进症**

一、病历资料

（一）门诊接诊

患者女性,72 岁。

1. 主诉　关节疼痛 10 年,腰背疼痛 5 年,加重 1 个月。

2. 问诊重点　患者为老年女性,病程长,关节、腰背疼痛为主要就诊原因。能引起关节及骨骼疼痛的内分泌代谢性疾病有骨软化症、骨质疏松症、原发性甲状旁腺功能亢进症、痛风、佩吉特（Paget）、骨纤维异常增殖症等。问诊应围绕骨痛出现的时间、起病急缓、部位、性质、程度、诱因、是否对称、伴随症状、疾病演变过程、诊治经过、治疗效果等展开。对上述内分泌疾病及其他疾病（如恶性肿瘤骨转移、多发性骨髓瘤、退行性骨关节病变、风湿性疾病等）进行鉴别诊断,为明确诊断提高依据。

3. 问诊内容

（1）诱发因素:有无外伤,有无湿冷居住环境、重体力活动等。如长期居住在湿冷环境容易出现类风湿性关节炎,长期从事重体力活动容易出现退行性骨关节病变,长期服用糖皮质激素容易出现骨质疏松症,既往恶性肿瘤病史的患者可能出现骨转移。因此,要仔细地询问病史。

（2）主要症状:有以下表现。

1）关节疼痛:重点询问起病年龄、起病急缓、疼痛程度、疼痛部位、关节痛的演变（有无关节破坏）、是否对称,是单关节还是多关节,治疗效果等。退行性骨关节病多累及腰椎、骨盆、膝关节等负重部位,多累及远端指间关节,出现赫伯登结节（见于70%患者）。类风湿性关节炎多累及腕、掌指、近端指间关节等小关节,呈对称性,长期可出现关节破坏。痛风常累及双足踇趾或者第一跖趾关节,常夜间突发剧烈疼痛,对秋水仙碱效果好,用于诊断性用药。骨软化症常出现身体负重部位、肋骨疼痛或者挤压痛。强直性脊柱炎的疼痛位于骶髂关节处或臀部,逐渐加重并影响腰部活动,伴僵直感,多夜间出现,伴翻身困难,清晨或久坐起立时僵直感尤其剧烈,活动后减轻,最终出现脊柱运动功能障碍和强直畸形,50%左右以外周关节炎为首发症状,受累关节以髋、膝、踝等下肢大关节为主,小关节很少受累,常呈非对称性,主要为少关节或单关节受累,除关节疼痛外,关节活动受限甚至出现功能障碍。

2）腰背疼痛:腰背痛是由多种原因引起的一组常见临床综合征。腰背部的组织,自外向内包括皮肤、皮下组织、肌肉、韧带、脊椎、肋骨、脊髓膜和脊髓等,上述任何一种组织的病变都可引起腰背痛。问诊时注意起病方式、疼痛部位和性质、加重与减轻因素、既往史,以及职业等。病因包括骨质疏松症、腰椎间盘突出症、脊柱结核、肿瘤、强直性脊柱炎、银屑病关节炎、骨性关节炎和感染性关节炎等。骨质疏松症引起的腰背痛,常隐匿起病,如果合并椎体压缩性骨折,疼痛明显。强直性脊柱炎腰背痛发生率达90%,起病隐匿,伴僵硬感,休息不能缓解,活动反而改善,X 线片示骶髂关节侵蚀、硬化、狭窄,椎体方形变和竹节样改变。骨性关节炎,老年发病,多与外伤、肥胖等因素相关,压迫神经根时可出现剧烈的下肢牵涉痛,X 线片椎体边缘骨刺形成。感染性关节炎有感染的症状和体征,比如发热、局部红肿热痛、炎症指标高等。

（3）伴随症状:有以下表现。

　　1）有无恶心、呕吐、反酸、口渴、多饮、多尿、血尿等：甲状旁腺功能亢进症患者骨痛时，可出现高钙血症，引起胃肠道平滑肌肌张力降低，蠕动减慢，表现为腹胀、恶心、呕吐、便秘等，高血钙刺激胃黏膜分泌胃泌素增加，而促进胃酸分泌增多，可发生消化性溃疡，高钙血症可引起性格改变，抑郁、烦躁、情绪不稳等，高钙血症可出现渗透性利尿，引起多尿、口渴、多饮，高尿钙可引起肾结石，出现肉眼血尿、尿中排石等。

　　2）有无身高变矮、骨折：骨质疏松患者可出现身高变矮，脆性骨折。

　　3）有无骨骼畸形：甲状旁腺功能亢进症患者出现纤维囊性骨炎时，局部可出现骨骼畸形，需与佝偻病/骨软化症、Paget 病和骨纤维异常增殖症（FD）等鉴别。佝偻病/骨软化症是一种主要表现为骨骼畸形、骨痛的骨骼矿化障碍性疾病，骨骺闭合前发生称为佝偻病，骨骺闭合后发生称为骨软化症。佝偻病 X 线表现为干骺端增宽，毛刷征，骨软化症 X 线表现为椎体双凹变、骨盆变形、假骨折线。Paget 病多见于>50 岁的男性，欧美高发，以骨盆、脊柱最多见，其次分颅骨、股骨、肩胛骨、胫骨。骨痛是最常见症状，其他表现有骨折、骨性关节炎、骨畸形、椎管狭窄导致截瘫、神经脑组织受压导致头痛、听力下降等。该病骨骼病变分 3 期：溶骨期、成骨期及硬化期，不同时期 X 线表现不一，疾病活动时碱性磷酸酶水平明显增高。FD 是一种以纤维组织取代正常骨组织为特征的骨良性病变，以骨痛、病理性骨折、骨骼畸形为主要临床表现。FD 分为单骨型和多骨型 2 种。多骨型同时伴有内分泌功能亢进和皮肤咖啡牛奶色斑者称 McCune-Albright 综合征（MAS）。FD 病变好发于肢体骨、肋骨、颅和髂骨等部位，X 线片可见囊状膨胀性改变、磨玻璃样改变、丝瓜瓤状改变、虫蚀样改变、增生硬化型改变。结合 X 线表现、血碱性磷酸酶、β-CTX 等检查可诊断 FD，病变部位活检或术后病理有助 FD 诊断，病变组织基因组 DNA 检测发现 *GNAS* 基因突变阳性可协助 FD 病因学诊断。

　　4）其他内分泌腺瘤的表现：①胰腺神经内分泌肿瘤，包括胰岛细胞瘤、胰升糖素瘤、胃泌素瘤、生长抑素瘤、血管活性肠肽瘤等。胰岛细胞瘤表现为反复发作的低血糖，即 Whipple 三联征，心悸、出汗、肢体震颤，长期可出现体重增加。胰升糖素瘤表现为皮肤游走性坏死性红斑、口舌炎、糖耐量异常或糖尿病、体重减轻等。胃泌素瘤表现反复、多发、非典型部位出现消化道溃疡、腹痛、腹泻、胃食管反流等。生长抑素瘤表现为糖尿病、胆石症、脂肪泻、腹痛、腹部包块等。血管活性肠肽瘤表现为大量水样泻、脱水、电解质紊乱、皮肤潮红、胃酸减少、高血糖等。②垂体瘤，包括催乳素瘤、促肾上腺皮质激素腺瘤、GH 瘤、TSH 瘤等。垂体催乳素瘤表现为闭经、溢乳、性欲减退、体重增加等。垂体促肾上腺皮质激素腺瘤表现为满月脸、水牛背、锁骨上脂肪垫、体重增加、向心性肥胖、皮肤紫纹等。垂体 GH 瘤在骨骺闭合前表现为巨人症，骨骺闭合后表现为手足增大、眉弓突出、鼻翼增宽、齿缝增宽、打鼾等。垂体 TSH 瘤表现为心慌手抖、多食易饥、怕热多汗、消瘦、大便次数多等。③嗜铬细胞瘤，表现为阵发性高血压、头痛、心悸、多汗、体位性低血压等。④甲状腺髓样癌：表现为颈部包块等。

　　（4）诊治经过：本次就诊前已经接受过的检查及其结果，治疗所用药物的名称、剂量、给药途径、疗程及疗效。

　　（5）既往史：当出现一个症状或体征时，需注意联系既往病史，尤其是和高钙血症（消化系统症状、泌尿系统症状、精神症状）、多发性内分泌肿瘤相关的疾病。重点询问有无骨骼畸形、骨折、肾结石等病史。

　　（6）个人史：需要询问有无骨质疏松症的危险因素，比如每天日晒时间、是否喝牛奶、补充钙剂、每天户外运动时间，是否吸烟、嗜酒，有无过量饮用咖啡、碳酸饮料，有无使用糖皮质激素、质子泵抑制剂、抗凝药物、抗惊厥药等。需要询问自幼生长发育、牙齿发育情况。

　　（7）家族史：原发性甲状旁腺功能亢进症是多发性内分泌肿瘤的一部分，分为 MEN 1 型和 MEN 2 型（MEN 2A 型和 MEN 2B 型）。国外文献报道 MEN 1 型中 90% 以上发现原发性甲状旁腺功能亢进症（primary hyperparathy rodism，PHPT），其他常累及胃肠胰腺及垂体前叶；MEN 2A 型中 20% ~

30% 发生 PHPT,其他常见病变为甲状腺髓样癌及嗜铬细胞瘤。家族性低尿钙高血钙症(FHH)与钙敏感受体 *CaSR* 基因突变有关,FHH1 为常染色体显性遗传,由 *CaSR* 基因的杂合失活性突变引起,以持续终生的无症状性轻度高钙血症为特征,伴轻度高镁血症,血 PTH 水平可正常或轻度增高,尿钙排量相对较低,通常无症状,仅需要观察,应避免不必要的甲状旁腺切除手术。新生儿重症甲状旁腺功能亢进症(NSHPT)由 *CaSR* 基因的纯合失活性突变引起,表现为危及生命的新生儿严重高钙血症、骨骼脱钙、骨膜下吸收、多发骨折及胸廓畸形、低肌张力、便秘及呼吸窘迫等,死亡率超过25%。血钙及 PTH 水平显著升高,尿钙水平位于高血钙不相当的正常或偏低范围。甲状旁腺功能亢进症–颌骨肿瘤综合征(HPT–JT)为罕见的常染色体显性遗传疾病,主要累及甲状旁腺、颌骨及肾脏,表现为 PHPT、颌骨骨化纤维瘤、多囊肾、肾脏畸胎瘤、肾母细胞瘤等。该综合征 PHPT 发病较早,多见于青少年或成年早期发病,可累及多个甲状旁腺,病变甲状旁腺可呈多囊性改变。

问诊结果

患者为老年女性,72 岁,10 年前无明显诱因出现双膝关节活动时疼痛,无红肿、皮温升高,休息后缓解,至当地医院就诊,完善相关检查(具体不详),诊断为“骨质疏松症”,给予理疗,疼痛缓解。6 年前摔倒后出现髋关节疼痛,至当地医院给予理疗、输液等治疗(具体不详),效果欠佳。5 年前出现腰背部疼痛,活动后加重,可耐受,未诊治。1 个月前上述疼痛加重,髋关节尤为明显,不能行走及自行翻身,无发热、乏力、食欲缺乏、多尿、腹胀等症状,至当地医院行髋关节、腰椎平片提示骨质疏松,未治疗。今为进一步诊治来医院,门诊查 PTH 2147 pg/mL,骨密度示骨质疏松。发病来,患有无发热、关节肿胀、无口干多饮多尿,无尿中排石及肉眼血尿,无乏力、食欲缺乏,身高较年轻时变矮(具体不详)。平素神志清,精神可,食欲、睡眠、小便正常,大便稍干结(4~5 d/次),近 10 年体重下降约 15 kg。

既往史:“冠心病”30 年余,未正规治疗。7 年前行“左肩部脂肪瘤切除术”,其余无特殊。

4. 思维引导　　该患者主要症状是双膝关节、髋关节疼痛、腰背疼痛,外院诊断为“骨质疏松症”,给予理疗,疼痛缓解,1 个月前上述疼痛加重,髋关节尤为明显,不能行走及自行翻身,门诊查 PTH 明显升高,初步考虑为原发性甲状旁腺功能亢进症。一般来说,骨质疏松症疼痛呈轻中度,如果出现疼痛程度较重,应排除其他原因引起的继发性骨质疏松,该患者需与以下疾病进行鉴别。①继发性甲状旁腺功能亢进症:是指甲状旁腺受到低血钙刺激而分泌过量的 PTH 以提高血钙的一种慢性代偿性临床综合征,其血钙水平为低或正常。常见的原因有慢性肾功能不全、维生素 D 缺乏、肠吸收不良综合征、妊娠和哺乳等。②异位甲状旁腺功能亢进症(简称异位甲旁亢):指由某些非甲状旁腺肿瘤自主分泌过多的 PTH(而非甲状旁腺激素相关蛋白)所引起的甲状旁腺功能亢进症。导致异位甲状旁腺功能亢进症的肿瘤有肺癌、卵巢癌、胰腺癌、肝癌、甲状腺乳头状癌等。③多发性骨髓瘤:多发性骨髓瘤(multiple myeloma,MM)是一种克隆浆细胞异常增殖的恶性疾病,MM 常见的症状包括骨髓瘤相关器官功能损伤的表现,即血钙增高、肾功能损害、贫血、骨病,以及继发淀粉样变性等相关表现。血浆免疫固定电泳可见 M 蛋白、血游离轻链,必要时骨髓穿刺。④肿瘤骨转移:基础疾病有肿瘤病史,出现骨痛应怀疑,骨痛的同时存在明显体重减轻等消耗症状,受累骨骼逐渐增多,骨转换指标高,骨显像呈点状多发的、不规则的放射性“热”区,以中轴骨居多,其中以脊椎最常见,必要时行骨活检以明确诊断。⑤强直性脊柱炎:腰背痛发生率达 90%,起病隐匿,伴僵硬感,休息不能缓解,活动反而改善,X 线片示骶髂关节侵蚀、硬化、狭窄,椎体方形变和竹节样改变。⑥骨性关节炎:老年发病,多与外伤、肥胖等因素相关,压迫神经根时可出现剧烈的下肢牵涉痛,X 线片椎体边缘骨刺形成。⑦FD 病变好发于肢体骨、肋骨、颅和髂骨等部位,X 线片可见囊状膨胀性改变、磨玻璃样改变、丝瓜瓤状改变、虫蚀样改变、增生硬化型改变。结合 X 线表现、血 ALP、β-CTX 等检查可诊断 FD,病变部位活检或术后病理有助于 FD 诊断,组织基因组 DNA 检测发现 *GNAS* 基因突变阳性可协助 FD 病因学诊断。

(二)体格检查

1. **重点检查内容及目的**　通过问诊发现患者存在骨痛,高 PTH 血症,高度怀疑 PHPT,应重点检查患者有无脱水征,颈部是否存在结节以及大小、数量、质地、有无触痛等。其次,应重点检查全身骨骼有无压痛、畸形以及活动情况。再次,对患者腹部仔细检查,有无上腹部压痛、肾区叩击痛以判断有无高钙血症引起的消化道溃疡、肾结石等。为排除肿瘤,还应对心、肺、全身浅表淋巴结仔细检查。

体格检查结果

T 36.4 ℃,R 15 次/min,P 84 次/min,BP 106/78 mmHg

H 160 cm,BW 36 kg,BMI 14.06 kg/m^2

平车推入,神志清楚,体型消瘦,强迫体位。无脱水貌。全身浅表淋巴结未触及肿大。头颅无畸形。颈软,未触及包块,甲状腺未触及肿大。双肺呼吸音清,未闻及干、湿啰音,心率 84 次/min,律齐,各瓣膜听诊区未闻及病理性杂音。腹平软,无压痛、反跳痛,肝、脾肋下未触及,双肾无叩击痛,肠鸣音存在。脊柱后突畸形,棘突无压痛,四肢活动受限,膝关节、髋关节、双肩关节压痛明显。双下肢无水肿,其余未见明显异常。

---

2. **思维引导**　经上述体格检查,患者主要阳性体征是脊柱后突畸形,四肢活动受限,膝关节、髋关节、双肩关节压痛明显。患者髋关节疼痛尤为明显,不能行走及自行翻身,应排除髋关节骨折。患者神志清,无脱水貌,无肾区叩击痛,肠鸣音存在,提示患者无高钙血症引起的体征。浅表淋巴结不大,心肺腹查体阴性,无恶性肿瘤依据,必要时还需做进一步检查。

(三)辅助检查

1. 主要内容及目的

(1)血钙、血磷、碱性磷酸酶:了解有无钙磷代谢异常,评估有无代谢性骨病。

(2)24 h 尿电解质:评估有无高尿钙。

(3)骨代谢指标:评估骨转换,排除其他代谢性骨病。

(4)影像学检查:①甲状旁腺超声,了解有无甲状旁腺占位;②甲状旁腺 MIBI 显像,了解有无甲状旁腺占位;③骨密度,了解骨密度情况,评估有无骨质疏松症;④骨扫描,了解骨骼病变情况,评估有无代谢性骨病、肿瘤骨转移等;⑤骨骼 X 线片、CT 或 MRI,了解有无指骨骨膜下骨吸收、齿槽骨骨吸收、骨软化征象、骨折等。

(5)MEN 排查:①胃泌素,排除有无胃泌素瘤;②降钙素,排除有无甲状腺髓样癌;③空腹胰岛素,排除有无胰岛细胞瘤;④胰升糖素,排除有无胰高血糖素瘤;⑤垂体前叶功能,ACTH-COR 节律、24 h 尿游离皮质醇、甲状腺激素(FT$_3$、FT$_4$、TSH,必要时查 TPO-Ab、TgAb、TRAb)、性激素六项(FSH、LH、PRL、E$_2$、P、T)、GH、IGF-1,评估是否存在垂体前叶功能异常;⑥24 h 尿儿茶酚胺、单胺类物质测定,排除有无嗜铬细胞瘤。

辅助检查结果

(1)血尿、大便常规:无异常。

(2)肾功能、血糖、甲状腺功能、凝血功能:均未见明显异常。

(3)血钙2.75 mmol/L,血磷0.56 mmol/L,ALP>1795.5 U/L。

(4)24 h尿电解质:见表5-6。

表5-6　24 h尿电解质

项目	钾(mmol/24 h)	钠(mmol/24 h)	钙(mmol/24 h)	磷(mmol/24 h)
结果	55.55	138.78	4.00	6.97
参考值	25.6~100.0	130~217	2.5~7.5	16.1~42.0

(5)骨代谢指标:PTH 1 598 pg/mL,总Ⅰ型胶原氨基端延长肽>1 200 ng/mL,25-羟维生素D_3<3.0 ng/mL,骨钙素>300 ng/mL,β胶原特殊序列测定4.2 ng/mL。

(6)骨质疏松症鉴别诊断:①血清蛋白电泳、免疫固定电泳、尿本周蛋白均阴性;②肿瘤标志物均在正常范围。

(7)原发性甲状旁腺功能亢进症定位检查:①甲状旁腺超声,甲状腺右侧叶下后方实性低回声结节(考虑来自甲状旁腺腺瘤);②甲状旁腺发射计算机断层显像(ECT),甲状腺右叶下极甲状旁腺显像阳性(图5-1)。

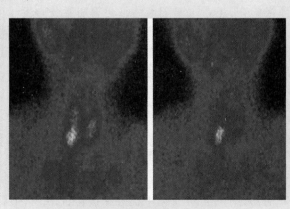

图5-1　甲状旁腺ECT

(8)DXA:L_1~L_4 T值-15,股骨颈T值-8.33,全髋T值-8.5。

(9)胸腰椎MRI:胸腰椎多发压缩性骨折(图5-2)。

(10)全身骨扫描:全身多处骨代谢异常活跃(图5-3)。

(11)MEN排查:①胃泌素、降钙素、空腹胰岛素、胰升糖素,正常;②垂体前叶功能,ACTH-COR节律、24 h UFC、甲状腺功能、GH、IGF-1正常,性激素六项示绝经后改变。③24 h尿儿茶酚胺,正常。④垂体磁共振、肾上腺CT均未见明显异常。

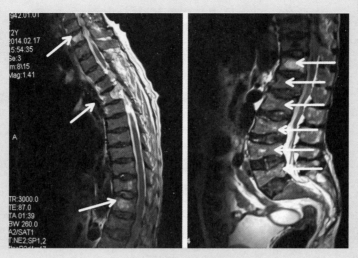

图 5-2　胸腰椎 MRI

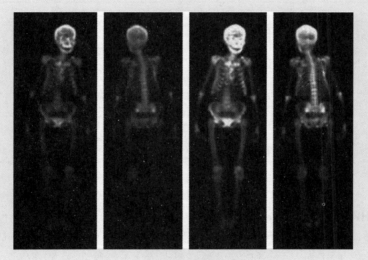

图 5-3　全身骨扫描

2. 思维引导　患者存在血钙升高、血磷降低、ALP 升高,血 PTH 明显升高,骨转换指标 P1NP 和 β-CTX 明显升高,骨密度示骨质疏松,甲状旁腺超声示甲状腺右侧叶下后方实性低回声结节,考虑来自甲状旁腺腺瘤,甲状旁腺 ECT 示右下甲状旁腺高功能腺瘤,骨扫描示多发骨骼活跃,胸腰椎 MRI 示胸腰椎多发压缩性骨折,结合患者病史和体格检查,明确为原发性甲状旁腺功能亢进症。进一步完善 MEN 排查,未发现其他内分泌腺瘤。

（四）初步诊断

分析上述病史、查体、辅助检查结果,支持以下诊断:原发性甲状旁腺功能亢进症（右侧甲状旁腺腺瘤）。

二、治疗经过

1. 控制高钙血症　①补液:嘱患者多饮水,生理盐水 3 000 ~ 4 000 mL 静脉输注。②利尿:呋塞米 40 mg,静脉注射。③鲑鱼降钙素:给予鲑鱼降钙素 50 U q8h 皮下注射。④双膦酸盐:给予伊班膦酸 2 mg 静脉滴注。

2. 手术治疗　明确 PHPT 诊断后,转入甲状腺外科,行"右侧甲状旁腺腺瘤切除术"。术后病理:符合甲状旁腺腺瘤。

治疗效果

(1)患者骨痛症状改善。

(2)术前经过补液利尿、降钙素、伊班膦酸治疗,血钙降至 2.83 mmol/L,术后血钙由 2.83 mmol/L 降至正常,PTH 由 1 598 pg/mL 降至 16.96 pg/mL,术后第 3 天出现低钙,给予碳酸钙及维生素 D 治疗,见表 5-7、表 5-8。

表 5-7　手术前后 PTH 变化

项目	术前	手术结束时	术后 1 h	术后 1 d
PTH(pg/mL)	1598	293.7	39.01	16.96

表 5-8　手术前后血电解质变化

项目	术前	术后 1 d	术后 2 d	术后 3 d	术后 5 d	术后 6 d
钙(mmol/L)	2.83	2.3	2.14	1.77	1.66	1.89
磷(mmol/L)	0.65	0.65	0.35	1.89	0.44	0.48

3. 思维引导　PHPT 的治疗包括手术治疗和药物治疗。手术为 PHPT 首选的治疗方法。手术指征包括有症状的 PHPT 患者和无症状的 PHPT 患者合并以下任一情况:①高钙血症,血钙高于正常上限 0.25 mmol/L(1 mg/dL);②肾损伤,肌酐清除率低于 60 mL/min;③任何部位骨密度值低于峰值骨量 2.5 个标准差(T 值<-2.5),和/或出现脆性骨折;④年龄小于 50 岁;⑤患者不能接受常规随访。

药物治疗:PHPT 患者如出现严重高钙血症,甚至高钙危象时需及时处理。对于不能手术或拒绝手术的患者可考虑药物治疗及长期随访。治疗原则包括扩容、促进尿钙排泄、抑制骨吸收等。给予生理盐水补液、呋塞米促进尿钙排泄,降钙素、双膦酸盐降低血钙。降钙素半衰期短,每日需多次注射。但其降低血钙的效果存在逸脱现象(多在 72 ~ 96 h 内发生),不适于长期用药。故降钙素多适用于高钙危象患者,短期内可使血钙水平降低,用于双膦酸盐药物起效前的过渡期。静脉使用双膦酸盐是迄今为止最有效的治疗高钙血症的方法。高钙血症一经明确,应尽早开始使用,起效需 2 ~ 4 d,达到最大效果需 4 ~ 7 d,大部分患者血钙能降至正常水平,效果可持续 1 ~ 3 周。唑来膦酸推荐剂量为 4 mg,1 次,静脉滴注,通常加入 100 mL 液体静脉滴注 15 min 以上。伊班膦酸钠推荐剂量为 2 ~ 4 mg,1 次,静脉滴注,通常加入 500 mL 液体中输注 2 h 以上。用药前需要检查患者的肾功能,要求肌酐清除率>35 mL/min。

三、思考与讨论

原发性甲状旁腺功能亢进症简称原发性甲旁亢,是甲状旁腺组织原发病变致甲状旁腺激素(PTH)分泌过多,导致的一组临床症候群,包括高钙血症、肾钙重吸收和尿磷排泄增加、肾结石、肾钙质沉着症和以皮质骨为主的骨吸收增加等。病理以单个甲状旁腺腺瘤最常见,少数为甲状旁腺增生或甲状旁腺癌。该病女性多见,大多数患者为绝经后女性,发病多在绝经后前 10 年,容易被误诊为原发性骨质疏松症。本病例患者误诊为骨质疏松症多年,治疗效果欠佳。该病儿童期发病少见,如为儿童期发病应考虑遗传性内分泌病的可能,建议完善基因检测明确诊断。

血 PTH 升高应与继发性甲状旁腺功能亢进症鉴别。继发性甲旁亢是指甲状旁腺受到低血钙刺激而分泌过量的 PTH 以提高血钙的一种慢性代偿性临床综合征,其血钙水平为低或正常。常见的原因有慢性肾功能不全、维生素 D 缺乏、肠吸收不良综合征、妊娠和哺乳等。该患者 25-羟基维生素 D_3 明显降低,不能排除继发性甲状旁腺功能亢进症,继发性甲旁亢血钙水平常正常或者降低,而本例患者血钙升高,不支持继发性甲旁亢。当鉴别困难时,静脉高钙抑制试验有助于鉴别,按照上海瑞金医院经验,PTH 抑制率小于 73% 为原发性甲旁亢。原发性甲旁亢患者因高钙血症,高 PTH 刺激 1α-羟化酶活性引起 1,25-二羟维生素 D_3 合成增加,肠钙吸收增加,导致尿钙升高。由于饮食习惯、光照、营养状况不同,部分 PHPT 患者合并维生素 D 缺乏,严重者出现佝偻病/骨软化症的临床表现。建议对合并佝偻病/骨软化症的 PHPT 患者进行血 25-羟基维生素 D_3 的检测,对于血 25-羟基维生素 D_3 水平<50 nmol/L(20 ng/mL)者,可适当予维生素 D 补充,治疗中需注意监测血钙及尿钙水平的变化,避免加重高钙血症及高尿钙症。本例患者尿钙不高,考虑可能和 25-羟基维生素 D_3 降低有关。

四、练习题

1. 原发性甲状旁腺功能亢进症的典型临床特征有哪些?
2. 原发性甲状旁腺功能亢进症如何诊断?
3. 原发性甲状旁腺功能亢进症的治疗方法有哪些?

五、推荐阅读

[1]孟迅吾,周学瀛.协和代谢性骨病学[M].北京:中国协和医科大学出版社,2021.
[2]王吉耀,葛均波,邹和建.实用内科学[M].16 版.北京:人民卫生出版社,2022.

案例 31 特发性甲状旁腺功能减退症

一、病历资料

(一)门诊接诊

患者女性,30 岁。

1. 主诉 间断手足搐搦 24 年。

2. 问诊重点 患者青年女性,学龄期起病,以间断肌肉痉挛为突出表现,表现为手足搐搦。手足搐搦的特征是发作性的手足远端肌肉不自主收缩(腕部痉挛或足痉挛,两者合称腕足痉挛)。腕部痉挛表现为指间关节伸展、掌指关节屈曲内收、拇指直伸内收,酷似助产士手样;足痉挛表现足跖屈曲且各趾内收。手问诊时,应注意肌肉痉挛的诱因、前驱症状、特征表现、严重程度、神志状态、持续时间、发作频率、累及部位及顺序、缓解过程、伴随症状、后遗症等。手足搐搦的常见原因是低钙血症,过量的磷酸盐(钙/磷比值低)也会引发痉挛。问诊时应注意低钙血症鉴别问诊:血清电解质测得的是血清总钙含量,血气分析测得的是离子钙(离子形式的游离钙),发挥生理作用的是离子形式的游离钙。急性胰腺炎释放大量脂肪酸、输血制品种的枸橼酸等,可与游离钙结合导致低钙血症的发生。低蛋白血症患者蛋白结合钙水平显著下降,评估血钙时需要用如下公式进行校正:$Ca(mmol/L) = Serum\ Ca(mmol/L) + 0.02 \times [40 - Alb(g/L)]$。通过纠正钙、离子钙排除假性低钙血症并评估低钙程度,结合病史鉴别是否存在长期慢性低钙,判断是否存在低钙危象或诱发低钙危象的潜在危险因素,并进一步排除脂肪泻或慢性腹泻、肾功能不全或碱中毒等引起的低钙血症。

3.问诊内容

(1)肌肉痉挛:①诱因,可被寒冷、情绪激动、深呼吸等诱发。部分女性患者可于月经期、妊娠期发作。②前驱症状,面部或手部麻木、蚁走感、肌肉痛等。③手足搐搦特征表现。④严重程度,严重者可引起平滑肌痉挛,出现喉、支气管痉挛,出现喘鸣;肠痉挛可表现为腹痛、腹泻、胆绞痛;膀胱括约肌痉挛有尿急感;动脉痉挛可发生偏头痛、心绞痛等。血钙的迅速急性下降可引起自发性手足搐搦,严重者可出现全身肌肉痉挛性抽搐,甚至惊厥或癫痫样大发作。⑤神志状态,成年人多清醒,小儿可有神志改变。⑥持续时间,数分钟至数小时,偶尔可连续数天。⑦缓解过程,症状消失的顺序是最先出现的症状最后缓解。⑧非痉挛性的其他神经肌肉应激性增加的表现:口周麻木、四肢刺痛、感觉异常(烧灼感、蚁走感等),可伴有出汗、心悸等自主神经功能紊乱。

(2)外胚层营养不良:皮肤毛发可出现皮肤角化过度、干燥粗糙,毛发粗糙脆弱、稀疏伴斑秃,指(趾)甲变脆、粗糙和裂纹,可出现具有特征性横沟的脆甲症,以及罕见的脓疱性银屑病等。念珠菌病可作为自身免疫病的一种特殊表现。

(3)心血管系统:①胸闷、胸痛、心悸。②心动过速或心律不齐,心电图示 QT 间期延长。③低血钙刺激迷走神经可导致心肌痉挛而突然死亡。重症患者可有甲状旁腺功能减退性心肌病,出现心脏扩大、心力衰竭、心律失常等,少数情况下可出现多形性室性心律失常。

(4)神经精神系统:①部分基底神经节及其周边区域钙化,可引起震颤麻痹、癫痫发作等,患者会发生帕金森综合征、痴呆等,出现肌张力障碍、偏侧投掷症、手足徐动症、动眼神经危象等。②肾小管对钠的重吸收过多,致水钠潴留,可出现视神经乳头水肿,偶有颅内压增高等。③智力减退、认知功能受损、颅内感染、精神心理疾病(如抑郁症、焦虑和人格障碍)等发病风险增加。④脑电图示一般节律慢波、爆发性慢波,以及有尖波、棘波、癫痫样放电改变。

(5)异位矿化:可见于脑基底核(苍白球、壳核和尾状核),常呈对称分布。病情重者,脑内其他部位也可出现钙化,小脑、齿状核、大脑的额叶和顶叶等脑实质也可见散在钙化。血管、肾等其他软组织、肌腱、脊柱旁韧带等均可发生钙化,眼部可引起白内障和角膜钙化。四肢、关节周围可形成骨赘,出现关节疼痛等。

(6)泌尿系统:由于 PTH 促进肾小管钙重吸收的作用缺失,患者尿钙排泄相对较高,容易发生高钙尿症,在钙和维生素 D 补充治疗过程中,随着血清钙水平恢复正常,容易发生高钙尿症,导致肾结石、肾钙沉着症,长期可引起慢性肾功能不全。

(7)骨骼改变:骨骼疼痛,以腰背和髋部多见。先天性甲状旁腺功能减退症患者可有骨质硬化、骨皮质增厚和颅面骨畸形等改变。儿童长期低钙血症可出现骨骼矿化障碍,表现为佝偻病/骨软化症,牙齿发育不全、出牙延迟、磨牙根变短、龋齿多甚至缺牙等。

(8)其他伴发表现:包括听觉丧失、肾功能异常、先天性畸形、身材矮小、免疫缺陷、心脏畸形、骨骼畸形等。低钙血症时维生素 B_6 和内因子结合欠佳,可发生大细胞性贫血。抗磷脂综合征 1(APS1)型患者还可有念珠菌病、艾迪生病等表现,念珠菌病可先于其他免疫性疾病发生。

(9) PTH 抵抗所致的临床综合征:由于外周靶细胞对 PTH 抵抗所致的临床综合征称为假性甲状旁腺功能减退症(pseudohypoparathyroidism,PHP),其具有与 HP 类似的生化表现,但 PTH 水平显著高于正常。PHP 的临床表现相对较轻,部分患者的血钙近于正常,症状隐匿。部分 PHP 患者还可能表现为对促甲状腺激素和促性腺激素等多肽类激素抵抗的特殊内分泌表现。部分 PHP 患者可并发典型的 Albright 遗传性骨营养不良(Albright's hereditary osteodystrophy,AHO),表现为身材矮小、皮下骨化、圆脸及短指等。仅存在 AHO 特殊体征,但缺乏 HP 相应的生化及代谢异常者称为假-假性甲状旁腺功能减退症(pseudo-pseudohypoparathyroidism,PPHP)。

(10) 诊治经过:既往检查检验结果,诊治药物的名称、剂量、给药途径、疗程及疗效等。低钙血症以神经肌肉兴奋性增高为突出表现,临床症状受血钙水平、血钙变化速率影响,存在个体差异,碱中毒、低镁血症,会使症状恶化或加重。注意诊治过程中血钙水平与症状的关联性,鉴别轻中重、急慢性,评估是否存在使血钙下降加剧的潜在病因。

(11) 既往史:甲状腺或甲状旁腺等颈部手术史、颈前或甲状腺区放射治疗史、甲状旁腺转移癌病史、慢性腹泻等消化道吸收障碍病史、慢性肾脏病病史、佝偻病、骨软化症病史,同时应注意淀粉样变、结核病、结节病、血色病或含铁血黄素沉着症、甲状旁腺瘤出血、肾结石或骨折等病史。

(12) 个人史:膳食乳制品摄入量,钙、维生素 D 的摄入或补充情况等。大量饮酒等营养不良导致的低镁水平会阻止甲状旁腺激素从甲状旁腺中释放出来。

(13) 家族史:甲状旁腺疾病、其他内分泌疾病、自身免疫病等。

(14) 药物应用史:质子泵抑制剂、袢利尿剂、苯妥英钠、阿仑膦酸盐、地舒单抗和膦甲酸等药物应用史,维生素 D 缺乏或不足可继发于抗惊厥药。

问诊结果

30 岁女性,间断手足抽搐 24 年,发作性全身抽搐 11 年。

24 年前出现手足搐搦,发作时双手呈助产士状,两腿伸直,伴心悸、气短,不伴意识丧失及二便失禁,外院予以 10% 葡萄糖酸钙 10 mL 静脉推注,5 min 后症状缓解。后间断全身乏力、易疲劳,伴面部麻木,偶伴心悸胸闷,手足搐搦,冬天及月经期发作频繁,需间断静脉推注 10% 葡萄糖酸钙缓解。

11 年前出现发作性全身抽搐,伴意识丧失、口吐白沫、小便失禁,持续数分钟后自行缓解,当地医院脑电图示轻中度异常,诊断"癫痫",先后予以卡马西平、丙戊酸钠等抗癫痫治疗,无缓解。

5 年前每月月经来潮时均有抽搐,伴神志丧失,当地医院查血钙 1.75 mmol/L,头颅 CT 显示双基底节区及两侧小脑对称性多发性钙化,停抗癫痫药物,给予补钙及活性维生素 D,症状无再发。

4 周前自行停药,2 周前腹痛腹泻,半小时前出现四肢痉挛伴抽搐,持续不缓解,急诊科就诊。

既往史、个人史、月经婚育史、家族史、药物应用史均无特殊。

---

4. **思维引导** 低钙血症的病因可见于:PTH 缺乏或抵抗、维生素 D 缺乏、肠道钙吸收减少、肾小管钙排泄增多、肾功能不全、骨骼系统过度沉积、血液中的钙被螯合丢失或与蛋白结合钙异常增多导致离子钙减少等。危急重症患者可伴低钙血症,是预后判断的指标之一。正常生理状态下,低钙血症对甲状旁腺是一种强烈刺激,当血清总钙值≤1.88 mmol/L(7.5 mg/dL)时,血 PTH 值应有 5 ~ 10 倍的增加。PTH 功能障碍表现为 PTH 对靶组织(如骨、肾、肠道等)效应不足,可由循环 PTH 生物

学活性不足,和/或靶组织对 PTH 不敏感(抵抗)等导致。甲状旁腺功能减退症(hypoparathyroidism, HP)时,甲状旁腺激素(PTH)合成或分泌过少,或者功能障碍而引起的以低血钙为突出表现的一组临床综合征,简称甲旁减。其临床特征有低钙血症、高磷血症和由此引起的神经肌肉兴奋性增高及软组织异位钙化等,同时 PTH 水平低于正常或处于与血钙水平不相应的范围。低钙血症时,PTH 低于正常,提示为 PTH 缺乏性低钙血症(甲旁减);PTH 值正常仍应考虑甲旁减的诊断。低钙血症时, PTH"正常"或"无对应升高"等称为"PTH 不适当正常"(inappropriately normal),PTH 不适当正常主要见于三种情况:①甲旁减或亚临床甲旁减;②低镁血症,③钙受体敏感性增高(如常染色体显性遗传性低钙血症)。

该例患者青年女性,学龄期起病,隐匿进展,症状发作性、周期性,以手足搐搦、伴颅内钙化相关的神经系统受累为主。患者自小发病,长期慢性低钙伴异位钙化,无颈部手术、自身免疫病等病史,无家族史,进一步完善 PTH 测定,低钙血症伴有 PTH 效应不足(PTH 分泌过少或无升高)时,可诊断甲状旁腺功能减退症。

(二)体格检查

1. 重点检查内容及目的

(1)手足搐搦诱发试验:评估神经肌肉兴奋性反应。

1)面神经叩击征(Chvostek 征):Chvostek 征是通过敲击耳前面神经引发面部肌肉和嘴唇向上收缩。方法:嘱患者放松心情、避免紧张,用手指弹击耳垂前部、颧弓下方或口角皮肤,出现嘴唇或面部肌肉抽动为阳性反应;或用叩诊锤或手指叩击耳前 2~3 cm 处,相当于面神经分支处,或鼻唇沟与耳垂连线的中点(颧弓下方),引起口轮匝肌、眼轮匝肌及鼻翼抽动为阳性反应。Chvostek 征可在 10%~25% 的正常人群中出现,且在多达 30% 的低钙血症个体中可不出现。

2)低钙束臂征(Trousseau 征):相较于 Chvostek 征更敏感和特异,可见于>90% 的低钙血症个体,仅约 1% 的正常个体会出现。方法:捆缚袖带(与测量血压的方法相同),将手臂上的血压袖带充气至高于患者收缩压的压力并维持数分钟(多要求加压至收缩压以上 20 mmHg,持续 2~5 min),若诱发掌指关节屈曲和指间关节伸展(手搐搦)则为阳性反应。

3)备注:神经肌肉兴奋性反应的发生取决于血钙浓度和血钙降低的时间。例如,原发性甲状旁腺功能亢进症患者在切除甲状旁腺后可在血钙水平正常的情况下出现腕手搐搦,而部分慢性甲旁减患者的血钙明显降低,但不出现神经肌肉兴奋性反应。

4)其他肌肉、神经和精神相关体征:肌肉萎缩、腹壁反射、肌力肌张力、腱反射(双侧肱二头肌、肱三头肌、膝、跟腱等)、双侧病理征等。心肺腹系统查体过程中,注意呼吸音、心音、肠鸣音等。

(2)基本生命体征、发育、营养、体型、神志、体位、面容、表情等。有无身材矮小、皮下骨化、圆脸及短指等 AHO 表现。粗测听力是否正常。晶状体有无混浊,角膜有无钙化等。

(3)颈部:先前手术迹象。

(4)皮肤毛发:过度角化、粗糙、干燥,皮肤黏膜念珠菌病、其他真菌感染、白癜风等。

(5)四肢、脊柱、关节、牙齿:发育障碍或异常、畸形、活动障碍、炎性改变等。有无龋齿、缺牙、义齿、残根等。

(6)搐搦或低钙血症患者体征异质性明显,强调系统查体,避免遗漏。

体格检查结果

T 36.5 ℃,R 15 次/min,P 86 次/min,BP 120/80 mmHg

H 158 cm,BW 50.0 kg,BMI 23.3 kg/m²

容貌正常,应答切题,正常步态,眼睑和嘴唇静息状态无不自主抽动,双眼无混浊,眼球运动正常,瞳孔等大等圆,对光反射正常。脸圆、皮肤干燥粗糙、头发稀疏,无皮下结节,无皮疹。颈部无疤痕,甲状腺无肿大压痛,心肺腹查体未及异常。脊柱四肢无压痛、畸形,关节无肿痛、畸形。肾区无叩痛。手足掌骨、趾骨无变短畸形。病理反射阴性。面神经叩击征(+++)。低钙束臂征(+)。双侧膝反射亢进。

2.思维引导　反映神经肌肉兴奋性的面神经叩击征、低钙束臂征阳性,膝反射亢进,无 AHO 体貌,无自身免疫病等其他疾病或综合征的体征表现。

(三)辅助检查

1.主要内容及目的

(1)电解质:白蛋白、血尿素氮、血肌酐、肾小球滤过率等。

1)血钙:①血清总钙,校正后血清总钙水平≤2.13 mmol/L(8.5 mg/dL),有的地方认为是≤2.0 mmol/L 或≤2.2 mmol/L;血清总钙≤1.88 mmol/L(7.5 mg/dL)时症状明显。②离子钙,离子钙(血气分析)≤1.08 mmol/L;离子钙≤0.95 mmol/L(3.8 mg/dL)时症状明显。低白蛋白血症时,血清总钙需校正。③备注,甲旁减的血钙水平表现多样,可正常或正常低限,可一过性(间歇性低钙血症),或持续性(持续性低钙血症)。

2)血磷:可正常、正常高限或超过正常(≥1.6 mmol/L)。需注意,饮食和肾功能对血磷影响明显,低钙时血磷可做参考,但鉴别意义有限。

3)血镁:血清镁测定有助于判断 PTH 的敏感性,高镁、低镁均可抑制 PTH 分泌。

(2)PTH:低钙血症伴有 PTH 效应不足,PTH 无升高时,提示可能存在甲状旁腺 PTH 分泌功能受累。

(3)尿钙、尿磷:一般情况下,甲旁减患者尿钙减少,尿磷也减少。接受钙和维生素 D 制剂治疗的甲旁减患者,随着血钙水平的纠正,易出现高钙尿症,可通过尿钙排泄率评估肾结石风险。但在钙敏感性受体(CaSR)激活型突变时,尿钙重吸收减少,尿钙排出增加,表现为高尿钙性低钙血症。

(4)心电图:表现多样。①ST 段平直延长,无上下偏移。②T 波直立,当严重低钙时 T 波可平坦甚至倒置。③QT 间期延长,但 QT 间期较少超过正常的 140%。注意其他电解质紊乱的共存影响。

(5)靶器官成像:①超声心动图,心腔扩大、室间隔或室壁增厚、搏动幅度降低等,偶可见心包积液。②泌尿系统超声、必要时泌尿系统 CT 评估有无肾脏钙化/肾钙质沉着症/泌尿系统结石。③X 线射片或 CT 检查评估有无颅内钙化及范围,以及其他软组织、韧带、关节周围组织及肌腱等部位的钙化灶。④裂隙灯检查是否并发低钙性白内障。

(6)其他:①不自主运动障碍时可完善脑电图。②⁹⁹ᵐTc-MIBI 扫描甲状旁腺不显影。③考虑先天性/遗传性疾病时可完善基因测序。

> **辅助检查结果**
>
> （1）实验室检查：①血清总钙 1.68 mmol/L，血气离子钙 0.8 mmol/L，血磷 1.79 mmol/L，血镁 0.9 mmol/L。②PTH 10 pg/mL。③血常规、肝肾功能、肌酶谱、降钙素、红细胞沉降率、C 反应蛋白的检测结果均正常。④内分泌腺体功能评估未见异常：皮质醇节律及水平、性激素水平、糖耐量试验、甲状腺功能结果均正常。⑤自身免疫性抗体评估未见异常：糖尿病抗体、甲状腺抗体、自身免疫性肝病抗体、风湿免疫性疾病相关抗体均阴性。
>
> （2）影像学检查：①心电图提示 QT 间期延长；②甲状旁腺超声无异常；③^{99m}Tc-MIBI 甲状旁腺显像阴性；④头颅 CT 示双侧尾状核和苍白球对称性高密度钙化灶；⑤双眼裂隙灯示晶体无混浊；⑥脑电图和肌电图均正常。

2. 思维引导　低钙血症和低 PTH 水平的临床生化组合，指向了"不可逆"甲状旁腺功能减退症。在此之前，应注意排除抑制 PTH 分泌的可纠正因素，如低镁血症、碱中毒等。

（四）初步诊断

分析上述病史、查体、辅助检查结果，支持原发性甲旁减的诊断。

二、治疗经过 »»

1. 补充钙剂和维生素 D 及其衍生物　补充钙剂，元素钙 500～1 000 mg 每次，2～3 次/d，一般每日需补充元素钙 1.0～1.5 g。活性维生素 D 或其类似物包括阿法骨化醇和骨化三醇等。钙剂和维生素 D 制剂的剂量应个体化，定期监测血钙、血磷水平及尿钙排泄率，防止高钙血症和泌尿系统结石的发生。

2. 急性低钙静脉用药　严重的低钙血症引起手足搐搦、喉痉挛、惊厥或癫痫大发作，此时应立即 10% 葡萄糖酸钙 10～20 mL 缓慢静脉注射（90～180 mg 元素钙，10～20 min），必要时重复给药。发作严重者可短期内辅以地西泮或苯妥英钠肌肉注射以迅速控制抽搐与痉挛。严重搐搦顽固难以缓解者可采用持续静脉滴注钙剂。整个过程维持血钙在 2.00 mmol/L（8 mg/dL）左右即可，避免高钙血症，以免出现致死性心律失常。

3. 监测随访　长期监测血钙、血磷和尿钙，防止高钙血症和泌尿系统结石的发生，根据临床症状调整目标血钙水平。HP 患者维持空腹血钙在正常低值或略低于正常，PHP 患者维持血钙在正常范围；维持钙磷乘积在 55 mg/dL 以下。PHP 患者还需监测血 PTH 水平，建议尽量控制血 PTH 水平在正常范围内。

4. 对症治疗　纠正低镁血症。癫痫发作时予以常规的抗癫痫治疗，在血钙水平纠正达标后逐渐减少抗癫痫药物，部分患者可停用抗癫痫药物。白内障时需手术治疗等。

5. 其他　噻嗪类利尿剂能增加肾远曲小管对钙的重吸收，减少尿钙排泄。在血钙水平 < 2 mmol/L 但持续高尿钙症患者中可作为一种辅助方案。需注意，噻嗪类利尿剂常需联合补钾或与保钾、保镁利尿剂如阿米洛利联用，以防止低钾和低镁血症的发生。原发性肾上腺皮质功能减退症患者不建议使用噻嗪类药物，以免出现低钾血症。PTH 替代治疗与常规补钙、补维生素 D 治疗相比不会发生高尿钙、肾结石和肾钙质沉着症，并能纠正常规治疗不能纠正的骨代谢异常。

> **治疗效果**
>
> 患者肌无力、手足搐搦消失，血钙、PTH 水平正常，无高尿钙。

6. 思维引导　强调早期诊断,及时规范治疗,长期规律随诊。治疗目标是控制病情,缓解症状,血清钙纠正至正常低限或接近正常,成人每日尿钙排量建议<8.75 mmol(<350 mg),儿童每日尿钙排量建议<0.1 mmol/kg(<4 mg/kg)。

三、思考与讨论

甲状旁腺功能减退症的症状体征多样且高度可变,早期表现可非特异,精神障碍症状可能随着季节、情绪、疲倦和月经周期而恶化或改善,部分患者可出现幻觉、谵妄,易误诊为精神疾病。患者可到神经内科、心脏病科、儿科、胃肠科、骨科和耳鼻喉科等多科就诊。提高本病认知,可减少误诊。

四、练习题

1. 手足搐搦特征表现有哪些?
2. 什么是甲状旁腺功能减退症?
3. 低钙危象抢救措施有哪些?

五、推荐阅读

[1]王吉耀,葛均波,邹和建. 实用内科学[M]. 16 版. 北京:人民卫生出版社,2022.
[2]葛均波,徐永健,王辰. 内科学[M]. 9 版. 北京:人民卫生出版社,2020.

第六部分　罕见内分泌病

案例 32　低钾血症（肾小管酸中毒）

一、病历资料

（一）门诊接诊

患者女性，31 岁。

1. **主诉**　反复软瘫 1 年。

2. **问诊重点**　软瘫以发作性、无痛性肌无力为特征，持续数分钟至数小时或至数天不等，可自发缓解，发作期间意识保留，缓解期间无后遗症。肌无力可从下肢进展到上肢，多对称，也可不对称出现。大多情况下延髓肌、呼吸肌或眼肌不受累，严重时可累及。膀胱功能罕有受累，感觉功能不受影响。软瘫与钾离子跨膜转移进入细胞内引起的低钾血症相关，多为发作性；而持续性低钾血症多由长期钾摄入不足或钾丢失增加（皮肤、胃肠道和肾脏丢失）引起。软瘫在长期持续性低钾患者中并不常见，但有种情况比较特殊：肾小管酸中毒（renal tubular acidosis，RTA）。按病因，RTA 可分为原发性 RTA 和继发性 RTA，原发性 RTA 多见于儿童，成人以继发性 RTA 多见，多继发于原发性干燥综合征（primary sjögren syndrome，PSS）。

3. **问诊内容**

（1）软瘫

1）发作特征：具体见上。

2）发作严重程度：轻中度低钾表现为肌无力，重度低钾可出现上行性瘫痪，严重时抑制呼吸功能。

3）发作诱因：钾离子跨膜转移受全身钾含量、体内钾分布的联合影响。①钾摄入减少可见于慢性消耗性疾病，或伴随长期进食障碍；钾丢失增加，可发生于肾性失钾，或经皮肤、胃肠道等肾外丢失。肾外钾丢失可见于慢性腹泻、严重烧伤或长时间出汗的患者，病史明显，纠正后血钾仍无法动态维持时，应注意肾性失钾或钾体内转移异常等病因。②钾分布异常：钾离子在体内分布不均，98% 的钾离子在细胞内液，2% 的钾离子在细胞外液。参与钾离子跨细胞膜分布的转运蛋白，包括 Na^+-K^+-ATPase 泵、钾通道和钠氢交换蛋白，其中以 Na^+-K^+-ATPase 泵为主。Na^+-K^+-ATPase 泵向细胞内转移钾，儿茶酚胺（通过 β_2-肾上腺素能受体）、胰岛素、甲状腺激素、雄激素等直接或间接增加 Na^+-K^+-ATPase 泵活性。他们之间可互相作用，甲状腺激素可增加儿茶酚胺敏感性，β_2-肾上腺素受体刺激可与胰岛素协同作用。剧烈运动、过度疲劳、大量高碳水进食（如前夜进食富含碳水化合物后次日晨起醒来）、寒冷、压力或精神应激（兴奋/恐惧）、发热或感染、酗酒、麻醉或暴露在极端温度下会加剧发作。β_2-肾上腺素受体激动药（如支气管扩张剂、宫缩抑制剂、茶碱等）或 α-肾上腺素能拮抗药、茶碱、黄嘌呤(如咖啡因)、棉籽油(棉酚)等刺激因素,都会引起 Na^+-K^+-$ATPase$ 泵活性增强。胰岛素抵抗的患者,遇大量出汗、大量甜食等上述诱因,或甲亢等基础疾病的基础上,也会出现软瘫。

4)发作频率:部分患者软瘫发作频率可随年龄增长而降低。

5)发作缓解方式:自行缓解或需要医疗救助。

6)静息膜电位不仅影响骨骼肌,还影响心肌、平滑肌等。应注意心血管循环系统、胃肠道消化系统症状,如心律失常、食欲缺乏、腹胀、肠麻痹或麻痹性肠梗阻等。

7)可能引起软瘫的其他潜在疾病的症状,如甲状腺毒症,胰岛素抵抗、干燥综合征、系统性红斑狼疮等风湿免疫性疾病。

(2)发作期或缓解期的伴随症状或阴性症状:对病因鉴别至关重要。是否存在感觉功能受累(感觉异常、丧失等),是否存在膀胱功能受累(尿潴留等),是否存在神经肌肉接头受累(上睑下垂、复视、吞咽困难、构音障碍等),是否存在意识障碍,是否存在血压波动或高血压。另应注意肌病病史或前驱感染史(如脊髓灰质炎或其他病毒感染可引起瘫痪,蜱叮咬可引起急性横贯性脊髓炎)等。

(3)诊治经过:了解血钾水平及其与症状的相关性,了解血压水平,了解酸碱代谢状态、容量状态、血钾之外的其他血电解质紊乱状态、尿电解质排泄水平,了解补钾的剂量、疗程、效果等。注意判断低钾血症为短暂性还是持续性,并注意长期低钾对疾病演变的影响。

(4)既往史:如肥胖、胰岛素抵抗、糖尿病、甲状腺毒症、风湿免疫性疾病(干燥综合征、系统性红斑狼疮等)等自身免疫病、肾损伤、肾小管酸中毒或其他肾小管疾病、内分泌性高血压等。当细胞快速生长时,新形成的细胞会迅速吸收钾,例如,贫血治疗过程中,或应用粒细胞-巨噬细胞集落刺激因子的过程中,因此应注意血液系统疾病。

(5)个人史:特殊食物(包括棉籽油)应用史,药物应用史,毒物接触史等。有些药物或毒物可促进肾性失钾或损伤肾小管,有些药物或毒物可通过抑制钾通道活性影响细胞内钾扩散到细胞外液(如钡、氯喹、铯盐等)。

(6)家族史:是否存在低钾血症、周期性麻痹、风湿免疫性疾病或其他自身免疫病、糖尿病、甲状腺毒症等家族史。遗传有关的离子通道疾病,如骨骼肌电压门控钙通道功能丧失等,可表现为转移性低钾性周期性麻痹,可在诱因下发作。

(7)其他:低钾血症的症状与缺钾的程度、速度、病程、病因等相关。有患者仅存在疲劳、乏力等非特异性症状,不表现为软瘫。部分长期持续性低钾患者,即使重度低钾,仍表现为无症状。

问诊结果

患者女性,31岁,1年前晨起出现四肢无力,下肢为著(无法抬离床面),无肌肉酸痛、肌痉挛、四肢抽搐,无头晕、头痛,无意识障碍,无恶心、呕吐,无气短、多汗,无易饥多食、烦躁易怒,无夜尿增多,当地医院急诊查血钾 2.9 mmol/L,血钠 142 mmol/L,血氯 110 mmol/L,血压 130/78 mmHg,静脉补钾后症状缓解,复测血钾 3.2 mmol/L。8个月前晨起再发双下肢软瘫,当地医院查血钾 2.8 mmol/L,甲状腺功能示 FT_4 16.90 pmol/L,FT_3 3.84 pmol/L,TSH 3.8 μIU/mL,静脉联合口服补钾治疗后缓解,后规律口服氯化钾缓释片 1 g/次,3 次/d。2个月前劳累后出现双下肢无力,当地医院查血钾 3.0 mmol/L,双侧肾上腺 CT 平扫未见异常,调整氯化钾缓释片 1 g/次,4 次/d。平素无口干、眼干,无皮疹、光过敏、多发口腔溃疡,无骨痛、关节肿痛,无下尿路症状。既往无肾结石,无甲状腺疾病,无听力障碍。除补钾药物外,无其他药物应用(无甘草制剂、棉籽油、利尿剂、阿德福韦酯、保健品、草药、泻药等服用史)。既往史、个人史、婚育史、家族史均无特殊。

4.思维引导 该病例特点为软瘫伴持续性低钾血症。发作性低钾血症常从病史、体征和/或检查检验中可鉴别。持续性低钾血症可长期隐匿，慢性进展，多种病因共存，全面系统评估明确病因至关重要。从软瘫角度分析，软瘫伴持续性低钾血症应首先考虑肾小管酸中毒。下面换一种临床思维，从低钾血症的角度进行分析。可分四步：第一步判断是否假性低钾；第二步鉴别是否为转移性低钾血症；第三步评估是否为摄入不足或者肾外失钾；第四步评估肾性失钾及其病因。

（1）是否假性低钾：高白细胞血症时，血标本在室温下放置几个小时，血清中的钾离子会被异常白细胞摄取，导致未及时送检的血标本中钾离子浓度显著低于患者体内的实际血钾水平。可以通过血常规判断是否存在白细胞干扰导致的血钾假性降低的可能。

（2）是否为转移性低钾血症：转移性低钾血症常存在诱因。本例患者软瘫发作无明确诱因，既往不存在基础疾病、药物毒物应用史，无家族史，且为持续性低钾血症。除高氯正常间隙代谢性酸中毒，其他转移性低钾血症基本被排除。

（3）是否为摄入不足或者肾外失钾：临床表现较为明显，容易鉴别。

（4）是否存在肾性失钾：根据低钾血症状态下同步血尿电解质、尿钾排泄率进行判断。根据伴或不伴高血压，肾性失钾分两类。低钾血症伴有高血压者又可分为肾素增加、减少或正常。

（二）体格检查

1.重点检查内容及目的 软瘫或低钾血症患者体征异质性明显，强调系统查体，避免遗漏。低钾主要累及肌肉骨骼和心血管系统，因此，应注意神经系统表现和心律失常等。

2.体格检查内容包括 基本生命体征（包括体温、脉搏、心率、呼吸、血压、脱水状态等）；身高、体重、体重指数（可补充腰围、臀围等）；脂肪分布、肌肉萎缩状态，生长发育状态，外表畸形等；肌力、肌张力、病理征、腱反射；血压可补充四肢血压、体位血压、肾上腺继发性高血压体征；甲状腺心肺腹等系统查体，辅助病因鉴别（血液系统疾病、甲状腺毒症、胰岛素抵抗、系统性红斑狼疮、干燥综合征、神经肌肉疾病等）。

3.软瘫发作有3种情况可能危及生命 低钾血症所致的心律失常，呼吸肌无力或麻痹，恶劣环境中发作无法移动可能导致死亡（假如瘫痪发作发生在游泳池中，则会溺水）。查体时应先判断前两种情况，及时处理；最后一种情况应告知患者并指导避免发生。

体格检查结果

T 36.5 ℃，P 76 次/分，BP 125/70 mmHg，H 162 cm（无变矮），BW 50 kg

皮肤黏膜无干燥，皮肤弹性正常。无皮下脂肪萎缩、皮纹，无黑棘皮病，无色素脱失或沉着。双侧甲状腺未触及，无触痛，未及震颤。两肺呼吸音清，心率 76 次/min，律齐，各瓣膜区未闻及病理性杂音。腹软，无压痛、反跳痛，肠鸣音正常。四肢肌力、肌张力正常。双下肢无浮肿。温度觉、针刺觉正常，踝反射、振动觉、压力觉正常，步态正常。病理征阴性。

4.思维引导 软瘫或低钾血症病因复杂，部分患者缓解期可无任何阳性体征。缓解期应注意系统大查体，避免遗漏。软瘫发作时，应首先判断轻重缓急，症状、体征严重者应立即处理。

（三）辅助检查

1.主要内容及目的 评估内环境稳态（包括水钠、电解质、酸碱、容量状态等）、摄入状态、排泄状态、原有基础疾病、长期低钾损伤等，部分患者需进一步完善精神量表评估。

（1）初步评估：包括以下内容。①全血细胞计数：是否假性低钾。②血电解质：血钾水平，血氯水平，其他电解质紊乱共存情况。③肾脏相关指标：尿酸、尿素、肌酐、肾小球滤过率、尿常规、24 h

尿电解质、24 h 尿肌酐、24 h 尿蛋白定量、尿蛋白电泳等。通过血尿电解质、同步血尿肌酐评估是否存在肾性失钾。④血压:医用臂式电子血压计或水银汞柱式血压计监测血压,动态血压可进一步鉴别白大衣性高血压、隐匿性高血压或夜间高血压。

（2）水钠代酸状态评估

1）尿量、尿比重、血尿渗透压,低钠状态下可考虑和肽素（copeptin）评估。

2）代酸状态评估:①血碳酸氢根浓度,是否存在低碳酸血症。②血气分析,pH、$PaCO_2$、实际/标准碱剩余、乳酸、阴离子间隙等。③肾小管酸化功能检测,酸中毒时完善。④肾小管酸中毒影响钙磷代谢,可表现为佝偻病、骨软化症、肾结石或肾钙化症等,可表现为低血钙、低血磷、尿路结石等,可行泌尿系统超声评估。

（3）近端肾小管损伤,可出现氨基酸尿、肾性糖尿、低磷血症、低尿酸血症、近端小管酸中毒等,除上述检查检验,可行尿氨基酸、24 h 尿尿酸、β2 微球蛋白、尿 α1 微球蛋白、尿转铁蛋白等评估。

（4）影响电解质的内分泌激素水平评估:盐皮质激素、糖皮质激素、甲状旁腺素、甲状腺激素、降钙素、胰岛素等。注意内分泌性高血压,以及失盐性肾小管病评估。

（5）自身免疫病状态评估:全身炎症指标（如红细胞沉降率、C 反应蛋白、补体、蛋白电泳、免疫球蛋白等）,抗核抗体、类风湿因子、甲状腺过氧化物酶抗体等。PSS 等风湿免疫性疾病起病隐秘,无症状者仍需考虑完善相关自身免疫性抗体评估。

（6）长期低钾损害评估:心电图、动态心电图、心肌酶等评估心脏损伤,血糖监测、糖化血红蛋白、葡萄糖耐量试验、血脂、尿酸等评估代谢损害,胰岛功能试验评估胰岛素抵抗,肾损伤或累及评估如前所述。

（7）特殊/罕见病因鉴别:不常规进行。无法解释的发作间期持续性肌无力患者,可行肌酸激酶、肌肉超声或磁共振评估等,必要时肌活检病理鉴别。特殊情况下应考虑基因测序鉴别。

辅助检查结果

（1）尿常规:尿 PH 7.00,尿比重 1.010,其余尿酮体等均阴性。

（2）血钾 3.0 mmol/L（无症状）,同步 24 h 尿钾 46.26 mmol/24 h（24 h 尿量 1.70 L）。血钠 141.0 mmol/L,血氯 111.0 mmol/L,二氧化碳结合力 17.0 mmol/L。

（3）血气分析:pH 7.33,$PaCO_2$ 33.40 mmHg↓,氧饱和度 98.80%,乳酸 1.07 mmol/L,标准碱剩余 -7.60 mmol/L,实际碱剩余 -7.40 mmol/L,碳酸氢根 17.30 mmol/L,标准碳酸氢根 18.30 mmol/L,阴离子间隙 18.40 mmol/L。

（4）糖化血红蛋白:5%。

（5）OGTT+胰岛素释放试验:无糖耐量异常、无胰岛素抵抗。

（6）甲状腺功能:FT_3 5.14 pmol/L,FT_4 12.11 pmol/L,TSH 2.820 μIU/mL。

（7）红细胞沉降率（激光法）43.00 mm/h,免疫球蛋白 IgG（散射比浊法）23.3 g/L,免疫球蛋白 IgA（散射比浊法）4.4 g/L;血清 Kappa 轻链 19.30 g/L,血清 Lambda 轻链 11.50 g/L,轻链比值 1.6783,免疫固定电泳 M 蛋白 阴性。

（8）抗核抗体（ANA）18 项:抗核抗体（IgG 型）1:320（+）,核颗粒型,（LIA）抗 SSB 抗体阳性（++）,（LIA）抗 Ro52 抗体强阳性（+++）,（LIA）抗 SSA 抗体强阳性（+++）。

（9）肾小管酸化试验:PA 7.44（参考值 5～8）,碳酸盐 16.5 mmol/L（参考值 0.64～13.6 mmol/L）,可滴定酸 0.00 mmol/L（参考值 9.15～30.7 mmol/L）,尿氨 8.5 mmol/L（参考值 28.8～60.2 mmol/L）,尿渗透压 258 mmol/L（参考值 40～1 200 mmol/L）。

（10）其他：血常规、肝功能、凝血功能、传染四项、大便常规均正常。血钙磷镁、血碱性磷酸酶、血尿素、血肌酐、血尿酸正常。尿蛋白阴性、尿糖阴性。24 h尿游离皮质醇、醛固酮、儿茶酚胺（去甲肾上腺素、肾上腺素、多巴胺）正常。皮质醇节律存在。随机肾素、血管紧张素、醛固酮水平计算醛固酮/肾素比值正常范围内。甲状腺过氧化物酶抗体、甲状腺球蛋白抗体阴性。抗中性粒细胞胞质抗体4项均阴性，自身免疫性肝病14项均阴性。全天、昼间及夜间动态血压平均值均正常。泌尿系统超声无肾结石。骨密度骨量正常。

2.思维引导　患者表现为：①阴离子间隙正常的高氯性代谢性酸中毒；②碱性尿，无尿糖、氨基酸尿，无蛋白尿；③低钾血症伴肾性失钾；④肾小管酸化试验示肾酸化功能障碍，远端肾小管分泌氢离子和近端肾小管碳酸氢盐重吸收障碍同时存在；⑤PSS相关抗体强阳性。

PSS隐匿起病，可以肾损伤为首发症状，肾损伤主要变现为肾小管间质病变：远端肾小管受累，泌氢泌氨功能障碍和尿液浓缩功能障碍；近端肾小管受累，碳酸氢盐重吸收障碍，严重者可出现肾性尿崩症；需要注意的是，PSS也可有肾小球肾炎，出现蛋白尿，本例患者没有。患者后续完善唾液腺动态显像、唇腺活检、泪膜破裂试验等均支持干燥综合征诊断。

（四）初步诊断

①干燥综合征；②肾小管酸中毒致低钾血症。

二、治疗经过 ▶▶▶

1.治疗方案　①补钾治疗。②基础病PSS治疗。③避免诱因，预防发作。④监测、防治慢性低钾相关系统损害。

2.思维引导　①在没有引起跨膜钾转移因素的情况下，体内缺钾程度与血钾水平相关。但存在跨膜钾转移引起的低血钾时，补钾过程中存在反跳性高钾血症的危险，比较安全的补钾剂量是不超过20 mmol/h。②在治疗酸中毒前，应先积极纠正低钾血症。酸中毒患者临床表现严重，如出现致命性心律失常、呼吸肌麻痹、呼吸衰竭等，应在不含葡萄糖（增强胰岛素反应）或HCO_3^-（以避免快速转移到细胞内）的溶液中给予静脉补钾。

治疗效果

补充枸橼酸钾后，低钾血症、酸中毒纠正，软瘫、肌无力未再发作。

三、思考与讨论 ▶▶▶

如果患者就诊期间出现急性低钾软瘫发作，应注意评估呼吸及吞咽状态，注意吞咽困难、发音困难等，以早期识别可能进展为呼吸衰竭的个体。应注意，低钾血症引发的U波振幅显著增加与尖端扭转型室性心律失常相关，部分患者即使仅轻度低钾，也可能出现严重心律失常。治疗前、中、后都应该监测血钾浓度、心电图，评估血钾的恢复速度、维持状态，同时评估低钾血症通过影响心电稳定致心律失常进而威胁生命的可能性。心电图和血钾监测须在血钾浓度正常后继续数小时，用于监测低钾血症是否反复或是否存在继发于钾负荷过多的高钾血症，大而尖锐的T波提示高钾血症，与心搏骤停风险有关。

四、练习题 ▶▶▶

1.软瘫的特征表现有哪些？

2. 低钾血症的病因鉴别是什么?

3. 补钾原则及方案是什么?

五、推荐阅读

[1]王吉耀,葛均波,邹和建.实用内科学[M].16版.北京:人民卫生出版社,2022.

[2]葛均波,徐永健,王辰.内科学[M].9版.北京:人民卫生出版社,2020.

案例 33 特纳综合征

一、病历资料

(一)门诊接诊

患者女性,15 岁。

1. **主诉** 第二性征未发育 1 年。

2. **问诊重点** 女性第二性征发育包括乳房发育、阴毛出现以及月经初潮;男性第二性征主要集中在生殖器、阴毛发育以及肌肉力量增强、变声、面部毛发增加。除此之外多伴随身高的突长,我国女孩青春期启动的年龄一般为 8.5 ~ 13 岁,男孩是 9 ~ 13.5 岁,故目前认为女孩超过 13 岁或男孩超过 14 岁无任何第二性征发育的表现称之为青春期延迟,涵盖了一系列疾病谱,如体质性青春期延迟、低促性性腺功能减退症和高促性性腺功能减退症。影响青春期发育的常见因素有遗传、体重指数,以及脂肪含量、环境中的化学物质和慢性疾病,故问诊的重点应包含母亲孕期情况,出生时情况,婴儿期和儿童期生长发育情况,有无干扰青春期发育延迟的诱因,如营养不良、疾病状态等,有无伴随的其他发育异常;并注意有无治疗及治疗效果。

3. **问诊内容**

(1)诱发因素与起病情况:多无诱因,起病多缓慢,病程最早可以追溯到胎儿期。

(2)主要症状:①生长落后,特纳(Turner)综合征生长迟缓始于宫内,出生身长和体重可在正常值低限,缺乏微小青春期,并伴生长速度进一步降低,3 岁后更明显,无正常青春期应用的身高突增,故 95% 患者表现为矮身材,但部分嵌合体或遗传靶身高较高者身高也可位于正常范围。②性腺发育不良,表现为缺乏第二性征、青春期发育或初潮延迟、原发性闭经等。③其他:大多数智力正常,但有小的环状 X 染色体者可出现智力障碍,部分 Turner 综合征可能有特殊类型的学习障碍。神经认知功能也可存在缺陷,如非语言技巧的缺陷或特异性的神经心理缺陷(视觉-空间组织缺陷、社会认知障碍、解决问题困难、运动缺陷等)。25% Turner 综合征学龄期可出现注意缺陷、多动障碍。

(3)病情的发展与演变:了解生长速率和体重情况,并对照正常儿童青少年生长发育曲线对照,了解生长发育情况。

(4)伴随症状:用来进行鉴别诊断。

1)了解详细的生长规律,若出生时身长和体重正常,经过一段正常生长期后,大部分在 6 个月至 2 ~ 3 岁时,其身高增长速率和体重增加下降,然后生长返回到正常的速率,在剩余的青春期前的几年中,沿着低于家庭预测的遗传身高的水平继续生长。青春期时,又从正常的生长曲线中漂移。多提示体质性生长发育迟滞(constitutional delay of growth and development,CDGD)。

2)有无反复感染、免疫缺陷、胃肠道疾病、心脏疾病、肾疾病、呼吸系统疾病、慢性贫血、不规律饮食和过多能量消耗等慢性疾病,有无长期应用糖皮质激素治疗、过度精神压力或营养不良等,以排除功能性低促性性腺功能减退症。

3)有无新发头痛或视觉变化,以鉴别中枢神经系统或垂体肿瘤;有无嗅觉发育异常,以鉴别卡尔曼综合征;有无异常的围生期病史,如臀先露,以鉴别垂体柄阻断综合征。

4)有无皮肤黏膜念珠菌感染病史、手足搐搦、恶心、呕吐、低血压和色素沉着等,以进行病因诊断。

(5)诊治经过:是否做过诊断性检查及结果,是否接受过治疗,如生长激素、雌激素等,并详细记录使用的剂量、持续时间和生长发育改变情况。

(6)既往史:有无血脂、血糖、肝功能等代谢异常,有无甲状腺、先天性心脏疾病史,主要了解与Turner综合征相关的既往所患疾病,以了解第二性征发育异常是否为其他疾病病情演变中所出现的临床表现。

(7)个人生长发育史:重点询问母亲孕期超声检查有无水肿及胎儿颈部囊性淋巴瘤、浆膜腔积液、颈项透明层增厚等异常病史。既往身高和体重增长情况。

(8)家族史:父母亲身高,有没有青春期发育延迟病史,母亲月经初潮年龄及是否规律,有没有甲状腺、肾上腺皮质功能减退症等自身免疫病。

问诊结果

患者,女,15岁,1年前家属发现患者仍无第二性征发育,表现为乳腺未发育,无阴毛、腋毛,伴身高明显矮于同龄人。智力与同龄人相当,但学习成绩位于同班中下水平。无记忆力减退、乏力、恶心,无头痛、视力下降、手足搐搦等不适。未治疗。

个人生长发育史:足月顺产,出生身材约46 cm,体重2.5 kg,身高自小较同龄人矮,1岁102 cm,3岁120 cm,5岁136 cm,体重记录不详。

家族史:母亲身高160 cm,月经初潮13岁,周期正常。父亲身高175 cm。青春期发育年龄不详。

4.思维引导　生长是一动态过程,受内、外多种因素影响,彼此相互作用,决定个体最终身高,以及身高增长的速度和时间。线性生长率和调节它的生理组分随年龄发生变化。一般将生长分为不相连的、但协调的四个阶段——胎儿期、婴儿期、儿童期和青春期。胎儿期受母亲情况和胎儿营养的子宫因素影响。出生后生长速率最快,第1年生长高峰时大约每年25 cm,第2年降至每年15 cm。生长速率的快速下降与生后性激素生成减少,与营养相关的IGF-1促生长作用转变为依赖GH生长有关。4岁过渡到儿童期后,平均生长速率为每年5~6 cm,这一阶段生长应该是沿着一个连续的、稳定的生长轨迹进行。最后根据青春期启动年龄,其生长速度与同龄儿童相比,加速(青春期早发育)或减慢(青春期延迟)。故青春期的标志为生长加速,生长速度的高峰达每年15 cm,存在性别和个体差异。正常成人身高的差异多由青春期前生长速率不同引起(青春期前达到的身高),因此,许多时候,青春期开始的年龄(对比青春期开始时的身高)对儿童最终身高影响相对较少。

患者的主要临床特征是青少年女性,年龄15岁,第二性征未发育,伴身材矮小。没有明显的家族史和慢性疾病,所以不支持体质性和慢性疾病所导致的青春期延迟;患者出生时体重、身长及生长过程中,身高一直比同龄人矮,遗传或先天性疾病所参与的比例在增大,所以下一步体格检查的重点应该是该患者身高和第二性征目前所处的状态及分期及是否合并其他先天畸形,来寻找新的证据。

（二）体格检查

1. 重点检查内容及目的

（1）生长速率测定：分析孩子生长最重要的工具是在合适的生长图表上做精确的测量标记。大于2岁儿童身高的测量，小儿自己站立，头后部、胸部、臀部与足后跟靠墙，呈一条直线，与测量仪垂直，头上放顶板。身高应测量3次，误差<0.3 cm，记录4~6个月后，可以推测"年生长速度"并与生长速度表进行比较。指间距长度约等于升高，上/下部量比例约等于1。测量坐高，减去木板的高度等于上部量高度，身高减去上部量高度等于下部量高度，上部量/下部量等于上下部量比例。上部量长的矮小症，见于某些遗传疾病（如软骨发育不良、Turner综合征）等，下部量长的矮身材（如脊髓照射）和下部量长的高身材（如马方综合征）的孩子。95%~100% Turner女孩表现矮身材，儿童期平均生长速率为4.44 cm/年。

（2）预测成人身高（PAH）：常与父母平均靶身高（MPH）相关联，MPH的计算公式是父母身高的平均值，依性别±13 cm来调整，女孩MPH身高为父亲身高-13，再加母亲身高后计算平均值；男孩MPH身高为母亲身高+13 cm，再加父亲身高后计算平均值。

（3）体重指数及脂肪含量：女的营养状态可以通过BMI和/或体脂量来进行评估，这种营养状态与青春期发育的转换有着密切关系。明显低体重或体脂量明显减少的女孩更容易出现月经初潮的延迟和/或继发闭经。有研究表明，脂肪组织产生的瘦素是青春期起始信号，必须达到最小阈值才能开始青春发育。

（4）乳房Tanner分期：①Ⅰ期青春前期乳房，仅见乳头稍突出；②Ⅱ期乳芽期，乳房隆起似小丘，在乳晕范围内可见乳核，但表面不隆起，乳晕直径增加；③Ⅲ期乳房及乳晕进一步长大、乳晕着色、侧面观察乳头位于乳房中线以上；④Ⅳ期乳房及乳晕隆起，乳晕高出乳房形成第二小丘，此期很短暂，可不出现；⑤Ⅴ期突出的乳晕长平，第二小丘消失，乳房进一步长大，乳头长大成熟，侧位观察乳头位于乳房中线以下（图6-1）。健康女孩乳房发育的最低年龄仍存在争议，在欧洲，仍保持白种女孩乳房发育最低年龄为8岁，2个标准差的乳房发育上限年龄在13岁以下。青春期启动的标志是乳腺Tanner分期从Ⅰ到Ⅱ的转变，包括乳腺组织生长。

（5）阴毛Tanner分期：①Ⅰ期青春前期，无阴毛；②Ⅱ期稀疏阴毛，向下主要沿阴唇分布生长，微着色；③Ⅲ期较深色、卷曲的阴毛，稀疏地覆盖于耻骨联合；④Ⅳ期成年型阴毛分布，覆盖于阴阜，向下腹中表面扩展；⑤Ⅴ期成年型阴毛，浓密，分布于下腹正中表面，但未达腹白线，形成倒三角分布（图6-1）。阴毛出现依赖于肾上腺雄激素的分泌，但实际上常与性腺功能初现同期出现，因此，阴毛出现不能被看作是真正的青春期启动的标志。白种女孩阴毛出现的年龄中位数为8.8~9.4岁。

（6）腋毛分期：Tanner分期没有规定腋毛发育的标准，通常用简单的3期来界定，Ⅰ期提示没有腋毛出现，Ⅲ期提示具有成人数量的且有一定质量的腋毛，Ⅱ期介于两者之间。阴毛出现1~2年才出现腋毛。

（7）面部及躯体特征颅面部：小下颌，颚弓高，颅底角增大，后发际线低。眼部：内眦赘皮、上睑下垂、眼距宽、睑裂上斜、红绿色盲、斜视、远视或弱视等。耳部：内、外耳畸形和听力丧失，60%的成人Turner综合征可出现进行性感音性神经性听力丧失。牙齿：可有牙冠、牙根形态的改变。皮肤：15%~60%的Turner综合征有皮肤色素痣增多，但黑色素瘤的风险未见增加。骨骼系统：矮胖体形、盾状胸、乳间距增宽、手和脚相对增大。其他骨骼系统异常包括颈短、肘外翻、膝外翻、第4掌骨短、脊柱畸形，如脊柱侧凸、椎体楔形变等。

（8）心脏：50%的Turner综合征有先天性心血管异常如左心异常、主动脉瓣异常、主动脉扩张。

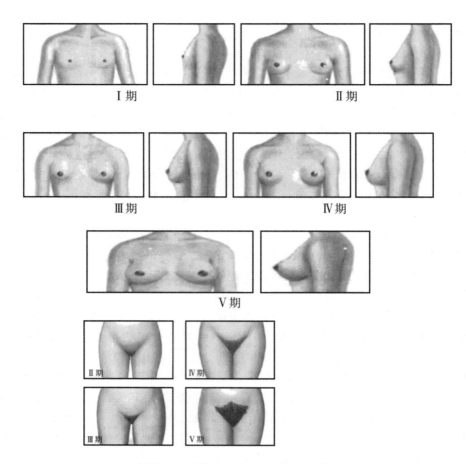

图 6-1　女性 Tanner 分级(Ⅱ~Ⅳ期)

体格检查结果

　　身高 135.6 cm(低于同龄同性别儿童第 3 百分位),体重 30.5 kg(低于同龄同性别儿童第 3 百分位),上下部量匀称,躯体多痣,颈璞,乳头间距大,指尖距 132 cm,乳房与乳头均未发育,心肺腹查体无异常。外生殖器查体为正常女性生殖器外观,阴毛 Tanner Ⅰ期。

　　2. 思维引导　经过上述查体,汇总患者典型的病史特征,身材矮小,较同龄人 3SD 以下,且自幼开始,第二性征提示 Tanner 1 期,青春期前状态,有特殊面容:多痣、肘外翻、颈璞,故 Turner 综合征临床诊断比较明确。下一步的辅助检查在于进一步找证据支持及所伴随的其他系统疾病,为治疗做铺垫。

(三)辅助检查

1. 主要内容及目的

(1)一般检查:肝肾功能、空腹血糖、血脂。

(2)性激素:LH 及 FSH 在婴儿期及儿童早期即已经升高,6 岁前逐渐降低,其后在正常青春期年龄又再次升高,血雌激素水平低下。

(3)甲状腺自身抗体:即甲状腺激素,TS 患者甲状腺自身抗体,如 TPO-Ab、TgAb 阳性率明显增高,且阳性率随年龄增长而增加。

(4)生长激素:分泌模式多正常,但如果身高和患儿自然生长曲线差异显著的患者需要行生长激素激发试验。

(5)心血管检查:心脏超声可见主动脉缩窄或扩张,二叶主动脉瓣、部分肺静脉异常回流等改变。

(6)超声:肾可见马蹄肾、肾不发育、肾盂和输尿管异常及肾血管畸形等。子宫及双附件常见始基子宫或子宫小、卵巢未探及或呈条索状。

(7)骨龄:通过左手(非惯用手)腕骨、掌骨、指骨骨化中心大小、形态、结构相互关系来确定发育程度,协助评估身高。

(8)骨密度:骨量减少在 Turner 综合征患者中常见,与雌激素缺乏等因素有关,骨折发生率也明显高于同龄人。>18 岁可行骨密度测定。

(9)遗传学检查:外周血淋巴细胞染色体核型分析是诊断的金标准。约半数为 X 单体型(45,XO),20%~30% 为嵌合体(45,XO/46,XX),其余多为 X 染色体结构异常。此外,5% 的 Turner 综合征患者存在 Y 染色体物质,3% 的患者存在染色体标志物(来源于 X 或 Y 染色体的片段)。当高度怀疑 Turner 综合征而外周血核型正常时,应该对机体其他组织进行染色体核型分析。

辅助检查结果

(1)生化:正常。

(2)盆腔超声:膀胱后方可及条索影(始基子宫?)。

(3)盆腔 MRI:子宫及双侧卵巢显示不明确。膀胱与直肠间异常信号,考虑始基子宫可能。

(4)左手正位片 DR:约符合女孩 11 岁骨龄。

(5)抗米勒管激素(AMH)测定:0.02 ng/mL(同龄正常女性参考范围 2.15~100.26 ng/mL)。

(6)生长激素激发试验:0 min 0.09 ng/L,15 min 0.08 ng/L,30 min 1.70 ng/L,60 min 9.63 ng/L,90 min 3.69 ng/L,120 min 1.72 ng/L(60 min 血糖 2.2 mmol/L)。

(7)性激素检查:FSH 133.77 mIU/mL,LH 28.80 mIU/mL,E_2<10.00 pg/mL,P 0.20 ng/mL,T<0.13 ng/mL,PRL 49.47 ng/mL。

(8)促肾上腺皮质激素、皮质醇:均正常。

(9)甲状腺功能:TSH 8.79 mIU/mL(参考值 0~5.6 mIU/mL)。

(10)染色体核型分析及 *SRY* 基因测定:45,XO,*SRY* 阴性。

(11)心血管检查:心电图可见电轴右偏、T 波异常、QT 间期延长等非结构异常改变。

2.思维引导　上述检查提示高促性性腺功能减退症,加上卵巢条索状,始基子宫及染色体结果,进一步明确诊断为 Turner 综合征 45,XO,其他相关检查提示合并亚临床甲状腺功能减退症,生长激素激发提示无生长激素缺乏。

(四)初步诊断

①Turner 综合征(45,XO);②亚临床甲状腺功能减退症。

二、治疗经过

1.方法　①生长激素促身高:生长激素 4.5 IU 每晚皮下注射。②雌激素:雌二醇 0.125 mg 每天 1 次口服。③左甲状腺素钠片 25 μg 口服每天 1 次。

2.思维引导　患者最突出的问题在于身材明显低下和第二性征不发育,与少了一条 X 染色体有关,故用生长激素来促生长发育,因为患者本身不缺生长激素,故起始量一般为 0.15 IU/(kg·d),雌激素对身高影响呈双向作用,大剂量是抑制,小剂量是促进身高,患者第二性征未发育,故小剂量开始模拟正常青春期的雌激素水平。甲状腺激素也是影响生长发育非常重要的激素,患者为亚临床甲状腺功能减退症,故给予小剂量左甲状腺素钠片,除了维持甲状腺功能正常,也有促生长作用。

治疗效果

2 年后监测身高 135.6 cm;乳房发育Ⅲ期;甲状腺功能正常。

三、思考与讨论

在性征发育延迟的青少年中,血清 LH 和 FSH 水平的升高是原发性性腺(睾丸或卵巢)功能缺陷的特征。高促性性腺激素状态提示作为青春期信号的下丘脑-垂体成分因为缺乏性腺类固醇激素的负反馈而被激活。病因分为先天性和后天获得性。对于女孩而言,先天性卵巢功能衰竭——Turner 综合征(Turner syndrome,TS)是儿童期导致卵巢功能衰竭的主要病因,这是一个散发性疾病,第二条染色体完全或部分缺乏。TS 的发病率在活产女婴中为 1/2 000 ~ 2 500。虽然不能强制性诊断 TS,身材矮小和性发育延迟是最常见的表型特征和唯一的特点。

TS 生长迟缓和矮身材的原因可能与儿童期骨骼轻度发育不良影响肢体比例、上部量/下部量比例异常、雌激素不足伴青春期 GH 分泌不足有关。单体的 *SHOX* 基因(矮身材同源盒基因),位于 X-染色体长臂,是生长缓慢的关键因子。生长衰竭的证据在出生时即可出现,一般出生时身长在正常范围低限,未经治疗的平均最终身高大约低于女性平均身高 20 cm。

治疗的目标有三个:①尽早获得与年龄匹配的正常身高;②重塑青春期加速生长;③最终达到正常成年身高。

TS 女孩对 GH 刺激试验反应正常,但生长板软骨异常可产生 GH 抵抗,且 8 岁后 GH 分泌相对低,潜在的 GH/IGF-1 轴与生长缓慢有关。GH 治疗可提高 TS 生长速率和身高,当 TS 女孩身高低于正常生长曲线第五百分位以下时(早至 2 岁),给予标准剂量。大于 8 岁伴显著矮身材,联合应用一种合成的不会被芳香化为雌激素的蛋白同化类固醇(如氧雄龙)以增强促生长效果,应监测其潜在的不良反应,包括阴蒂肥大和糖耐量受损。治疗应持续至身高满意或 BA>14 岁,或年生长速率<2 cm 时终止。

性发育异常可见于新生儿期,促性腺激素升高,大约 4 岁时降至正常儿童水平,然后在青春期又开始升高达高水平。对完全性卵巢功能衰竭或青春中期停止发育的女孩必须给予雌激素替代治疗。雌激素替代治疗的时间应个体化,以最大限度增加身高、心理健康和骨矿化作为评估指标。目前国际上公认 TS 患者雌激素替代治疗的起始年龄为 12 ~ 13 岁,部分认为血清 LH 及 FSH 水平高于正常范围时即可启动雌激素替代治疗。初始量可为成人替代剂量的 1/10 ~ 1/8。国内诱导女性青春期发育最广泛的药物是口服戊酸雌二醇(1 mg/片),起始剂量可为 0.25 ~ 0.50 mg,之后每 6 个月可增加 0.25 ~ 0.50 mg。雌激素替代剂量根据雌二醇水平、LH/FSH 水平或子宫发育情况进行调整,最大剂量通常不超过 2 mg/d。

雌激素应用 2 ~ 4 年后或子宫内膜有突破性出血后,可添加孕激素建立人工周期。人工周期治疗至正常绝经年龄,以维持女性第二性征和防治骨质疏松症。多无生育能力,但对确诊较早且能监测到卵子存在的 TS 患者进行卵子的收集及冷冻,以期通过辅助生殖技术实现生育目标。

对于有男性化体征或确定存在性染色体标志物的 TS 患者推荐筛查 Y 染色体物质,因为含 Y 染色体物质的 TS 患者发展为性母细胞瘤的风险为 5% ~ 30%,此类患者建议行性腺切除术。并关注心理评估。

四、练习题

1. 青春期延迟的定义和常见疾病分类是什么？

2. Turner 综合征的临床表现有哪些？

3. Turner 综合征的治疗有哪些？

五、推荐阅读

[1] SHLOMO MELMED, KENNETH S POLONSKY, P REED LARSEN, et al. Williams textbook of Endocrinology[M]. 13th edition. Canada: Elsevier, 2015.

[2] 陈晓波. 儿科内分泌学——诊治与实践[M]. 北京: 人民军医出版社, 2012.

[3] 中华医学会内分泌分会性腺学组. 特纳综合征诊治专家共识[J]. 中华内分泌代谢杂志, 2018, 34(3): 181-186.

案例 34　克兰费尔特综合征

一、病历资料

（一）门诊接诊

患者男性，16 岁。

1. **主诉**　双侧乳房发育 3 年。

2. **问诊重点**　男性乳房发育是指男性乳腺组织增生所导致的一侧或两侧乳腺的增大，由于生理或病理性因素引起人体内分泌失调而导致的男性乳房组织异常发育、乳腺结缔组织异常增生的一种临床疾病。男性乳房发育是非常普遍的临床现象，可见于新生儿期、青春期、成年期。问诊时应注意这 3 年中主要症状及伴随症状特点、疾病演变过程、诊治经过、治疗效果等。

3. **问诊内容**

(1) 诱发因素：一般无明显诱发因素，多在患者洗澡或穿衣时意外发现。

(2) 主要症状：男性乳房发育可以表现为单侧或双侧，双侧多见，但两侧发育程度可以不等，分为以下 3 种类型。①弥漫型：乳房呈弥漫性增生肥大，无明显孤立性结节，伴有轻微压痛。②腺瘤型：呈孤立性结节，活动良好，无粘连，周围界限清楚，无压痛，此型应与乳腺癌相区别。③女性型：双侧乳腺呈对称性肥大，无明显结节，挤捏乳头有时可见白色乳汁样分泌物，外观颇似发育的少女乳房。其发病原因复杂，多见以下情况：体内细胞异常增殖、激素水平紊乱、下丘脑-垂体-性腺轴功能异常、局部组织对激素反应水平的改变、人体内激素代谢障碍以及药物和不良饮食习惯等。增大的乳腺组织可以是单侧或双侧，有轻度触痛。

(3) 伴随症状：①有无伴泌乳，如有泌乳，观察乳汁颜色，如果是血性溢液或乳头内陷伴腋窝淋巴结肿大，可能是乳腺恶性肿瘤；如果为白色乳汁，乳房良性病变可能性大。②有无伴第二性征不发育，如伴有第二性征不发育，考虑性腺轴功能异常，如男性性腺功能减退症：最常见克兰费尔特（Klinefelter）综合征和卡尔曼（Kallman）综合征。

(4) 诊治经过：有无用药史，用何种药、具体剂量、效果如何，临床上有些药物会引起男性乳房发育如：己烯雌酚、西咪替丁、雷尼替丁、奥美拉唑、螺内酯、维拉帕米、长春新碱、洋地黄类药、氯丙嗪、抗真菌药酮康唑,以及三环抗抑郁药和地西泮等,这些药物引起男性乳房发育,一般为乳房单侧增生,少数见双侧增生。

(5)既往史:既往有无垂体肿瘤、甲状腺功能亢进症或减退症、某些肾上腺皮质肿瘤或增生、睾丸肿瘤、肢端肥大症、部分肺癌、肝硬化、慢性活动性肝炎等,这些疾病一方面可直接分泌雌激素或产生过量的雌激素前体,间接影响睾酮生物合成,另一方面可使雌激素灭活速度减慢,从而导致雌/雄激素比例失调,出现男性乳房发育。

(6)个人史:有无睾丸切除、创伤性截瘫、长期饮酒史,这些手术外伤史、酗酒会引起雌激素水平增高,导致男性乳房发育。有无工作和生活环境中接触少量雌激素或抗雄激素物质,有无环境污染接触史,如有机氯农药、二噁英类化合物等,也会引起男性乳房发育。

(7)家族史:家族中有无类似疾病。

问诊结果

患者,男性,16 岁,因"双侧乳房增大 3 年"入院,3 年前发现双侧乳房较同龄人增大,偶有左侧针扎样痛,无泌乳,嗅觉正常,无晨勃、遗精,未诊治。2 年前至当地医院检查性激素:LH、FSH 均增高(具体数值不详),乳腺彩超:双侧乳腺腺体发育,左侧乳腺厚 10 mm,右侧乳腺厚 10 mm,腺体回声分布均匀,未见明显结节回声;双肾、肾上腺彩超未见异常,双侧睾丸彩超未见明显异常。给予口服"消乳散结胶囊"治疗,剂量不详,疗效差,双侧乳房逐渐增大。1 d 前至医院门诊查性激素六项:LH 21.78 mIU/mL(参考值 1.14～8.75 mIU/mL),FSH 38.6 mIU/mL(参考值 0.95～11.95 mIU/mL),P 0.23 ng/mL(参考值<0.1～0.2 ng/mL),E_2 27.0 pg/mL(参考值 <44 pg/mL),T 2.66 ng/mL(参考值 1.66～8.11 ng/mL),PRL 10.12 ng/mL(参考值 3.46～19.40 ng/mL)。发病以来,患者精神、饮食、睡眠、大小便无异常,近 3 个月体重无变化。既往体健,无肝炎、肿瘤、甲状腺疾病、肾上腺疾病等病史,无手术外伤史,无农药、环境污染物接触史,生长速度、智力与同龄人相当。家族中无类似疾病。

---

4. 思维引导　患者以发现双侧乳房发育 3 年入院,考虑为男性乳房发育(gynecomastia,GYN),GYN 是最常见的男性乳腺疾病,占男性乳腺疾病的 80%～90%,发病机制主要由于血中性激素水平紊乱,即雌激素不适当增高或雌激素/雄激素比例失调所致,根据病因不同,分为生理性、病理性、特发性三种。

(1)生理性 GYN:包括新生儿期、青春期、老年期。

新生儿 GYN:有 50% 以上的新生儿出生时乳腺增大,这是由于母体或胎盘的雌激素进入胎儿循环,作用于乳腺组织引起的。通常在数周内消退,个别病例持续更长一点时间。

青春期 GYN:正常男性青春期阶段可出现一过性乳房增大。发生率约为 39%,也有高达 50%～70% 的报告。出现青春期男性乳腺增生症的年龄多在 13～14 岁。多数男孩两侧乳腺增生的程度不对称,两侧乳腺增生出现的时间也可不一致,持续数月至 1～2 年,绝大多数在 20 岁前增生的乳腺自然消退,仅有少数男孩一侧或双侧乳房永久残留不能完全消退的乳腺组织。青春期乳腺增生的确切原因还不清楚,可能有以下 2 种原因:一是伴乳腺增生症的男孩平均血浆雌二醇水平较高。在男孩血浆睾酮达到成人水平之前,血浆雌二醇浓度已达到成人水平,因而雌激素与雄激素比值增高。二是青春期阶段乳房局部的芳香化酶作用增强,局部雌激素形成增多,导致青春期男性乳腺增生症。

老年性 GYN:健康老年男性可以发生乳腺增生症,在作诊断时首先要排除是一些疾病的一种外在表现。老年男性乳腺增生症的发生率较高。但老年男性常有各种疾病,如心血管病、肝病、肾病,而且常服用多种药物,这些因素均有可能引起乳腺增生,使老年男性乳腺增生症的发生率,以及发病原因难以做出正确估计。关于老年性男性乳腺增生症的原因有以下解释:老年男性大多伴有不同程度的睾丸功能下降,雌激素和雄激素的代谢已发生变化,血浆总睾酮、游离睾酮的平均水平下降,老年人身体组成中脂肪含量增高,使外周组织的芳香化酶作用增强,血浆黄体生成素(LH)、卵泡刺激素(FSH)水平升高,血浆睾酮(T)水平的昼夜节律变化消失或减弱等。使乳房组织中睾酮与雌二醇的比例发生改变而使乳腺组织增生,因此在没有其他疾病的状况下也可出现男性乳腺增生。

本患者为16岁男性,13岁发病,是否为青春期GYN?青春期GYN都是一过性,多1年左右恢复正常,一般不超过2年,本患者持续时间3年,而且呈现继续加重,病史可以排除青春期GYN。

(2)病理性GYN:包括雌激素水平增高和雄激素分泌过少。

1)雌激素水平增高:①肾上腺疾病包括肾上腺肿瘤和先天性肾上腺皮质增生,多数伴有雄烯二酮和去氢表雄酮的大量分泌,转化为雌激素而使其血中雌激素浓度增加。②肝疾病如肝硬化是常见原因,这些患者血浆和尿中雌激素水平升高。③甲亢:约1/3男性甲亢患者发生乳腺增生症,其原因可能是雄烯二酮产生增加,通过芳香化酶作用转化为雌激素,血中雌激素增高。睾丸肿瘤、肾上腺肿瘤异常分泌雌激素。本患者双侧睾丸、肾上腺彩超未见异常,可排除相关肿瘤;肝硬化、乙醇中毒也会引起雌激素分泌升高,本患者没有肝炎、肝硬化病史,无饮酒史。

2)雄激素分泌过少:①染色体异常如Klinefelter综合征,染色体核型多为47,XXY,是一种常见的性染色体数目异常综合征,是男性不育症最常见的遗传学原因之一,也是男性性腺功能减退症的最常见的一种形式,经常表现为男性乳房发育和性腺功能减退症表现。②病毒性睾丸炎:最常见的是流行性腮腺炎并发的睾丸炎。其他少见的病毒感染有埃可病毒、人类免疫缺陷病毒,这些病毒直接侵犯睾丸,导致睾丸萎缩,睾酮的产生只占正常的1/5。③外伤:外伤是成年男性睾丸功能减退常见的原因,可发生男性乳腺增生症,这些患者激素比值的失调类似于先天性无睾症。④先天性无睾症:本病罕见,常为家族性,染色体核型正常(46,XY),体内无睾丸组织;约有50%的无睾症男性发生乳腺增生症;无睾症患者是否发生男性乳腺增生症取决血浆中睾酮与雌激素的比值。

3)其他:甲状腺功能减退症、肾功能减退,需要结合甲功能、肾功能等相关检查。

特发性GYN需要排除生理性、病理性后找不到其他原因才可以诊断。

(二)体格检查

1.重点检查内容及目的

(1)一般情况:注意患者体温、意识、脉搏、呼吸、血压及体重有无改变。

(2)皮肤黏膜:有无脱水体征(如皮肤松弛、冰凉、弹性减退);有无皮肤干燥粗糙、水肿;有无皮肤色素沉着或减退,有无腋毛分泌异常。

(3)头部:有无眉毛脱落、结膜苍白、牙龈色素沉着。

(4)颈部:有无颈静脉怒张、甲状腺有无肿大、质地如何。

(5)胸部:肺部叩诊音、呼吸音有无异常;心尖搏动位置有无改变,心音、心律有无异常。

(6)腹部:有无肝脾肿大、腹水、蜘蛛痣等肝功能不全表现。

(7)外生殖器:有无阴茎发育异常,阴茎牵拉长度,有无隐睾,睾丸大小,阴毛发育。

(8)四肢:有无凹陷性水肿、黏液性水肿等。

体格检查结果

T 36.4 ℃,P 88 次/min,R 20 次/min,BP 100/70 mmHg

H 168.5 cm,W 60.6 kg,BMI 21.34 kg/m²

上部量 84 cm;下部量 84.5 cm;指间距 168.5 cm

神清语利,查体合作,全身皮肤黏膜无皮疹、出血点、色素沉着,浅表淋巴结未及,眉毛无脱落,粗测听力正常,嗅觉正常,喉结可见,甲状腺未及,双侧乳腺发育,可触及乳腺组织,直径 2.5 cm,无包块、压痛,乳头无分泌物,心肺未及异常,腹软,无压痛,肝脾肋下未及。阴毛、腋毛可见,较稀疏,睾丸 Tanner Ⅲ 期,阴茎牵拉长 6 cm,睾丸无触痛,质韧,双侧睾丸约 6 mL(睾丸计测量)。

2. 思维引导 通常乳腺腺体组织>0.5 cm 为该病的诊断标准,诊断 GYN 首先要区分真性 GYN 和假性 GYN。假性 GYN 是指由于脂肪沉积而非腺体增生造成的乳房增大,多为全身性肥胖,并且无乳房疼痛或触痛。二者鉴别可以通过乳房触诊得出,真性 GYN 可触及弹性或坚实的盘状组织,以乳头为中心向四周延伸,手指合拢感觉到阻力,假性 GYN 手指合拢无阻力感,如果查体鉴别困难可做乳腺彩超可直观乳房大小、形态、内部回声,是否有肿块,以及肿块性质、部位、大小、形态、边界、血流信号等。其次,需与乳腺癌相鉴别。GYN 质地韧有弹性,多为双侧,少有乳头溢液;而男性乳腺癌多见于老年男性,常为单侧孤立肿块,肿块质地坚实,边界不清,常无触痛,可出现乳晕皮肤粘连及腋窝淋巴结肿大,多有乳头溢液、凹陷等皮肤病变,如果局部出现溃疡或邻近淋巴结肿大则是晚期乳腺癌表现。如果单纯的临床检查无法对 GYN 和乳腺癌做出鉴别,可进行乳腺钼靶 X 线检查,对于区分乳腺良恶性病变敏感性和特异性达 90%,乳腺癌 X 线检查显示肿块多位于乳腺外上 1/4 部位,呈偏心性,边缘不清,呈毛刺状伸展。超声检查对于鉴别乳腺良恶性病变的敏感性和特异性也达 90% 以上,超声乳腺癌肿块常偏离乳晕,边界欠清,后方多有衰减,对于高度怀疑乳腺癌患者,还需要尽早做细针穿刺细胞学检查和病理切片检查以确诊。

所以对于男性乳房发育患者,应先观察乳房大小、乳晕、乳头有无内陷有无皮肤改变、有无乳汁或乳房溢液;触摸乳房有无硬结、疼痛,挤压有无乳汁或乳房溢液,有无浅表淋巴结肿大;如果有皮肤改变如橘皮样皮肤改变合并腋窝淋巴结肿大、乳头内陷,考虑恶性乳房肿瘤可能性大;还要观察外生殖器发育有无异常:阴毛疏密、阴茎长短、睾丸大小、阴囊是否空虚;有无喉结、体毛分布;如果乳房发育合并外生殖器异常,如阴毛稀疏、阴茎短小、睾丸小或隐睾,考虑男性性腺功能减退症,如低促性腺激素性性腺功能减退症(简称低促):特发性低促、Kallman 综合征,高促性腺激素性性腺功能减退症(简称高促):Klinefelter 综合征。

经上述体格检查,男性乳房发育合并性腺发育迟缓,需查肝肾功能、甲功能、性腺相关激素检查,以排除肝肾功能、甲状腺功能、性腺激素异常所致该病,并结合影像学检查如肝胆、甲状腺、肾上腺、生殖器彩超。

(三)辅助检查

1. 主要内容及目的

(1)肝肾功能、电解质、血糖:明确是否有肝肾功能异常及电解质紊乱造成该症状。

(2)甲状腺功能及甲状腺抗体:明确有无甲亢、甲减引起该病。

(3)性激素水平:判断性腺激素水平,是低促还是高促。

(4)骨代谢检查:判断有无骨代谢异常。

(5)肾上腺相关激素检查:皮质醇节律、17 羟孕酮判断有无先天性肾上腺皮质增生症。

（6）HCG 激发试验：评估睾丸功能。

（7）精液分析：判断有无精子数量减少或异常。

（8）染色体检查：有无染色体疾病。

（9）*SRY* 基因检测：有无 *SRY* 基因异常。

（10）外生殖器、乳腺彩超：判断乳腺及外生殖器发育状况。

（11）垂体磁共振：有无垂体疾病所致该病。

辅助检查结果

（1）肝肾功能、血脂、血凝、电解质、血糖：均在正常范围。

（2）甲状腺功能正常范围，TPO-Ab、TgAb、TRAb 均阴性。

（3）骨代谢检查：甲状旁腺素 23.02 pg/mL（参考值 15～65 pg/mL），25-羟基维生素 D_3 21.2 ng/mL（参考值>18 ng/mL），骨钙素 25.6 ng/mL，β 胶原特殊序列测定 1.3 ng/mL 均在正常范围。

（4）性激素水平：见表 6-1。

表 6-1　性激素水平

性激素	结果	参考值（男性）
P（ng/mL）	0.23	0.1～0.2
E_2（pg/mL）	27	<11～44
LH（mIU/mL）	21.43	1.14～8.75
FSH（mIU/mL）	38.6	0.95～11.95
T（ng/mL）	2.02	2.16～8.11
PRL（ng/mL）	10.93	3.46～19.4

（5）肾上腺激素检查：ACTH-COR 检查见表 6-2。

表 6-2　ACTH-COR 节律

时间	ACTH（pg/mL）	COR（μg/dL）
8:00	31.1	13.1
16:00	16.9	4.27
0:00	9.11	1.93

17-羟孕酮：0.97 ng/mL（参考值 0.61～3.34 ng/mL），性激素结合球蛋白 26.5 nmol/L（参考值 10～57 nmol/L），硫酸脱氢表雄酮 190.0 μg/mL（参考值 80～560 μg/mL），雄烯二酮 1.09 ng/mL（参考值 0.6～3.1 ng/mL）。

（6）HCG激发试验：见表6-3。

表6-3　HCG激发试验

HCG激发试验	-15 min	0 min	24 h	48 h	72 h
睾酮（ng/mL）	2.01	2.02	2.61	2.30	2.43

（7）精液分析：精液量0.5 mL，精子密度、精子总数、72 h精子活动指数均为0。

（8）染色体分析：47，XXY，见图6-2。

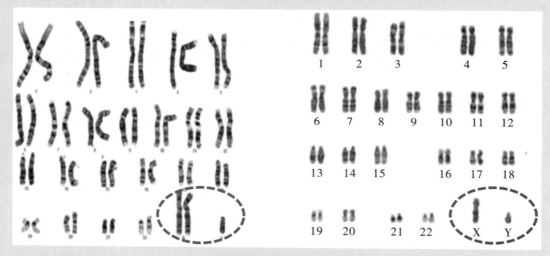

图6-2　染色体分析

（9）SRY基因分析：阳性。

（10）生殖器彩超：双侧睾丸体积小，左侧2.0 cm×1.1 cm×1.1 cm，右侧1.6 cm×1.2 cm×0.9 cm，左侧精索静脉曲张；乳腺彩超：双侧乳腺发育，符合男性乳房发育。

（11）垂体MRI：未见异常。

2.思维引导　患者以双侧乳房发育3年为主诉入院，患者肝肾功能、甲状腺功能正常，无其他相关疾病病史，结合实验室检查可排除生理学GYN，考虑病理性GYN，结合患者特点：青少年男性，激素检查LH、FSH升高，T偏低，患者高促性腺激素性性腺功能减退症诊断成立，肾上腺相关检查排除肾上腺疾病，HCG激发试验示患者睾丸功能减退，染色体核型47，XXY，患者为染色体疾病所致。

（四）初步诊断

分析上述病史、查体、辅助检查结果，患者有如下临床特点：①男性乳房发育；②低睾酮、LH、FSH增高；③睾丸小，生精障碍，精液分析精子数为0，④染色体核型为47，XXY。

综上所述，支持以下诊断：高促性腺激素性性腺功能减退症；Klinefelter综合征。

二、治疗经过

1.治疗方法　①给予十一酸睾酮（安特尔）40 mg 2次/d口服。②定期复查睾酮、LH、FSH、外生殖器彩超、乳房发育情况。

治疗效果(治疗6个月)

(1)查体:神志清楚,全身皮肤无干燥,心肺腹查体无异常,阴毛较前浓密,阴茎较前增大。

(2)睾酮由2.02 ng/mL升至3.15 ng/mL。

2. 思维引导　Klinefelter综合征,是Klinefelter于1942年发现并以自己的名字命名这种疾病,是一种常见的性染色体数目异常综合征,是男性不育症最常见的遗传学原因之一,也是男性性腺功能减低症的最常见的一种形式。

Klinefelter综合征发生的原因有可能来自父方也有可能来自母方,由精原细胞或卵原细胞进行减数分裂时,染色体不分裂所引起。Klinefelter综合征各种染色体核型中均有Y染色体,因此,总表型为男性但额外X染色体的基因表达削弱了Y染色体对男性的决定作用。Klinefelter综合征临床表现具有高度差异性和时序性,严重程度与额外X染色体基因的剂量效应(X染色体数目)、雄激素受体(androgen receptor,AR)基因的CAG重复序列多态性、额外X染色体的亲代来源和嵌合型染色体核型有关。染色体异常相关的症状和体征在青春期前即可出现,雄激素缺乏相关的症状和体征多在青春期和成人期表现明显,需要注意的是相当一部分的Klinefelter综合征患者只有轻微症状:如嵌合体核型者可仅表现为男性乳腺发育和无精症。

(1)Klinefelter综合征临床症状表现:具体如下。①雄激素缺乏症:类无睾症体型,身材正常或偏高,下肢较长,喉结不明显,阴茎正常或短小,性功能低下,多数患者为不育症,骨质疏松和肌肉力量降低。②女性化体征:由于雄激素缺乏,卵泡刺激素分泌增高,体内雌、雄激素比例失调,导致各种女性化体征出现,如皮肤较细嫩,阴毛呈女性分布,无胡须,腋毛稀少或缺如,半数男性乳房发育似女性。③睾丸小而硬(一般1~2 mL)。睾丸组织病变:曲精小管基膜增厚,呈玻璃样变,无弹力纤维,小管腔内无精子生成,严重者精曲小管可完全纤维化;睾丸生精小管纤维化、透明样变和间隙增生。④大多患者都无精子,生育能力消失。⑤其染色体核型为47,XXY或46,XY/47,XXY嵌合型。

(2)Klinefelter综合征的诊断标准:①睾丸小而硬,生精障碍;②男性乳房发育;③身材过高,主要为下肢过长;④低睾酮和高促性腺激素;⑤多X染色体核型,最常见的染色体核型为47,XXY。

(3)Klinefelter综合征的治疗:对Klinefelter综合征的治疗主要在于促进患者第二性征的发育,使之具男性体型,若能及早诊断及早治疗,预后效果会比较理想,治疗的最佳年龄为11~12岁。由于本征在青春期之前无任何症状,所以绝大多数患者往往在青春期后才得到诊断,延误了最佳治疗时机。目前一些国家对11~15岁的儿童进行睾丸大小测量,睾丸直径<2.0 cm,则做常规性染色体检查。另外,Klinefelter综合征的发病率较高,约占男性不育患者3%,产前诊断是防止患儿出生的有效措施。

Klinefelter综合征患者的治疗,特别是不育症的治疗,一直是临床治疗的重点和难点。目前,随着辅助生殖技术的发展,联合应用睾丸取精术与卵胞质内单精子注射,Klinefelter综合征患者成为父亲已经成为现实,但取精成功率仍然较低,且受到多种因素影响,如不同核型、取精时机、术前用药及手术方式等。

三、思考与讨论

患者以男性乳房发育入院,男性乳房发育临床主要分生理性、病理性、特发性。患者青少年男性,首先需要排除生理性GYN,患者有雄激素缺乏的表现:类无睾症体型,身高多在正常范围,或者偏高,但下肢较长;外生殖器幼稚,阴茎发育不良;女性化表现,男性乳房发育,无胡须和腋毛、阴毛稀疏。结合以上检查可排除生理性GYN,该患者考虑病理性GYN。肝肾功能、甲状腺功能正常,无外伤手术病史,肾上腺相关检查正常,实验室检查:LH、FSH 升高、T 降低,提示患者为高促性腺激素性性腺功能减退,HCG 激发试验考虑睾丸功能减退,精液分析精子数为 0,结合染色体核型分析基本可以确诊,患者为 Klinefelter 综合征。该病治疗主要对症治疗,补充雄激素,使患者促进男性第二性征发育。30% ~80% 的 Klinefelter 综合征患者存在乳腺发育,主要是由于血清 T 与 E_2 水平比例失衡所致。Klinefelter 综合征患者乳腺发育通常不会因雄激素替代治疗而消退,通常需要口服药物或外科手术治疗。①药物治疗:研究显示口服雌激素受体拮抗剂他莫昔芬(10 mg 每日 3 次)可使乳腺明显缩小;②手术治疗:若患者心理负担较重,建议青春期后行乳腺整形术。该病最重要的是生育问题,现在可以采用辅助生殖技术以提高生育率。

四、练习题

1. 男性乳房发育常见病因有哪些?
2. Klinefelter 综合征的诊断是什么?
3. Klinefelter 综合征如何治疗?

五、推荐阅读

[1] 宁光. 内分泌学高级教程[M]. 北京:中华医学电子音像出版社,2018.

[2] 陈家伦. 临床内分泌学[M]. 上海:上海科学技术出版社,2014.

[3] 中华医学会内分泌学分会性腺学组. 克莱恩费尔特综合征诊断治疗的专家共识[J]. 中华内分泌代谢杂志,2021,37(2):94-99.

[4] JAMES A S. Neurosurgical evaluation and management of patients with chromosomal abnormalities [J]. Neurosurgery Clinics Of North America,2022,33(1):61-65.